Praktische huisartsgeneeskunde

Praktische huisartsgeneeskunde

Redactie
Prof. dr. P.J.E. Bindels
Dr. M.M.M. Brueren
Dr. J.W.M. Muris
Prof. dr. A. De Sutter
Prof. dr. N.J. de Wit

Reeds verschenen:
Gynaecologie
Keel-neus-ooraandoeningen
Kindergeneeskunde
Klinische genetica
Longziekten
Maag-, darm- en leverziekten
Neurologie
Ouderengeneeskunde
Psychiatrie
Reizen en ziekte
Reumatologie
Sportgeneeskunde
Urologie
Vasculaire aandoeningen
Cardiologie
Oogheelkunde
Oncologie

onder redactie van:
H.E. van der Horst
N.J. de Wit

Somatisch Onvoldoende verklaarde Lichamelijke Klachten

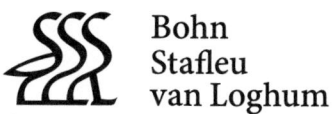
Bohn
Stafleu
van Loghum

Houten 2017

ISSN 1567-7672 ISSN 2542-4998 (electronic)
Praktische huisartsgeneeskunde
ISBN 978-90-368-0638-1 ISBN 978-90-368-0639-8 (eBook)
DOI 10.1007/978-90-368-0639-8

© Bohn Stafleu van Loghum, onderdeel van Springer Media B.V. 2017
Alle rechten voorbehouden. Niets uit deze uitgave mag worden verveelvoudigd, opgeslagen in een geautomatiseerd gegevensbestand, of openbaar gemaakt, in enige vorm of op enige wijze, hetzij elektronisch, mechanisch, door fotokopieën of opnamen, hetzij op enige andere manier, zonder voorafgaande schriftelijke toestemming van de uitgever.

Voor zover het maken van kopieën uit deze uitgave is toegestaan op grond van artikel 16b Auteurswet j° het Besluit van 20 juni 1974, Stb. 351, zoals gewijzigd bij het Besluit van 23 augustus 1985, Stb. 471 en artikel 17 Auteurswet, dient men de daarvoor wettelijk verschuldigde vergoedingen te voldoen aan de Stichting Reprorecht (Postbus 3060, 2130 KB Hoofddorp). Voor het overnemen van (een) gedeelte(n) uit deze uitgave in bloemlezingen, readers en andere compilatiewerken (artikel 16 Auteurswet) dient men zich tot de uitgever te wenden.

Samensteller(s) en uitgever zijn zich volledig bewust van hun taak een betrouwbare uitgave te verzorgen. Niettemin kunnen zij geen aansprakelijkheid aanvaarden voor drukfouten en andere onjuistheden die eventueel in deze uitgave voorkomen.

NUR 870/876
Basisontwerp omslag: Studio Bassa, Culemborg
Automatische opmaak: Scientific Publishing Services (P) Ltd., Chennai, India

Bohn Stafleu van Loghum
Het Spoor 2
Postbus 246
3990 GA Houten

www.bsl.nl

Woord vooraf

Patiënten en artsen willen lichamelijke klachten graag kunnen verklaren, in de hoop dat daarmee ook duidelijk wordt wat de prognose is en welke behandeling er mogelijk en nodig is. Bij lichamelijke klachten ligt het voor de hand aan een onderliggende ziekte te denken, zoals een infectie, een auto-immuunziekte, een stofwisselingsstoornis, of kanker. Artsen gaan dan op zoek naar een onderliggende oorzaak en hopen daarmee de mogelijke oplossing in handen te krijgen. Bij psychische klachten zoeken we de oorzaak meestal niet in het lichaam, maar in psychosociale problemen of psychiatrische aandoeningen. Te vaak nog staan artsen en patiënten tijdens die zoektocht in de 'of-of stand': het is lichamelijk of het is psychisch. Bij lichamelijke klachten waarvoor geen lichamelijke oorzaak wordt gevonden, wordt vervolgens aangenomen dat het dan wel psychisch zal zijn. Dit dualisme, het is lichamelijk of het is psychisch, staat een adequate benadering van de klachten en problemen die mensen ervaren in de weg.

Uiteraard zijn er aandoeningen waarbij er sprake is van een specifieke oorzaak, maar veel vaker is er een multifactoriële verklaring voor klachten die mensen ervaren. Het monocausale, eenduidige ziektemodel is niet werkbaar, niet in de huisartsgeneeskunde en niet in andere medisch specialismen. In de veelheid van de dagelijks aan de huisarts gepresenteerde problematiek is het veel efficiënter niet bij elke klacht naar de oorzaak te zoeken, maar vast te stellen wat de prognose is. Alleen klachten met een ongunstige prognose vereisen immers medische interventie. Soms is het voor het bepalen van de prognose nodig de onderliggende oorzaak van een klacht te achterhalen, maar vaak is dat, zeker in de huisartsgeneeskunde, niet nodig. Huisartsen denken primair prognostisch en maken op basis van de klacht, de persoon en de context een inschatting van het meest waarschijnlijke beloop.

Ondanks dat het onverklaard blijven van klachten goed aansluit op de werkwijze van de huisarts, vormen somatisch onvoldoende verklaarde lichamelijke klachten (SOLK) ook in de huisartsenpraktijk een groot probleem. Het probleem is niet dat de huisarts in naar schatting een derde tot de helft van de consulten geen oorzaak voor de door de patiënt gerapporteerde klachten vindt. Vaak verdwijnen klachten spontaan weer en zijn mensen gerustgesteld als ze weten dat er niets ernstigs aan de hand is. Het probleem is vooral dat een klein deel van de mensen met SOLK herhaaldelijk last heeft van, vaak wisselende, klachten die de kwaliteit van leven nadelig beïnvloeden en hun dagelijks functioneren belemmeren. Juist die groep komt frequent bij de huisarts, is nogal eens ongerust over hun klachten, dringt aan op een verwijzing, of zoekt een medische behandeling om zo snel mogelijk van de klachten af te komen.

Op die patiëntengroep richten we ons in dit leerboek: patiënten met terugkerende of wisselende somatisch onvoldoende verklaarde lichamelijke klachten met een matige of forse impact op het dagelijks leven. Geheel in de lijn van de serie *Praktische huisartsgeneeskunde* hebben we ons bij het indelen van het boek laten leiden door de praktijk. Geen lange theoretische inleidingen over de psychosociale achtergrond of mogelijke verklaringen voor SOLK, maar een praktische insteek. We hebben expert-auteurs gevraagd van een groot aantal vaak voorkomende, onvoldoende verklaarde lichamelijke klachten het voorkomen, de presentatie en de route naar een succesvolle aanpak te bespreken. De multidisciplinaire richtlijn *SOLK en somatoforme stoornissen*, de NHG-Standaard *Somatisch onvoldoende verklaarde lichamelijke klachten* en diverse andere NHG-Standaarden vormen daarbij de basis. De problematiek wordt in de verschillende hoofdstukken geïllustreerd aan de hand van voor de huisarts herkenbare casuïstiek.

De auteurs zijn allemaal huisartsen met expertise op het terrein van het betreffende klachtencluster. Ook voor hen was het niet altijd eenvoudig om 'om te denken' en het klassieke causale redeneren en het diagnose-receptmodel helemaal te verlaten. We zijn hen als redactie zeer dankbaar dat ze deze handschoen hebben willen oppakken, en zijn buitengewoon tevreden over het eindresultaat. Wij denken dat het PHG-deel *Somatisch Onvoldoende verklaarde Lichamelijke Klachten* een zeer lezenswaardig leerboek is voor de praktiserende huisarts en hopen dat het in de praktijk zijn weg zal vinden.

Prof. dr. Henriëtte van der Horst
Amsterdam

Prof. dr. Niek de Wit
Utrecht

Inhoud

1	**Inleiding SOLK in de huisartsenpraktijk: begrippen en epidemiologie**	1
	H.E. van der Horst	
1.1	Wat is SOLK?	2
1.2	Andere (veel)gebruikte termen	3
1.3	Relatie tussen SOLK en somatisatie	5
1.4	SOLK en functionele syndromen	6
1.5	Epidemiologische gegevens	7
1.6	Het beloop van SOLK	7
	Leesadvies	8
2	**Hoe ontstaat SOLK; verklarende mechanismen**	9
	T.C. olde Hartman en P.L.B.J. Lucassen	
2.1	Theoretisch kader	11
2.2	Predisponerende factoren	11
2.3	Uitlokkende factoren	12
2.4	In stand houdende factoren	13
2.5	Praktische verklaringsmodellen voor de dagelijkse praktijk	15
2.6	Het ontstaan van klachten: aandacht en interpretatie	15
2.7	Het draagkracht/draaglastmodel	16
2.8	Biologische mechanismen	16
2.9	Verstoorde allostase	17
2.10	Conclusie	18
	Leesadvies	18
3	**Diagnostische fase: exploratie**	19
	A.H. Blankenstein	
3.1	Tijdig hanteren van de werkhypothese SOLK	20
3.2	Diagnostiek bij SOLK	21
3.2.1	Brede klachtexploratie	21
3.2.2	Inschatten ernst SOLK	22
3.2.3	Psychiatrische comorbiditeit	23
3.2.4	Inventariseren voorgaand onderzoek en behandeling	24
3.2.5	Diagnostiek op verzoek van de patiënt	24
3.3	Afronding diagnostische fase	25
	Leesadvies	25
4	**Het beleid van de huisarts bij SOLK: stepped care**	27
	H. Woutersen-Koch	
4.1	Van diagnostiek via evaluatie naar behandeling	28
4.2	Doelen van de behandeling	28
4.3	Stepped care	28
4.4	De stappen nader uitgewerkt	30
4.4.1	STAP 1	30
4.4.2	STAP 2	33

4.5	**STAP 3**.	34
4.5.1	Controles	35
	Leesadvies	35

5	**Een goede arts-patiëntrelatie bij SOLK is van belang**	37
	A. Weiland	
5.1	Introductie	39
5.2	Goed beleid bij SOLK vraagt om scherp te blijven op de somatiek!	40
5.3	Nieuwsgierigheid is van groot belang bij SOLK	41
5.4	'Dokter, ik wil hogerop…'; de medische zoektocht bij SOLK	42
5.5	'De dokter kan niets vinden'; positieve communicatie over negatieve bevindingen	43
5.6	'Wat is het dan wel?' Uitleg over SOLK	44
5.7	Hoe nu verder? De patiënt motiveren aan de gevolgen van SOLK te werken	45
5.8	Structuur geeft houvast bij de consultvoering	47
	Leesadvies	48

6	**Lichamelijke klachten en psychiatrische stoornissen**	51
	I.A. Arnold	
6.1	SOLK en psychiatrie	53
6.2	Somatische klachten: is het lichamelijk of psychisch?	53
6.3	Lichamelijke klachten in het kader van een psychiatrische stoornis	54
6.3.1	De somatisch-symptoomstoornis	54
6.3.2	Angst- en depressieve stoornissen	55
6.4	SOLK en de overlap met angst en depressie	55
6.5	Diagnostiek bij lichamelijke klachten en psychiatrische stoornissen	56
6.6	Consequenties voor behandeling	58
6.7	Conclusies	58
	Leesadvies	58

7	**SOLK en het houdings- en bewegingsapparaat**	61
	G.J.B. Hurenkamp	
7.1	Inleiding	63
7.2	Aspecifieke lage rugpijn	63
7.2.1	Begripsbepaling en epidemiologie	64
7.2.2	Anamnese	64
7.2.3	Onderzoek	65
7.2.4	Differentiële diagnose	65
7.2.5	Behandeling	65
7.2.6	Beloop	66
7.3	Chronische lage rugklachten	66
7.3.1	Anamnese en lichamelijk onderzoek	67
7.3.2	Hypothese/differentiële diagnose	67
7.3.3	Behandeling/therapie	68
7.3.4	Cultuurspecifieke aspecten van SOLK	69
7.3.5	Verwijzing bij lage rugklachten	70
7.4	Complex regionaal pijnsyndroom (CRPS-I)	70
7.4.1	Begripsbepaling en epidemiologie	71
7.4.2	Anamnese en onderzoek	71

7.4.3	Behandeling/therapie	72
7.4.4	Verwijzing	73
7.4.5	Prognose en preventie	74
	Leesadvies	74

8 Duizeligheid en SOLK ... 75
O.R. Maarsingh

8.1	Definitie en epidemiologie	76
8.2	Anamnese	76
8.3	Lichamelijk en aanvullend onderzoek	78
8.4	Differentiële diagnose	78
8.5	Beleid	79
8.6	Verwijzing	81
8.7	Beloop en chroniciteit	82
	Leesadvies	82

9 Hoofdpijn en SOLK ... 83
F. Dekker

9.1	Inleiding	85
9.2	Hoofdpijn en SOLK: spanningshoofdpijn	85
9.3	Epidemiologie hoofdpijn	87
9.4	Beloop en chroniciteit	88
9.5	Klachten	88
9.6	Diagnostiek	88
9.7	Differentiële diagnostiek bij spanningshoofdpijn	90
9.8	SCEGS bij hoofdpijn	91
9.8.1	Somatische dimensie	91
9.8.2	Cognitieve dimensie	92
9.8.3	Emotionele dimensie	92
9.8.4	Gedragsmatige dimensie	92
9.8.5	Sociale dimensie	93
9.9	Beleid bij spanningshoofdpijn	93
9.10	Medicamenteuze therapie	94
9.11	Verwijzing voor behandeling	95
	Leesadvies	96

10 Maag-darmklachten en SOLK ... 97
N.J. de Wit

10.1	Begripsbepaling en klachten	99
10.2	Epidemiologie	100
10.3	Anamnese	100
10.4	Lichamelijk onderzoek	102
10.5	Differentiële diagnostiek en aanvullend onderzoek	102
10.6	Therapeutisch beleid bij aangetoonde maag-darmziekten	103
10.7	Beleid bij functionele buikklachten	103
10.7.1	Medicamenteuze behandeling	105
10.8	Verwijzing	106
10.8.1	Psychologische behandeling	106

10.8.2	Gastro-enteroloog.	106
10.8.3	Gespecialiseerd behandelcentrum	106
	Leesadvies	109

11 Moeheid ... 111
M.A. van Bokhoven

11.1	Definitie en begripsbepaling	113
11.2	Epidemiologie	113
11.3	Klacht/anamnese.	113
11.4	Lichamelijk onderzoek	114
11.5	Aanvullend onderzoek	114
11.6	Differentiële diagnose.	116
11.7	Beleid bij somatisch onvoldoende verklaarde moeheid	117
11.8	Verwijzing.	118
11.9	Prognose.	118
	Leesadvies	119

12 Thoracale klachten en SOLK ... 121
F. Rutten

12.1	Begripsbepaling en mogelijke verklaring van de klachten.	123
12.1.1	Pijn op de borst en angst	123
12.2	Epidemiologie	124
12.3	Anamnese.	125
12.4	Lichamelijk onderzoek	126
12.5	Aanvullend onderzoek	127
12.6	Microvasculaire angina pectoris als verklaring voor thoracale pijnklachten; een wolf in schaapskleren?	127
12.7	Beleid bij aspecifieke thoracale pijn (thoracale SOLK)	128
12.7.1	Medicamenteuze behandeling	129
12.8	Verwijzing.	130
12.8.1	Psychologische behandeling.	130
12.8.2	Gespecialiseerd behandelcentrum	130
	Leesadvies	130

13 Chronische bekkenpijn. ... 131
A.L.M. Lagro-Janssen en D. Teunissen

13.1	Inleiding	133
13.2	Klachten en anamnese	134
13.2.1	Anamnese.	134
13.2.2	Gynaecologisch terrein	135
13.2.3	Urologisch terrein	136
13.2.4	Gastro-intestinaal terrein (zie 7H. 10)	137
13.2.5	Het terrein van het bewegingsapparaat	137
13.2.6	Seksueel misbruik en partnergeweld, en vrouwenbesnijdenis.	138
13.3	Lichamelijk onderzoek	139
13.3.1	Het onderzoek bij de vrouw.	140
13.3.2	Het onderzoek bij de man	140
13.4	Aanvullend onderzoek en verwijzing.	140

13.5	Behandeling	141
	Leesadvies	143

14 SOLK bij kinderen: onverklaarde buikpijn 145
M.Y. Berger

14.1	Inleiding	147
14.2	Epidemiologie chronisch recidiverende buikpijn	148
14.3	Klacht	148
14.4	Alarmsymptomen en -signalen bij chronische buikpijn	148
14.5	Differentiële diagnose	151
14.6	Diagnostische criteria voor obstipatie (Rome-III-criteria)	152
14.7	Aanvullend onderzoek	152
14.8	Etiologie functionele buikpijn	153
14.9	Prognose	153
14.10	Prognostische factoren	153
14.11	Comorbiditeit	154
14.12	Beleid	154
14.13	Medicamenteuze behandeling	156
14.14	Verwijzing	156
	Leesadvies	156

15 SOLK bij ouderen 159
P.H. Hilderink

15.1	Inleiding	161
15.2	Klachten	161
15.2.1	Somatische comorbiditeit	163
15.2.2	Psychiatrische comorbiditeit	164
15.2.3	Depressieve stoornis	164
15.2.4	Angststoornissen	165
15.2.5	Overige psychiatrische comorbiditeit	166
15.2.6	Sociale problematiek bij ouderen	166
15.3	Diagnostiek	166
15.4	Beleid	168
15.5	Verwijzing	168
15.6	Complicaties	169
15.7	Beloop en chroniciteit	169
	Leesadvies	170

16 SOLK en migranten 171
M. Vintges

16.1	SOLK bij migranten: een probleem?	173
16.2	Epidemiologie	174
16.3	Achtergrond	174
16.4	Klachtenpresentatie: cultuurgebonden	174
16.5	Beleid bij migranten met SOLK	175
16.6	Afstemmen van communicatie	176
16.7	Investeren in de vertrouwensrelatie	176
16.8	Het belang van goed onderzoek doen	177

16.9	**Exploreren van psychosociale factoren**	177
16.10	**SOLK uitleggen en overeenstemming bereiken**	179
16.11	**Begeleiden en verwijzen**	179
	Leesadvies	180

	Bijlagen	183
	Register	184

Redactie en auteurs

Redacteuren

Prof. dr. H. E. van der Horst
Huisarts, hoogleraar huisartsgeneeskunde, Afdeling Huisartsgeneeskunde en ouderengeneeskunde VUmc, Amsterdam, Nederland

Prof. dr. N. J. de Wit
Huisarts, hoogleraar huisartsgeneeskunde, Julius Centrum voor gezondheidswetenschappen en eerstelijnsgeneeskunde, UMC Utrecht, Utrecht, Nederland

Auteurs

Dr. I. A. Arnold
Huisarts in Leiderdorp; onderzoeker, Afdeling Public Health en Eerstelijnsgeneeskunde, Leids Universitair Medisch Centrum, Leiden, Nederland

Prof. dr. M. Y. Berger
Huisarts; hoogleraar huisartsgeneeskunde, Afdeling Huisartsgeneeskundem, UMCG; Universiteit Groningen, Groningen, Nederland

Dr. A. H. Blankenstein
Huisarts; hoofd huisartsopleiding, VUmc, Amsterdam, Nederland

Dr. M. A. van Bokhoven
Huisarts in Elsloo; onderzoeker, Vakgroep Huisartsgeneeskunde, Universiteit Maastricht, Maastricht, Nederland

Dr. F. Dekker
Huisarts in Purmerend; onderzoeker, Public health en Eerstelijnsgeneeskunde, LUMC, Leiden, Nederland

Dr. P. H. Hilderink
Ouderenpsychiater, SeniorBeter, Praktijk voor ouderen met psychische klachten, Gendt, Nederland

Prof. dr. H. E. van der Horst
Huisarts, hoogleraar huisartsgeneeskunde, Afdeling Huisartsgeneeskunde en ouderengeneeskunde VUmc, Amsterdam, Nederland

Dr. G. J. B. Hurenkamp
Huisarts in Utrecht en docent aan de huisartsopleiding, Julius Centrum, UMC Utrecht, Utrecht, Nederland

Prof. dr. A. L. M. Lagro-Janssen
Huisarts, Emeritus hoogleraar Vrouwenstudies, ELG, Radboudumc Nijmegen, Nijmegen, Nederland

Dr. P. L. B. J. Lucassen
Huisarts in Bakel; onderzoeker, Afdeling Eerstelijnsgeneeskunde, Radboudumc Nijmegen, Nijmegen, Nederland

Dr. O. R. Maarsingh
Huisarts in Amsterdam; onderzoeker, Afdeling Huisartsgeneeskunde en Ouderengeneeskunde, VUmc, Amsterdam, Nederland

Dr. T. C. olde Hartman
Huisarts in Nijmegen; onderzoeker, Afdeling Eerstelijnsgeneeskunde, Radboudumc Nijmegen, Nijmegen, Nederland

F. Rutten
Huisarts in Rhenen; onderzoeker, Julius Centrum voor gezondheidswetenschappen en eerstelijnsgeneeskunde, UMC Utrecht, Utrecht, Nederland

Dr. D. Teunissen
Huisarts in Deventer; docent/onderzoeker Vrouwenstudies Medische Wetenschappen, ELG, Radboudumc Nijmegen, Nijmegen, Nederland

M. Vintges
Huisarts (np), Rotterdam, Nederland

Dr. A. Weiland
Psycholoog, docent en onderzoeker, Afdeling Inwendige geneeskunde, Erasmus MC Rotterdam, Rotterdam, Nederland

Prof. dr. N. J. de Wit
Huisarts, hoogleraar huisartsgeneeskunde, Julius Centrum voor gezondheidswetenschappen en eerstelijnsgeneeskunde, UMC Utrecht, Utrecht, Nederland

Dr. H. Woutersen-Koch
Arts n.p., wetenschappelijk medewerker, Afdelingen Richtlijnontwikkeling en Wetenschap en Implementatie, Nederlands Huisartsen Genootschap (NHG), Utrecht, Nederland

Inleiding SOLK in de huisartsenpraktijk: begrippen en epidemiologie

H.E. van der Horst

1.1 Wat is SOLK? – 2

1.2 Andere (veel)gebruikte termen – 3

1.3 Relatie tussen SOLK en somatisatie – 5

1.4 SOLK en functionele syndromen – 6

1.5 Epidemiologische gegevens – 7

1.6 Het beloop van SOLK – 7

Leesadvies – 8

Dit hoofdstuk is een bewerking en actualisatie van hoofdstuk 1 van het *Handboek Somatisatie*

© Bohn Stafleu van Loghum, onderdeel van Springer Media B.V. 2017
H.E. van der Horst, N.J. de Wit (Red.), *Somatisch Onvoldoende verklaarde Lichamelijke Klachten*,
Praktische huisartsgeneeskunde, DOI 10.1007/978-90-368-0639-8_1

1.1 Wat is SOLK?

Lichamelijke klachten waarvoor geen somatische verklaring gevonden wordt, vormen naar alle waarschijnlijkheid de meerderheid van alle problemen die patiënten aan hun huisartsen presenteren. Naar schatting blijft 20–50 % van de klachten waarmee patiënten hun huisarts consulteren lichamelijk (of psychiatrisch) onverklaard. Die schattingen lopen uiteen, omdat de mate waarin men een klacht als verklaard beschouwt, varieert. Is rugpijn die begonnen is nadat iemand een weekend lang veel gesjouwd heeft bij een verhuizing en die na vijf weken nog niet over is, verklaard of onverklaard? Is buikpijn die ontstaan is tijdens een periode van acute stress en die nog steeds aanhoudt als de stress verdwenen is, verklaard of onverklaard?

In de multidisciplinaire richtlijn *Somatisch onvoldoende verklaarde lichamelijke klachten en somatoforme stoornissen* en in de daarvan afgeleide NHG-Standaard *Somatisch onvoldoende verklaarde lichamelijke klachten* wordt de volgende definitie gegeven voor somatisch onvoldoende verklaarde lichamelijke klachten (SOLK).

> Er is sprake van somatisch onvoldoende verklaarde lichamelijke klachten (SOLK) als lichamelijke klachten langer dan enkele weken duren en als er bij adequaat medisch onderzoek geen aandoening is gevonden die de klachten voldoende verklaart.

Het tijdscriterium in deze omschrijving is met opzet enigszins vaag gehouden, omdat er geen scherp afkappunt te geven is. Veel klachten zoals buik-, rug-, en hoofdpijnklachten houden vaak maar een paar weken aan en zijn dan weer 'vanzelf' verdwenen, vandaar de arbitraire grens van 'langer dan enkele weken'. SOLK valt volgens de NHG-Standaard in drie categorieën te onderscheiden: (a) bij milde SOLK is er sprake van één of enkele klachten met lichte functionele beperkingen, (b) bij matig-ernstige SOLK is er sprake van meerdere klachten die langer duren dan verwacht met matig-ernstige beperkingen en (c) bij ernstige SOLK gaat het om veel klachten die langer dan drie maanden duren en die leiden tot ernstige functionele beperkingen. Deze indeling heeft vooral consequenties voor het te volgen beleid (zie ▶H. 4).

In de NHG-Standaard wordt er nadrukkelijk van uitgegaan dat SOLK een werkhypothese is, en niet een (eind)diagnose. Die werkhypothese kan de huisarts hanteren als met acceptabele waarschijnlijkheid een somatische en/of psychiatrische verklaring voor de klachten uitgesloten is.

Vaak kan de huisarts een fysiologische verklaring voor de klachten geven, die de patiënt geruststelt en met een paar eenvoudige adviezen is het probleem meestal opgelost. In een ander deel van de gevallen gaat dat niet op, dan is er sprake van meer hardnekkige ongerustheid over de klachten, of een duidelijke overtuiging dat de klachten toch echt veroorzaakt worden door een ziekte. Niet zelden leidt dat tot een lange en meestal zinloze rondgang door het medisch circuit, zodat ook in de tweedelijnssetting regelmatig patiënten met lichamelijk onverklaarde klachten worden gezien. De schattingen lopen uiteen, maar voor vrijwel alle specialismen (vooral cardiologie, interne geneeskunde, gynaecologie, neurologie, reumatologie, urologie) geldt dat bij 50–60 % van de patiënten geen afdoende verklaring wordt gevonden.

Ook wanneer er wel sprake is van een lichamelijke ziekte, kunnen er lichamelijk onverklaarde klachten zijn. De patiënt kan zijn klachten toeschrijven aan de aandoening die hij heeft, terwijl de arts van mening is dat die klachten daar eigenlijk niet mee te maken kunnen hebben. Soms is er een discrepantie tussen de ernst van de klachten die de patiënt rapporteert en de betreffende aandoening. Bij een deel van de mensen met SOLK die langdurig aanhouden is er sprake van een somatoforme stoornis. In de DSM-5 zijn drie voorheen apart geclassificeerde somatoforme stoornissen, namelijk de somatoforme stoornis in engere zin, de pijnstoornis en de ongedifferentieerde somatoforme stoornis, onder één noemer gebracht: somatisch-symptoomstoornis (Engels: Somatic Symptom Disorder (SSD). In de omschrijving van de SSD wordt expliciet rekening gehouden met het fenomeen dat er discrepantie kan bestaan tussen 'objectieve' ziekte-ernst en subjectieve beleving. Of de klachten al dan niet lichamelijk verklaard zijn, is daarbij niet meer van belang; dit is dus ook niet meer in de criteria opgenomen.

DSM-5-criteria somatisch-symptoomstoornis 300.82

1. Eén of meer lichamelijke klachten waar de betrokkene onder lijdt, of die het dagelijks leven in significante mate verstoren.
2. Excessieve gedachten, gevoelens of gedragingen samenhangend met de lichamelijke klachten of de hiermee gepaard gaande zorgen over de gezondheid, tot uiting komend in minstens een van de volgende kenmerken:
    a) disproportionele en persisterende gedachten over de ernst van de klachten;
    b) een persisterend hoge mate van ongerustheid over de gezondheid of de klachten;
    c) het excessief veel tijd en energie besteden aan deze klachten of aan de zorgen over de gezondheid.
3. Niet elke afzonderlijke lichamelijke klacht hoeft steeds aanwezig te zijn, maar het hebben van klachten op zichzelf is wel persisterend (meestal langer dan zes maanden).

De actuele ernst kan gespecificeerd worden:
- licht: slechts één van de in criterium 2 genoemde symptomen is aanwezig;
- matig: er zijn twee of meer van de in criterium 2 genoemde symptomen aanwezig;
- ernstig: er zijn twee of meer van de in criterium 2 genoemde symptomen aanwezig en er zijn multipele lichamelijke klachten (of één zeer ernstige lichamelijke klacht).

NB. De andere stoornissen uit de categorie 'Somatic Symptom Disorder and related disorders' staan kort beschreven in ▶H. 6, over psychiatrie.

1.2 Andere (veel)gebruikte termen

Het is niet verwonderlijk dat er voor een fenomeen dat zo vaak en zo wereldwijd voorkomt vele benamingen in omloop zijn. De meest neutrale term is lichamelijk onverklaarde klachten dan wel somatisch onvoldoende verklaarde lichamelijke klachten. Het voordeel van deze term is dat hij precies beschrijft wat er aan de hand is, terwijl veel andere termen hetzij verwijzen naar specifieke mechanismen, hetzij voor velerlei uitleg vatbaar zijn.

Andere termen die veel gebruikt worden of, voor een deel, tot voor kort gebruikt zijn, passeren hierna de revue.

Het begrip *vage klachten* is een benaming die nogal eens gebruikt wordt, zowel door artsen als soms ook door patiënten, om weer te geven dat er voor de klachten geen lichamelijke oorzaak te vinden is. Nadeel van deze term is dat veel patiënten zich ermee afgescheept voelen, en dat de term ook niet goed weergeeft waar het om gaat. De klachten zijn vaak voor patiënten allerminst vaag: zij weten precies waar ze last van hebben en hoeveel last ze ervan hebben. Dat de arts ze niet kan duiden is een probleem van de betreffende dokter, misschien kan een andere arts dat wel.

Functionele klachten is een term die artsen vaak hanteren om aan te geven dat er naar hun mening geen sprake is van lichamelijk verklaarde klachten. Vaak wordt er tevens impliciet mee bedoeld dat de oorzaak 'dus' psychologisch bepaald is. Het woord functioneel zou men op twee manieren kunnen opvatten. Enerzijds kan functioneel verwijzen naar de functie die de klachten hebben, bijvoorbeeld het indirect kenbaar maken van allerlei ongenoegen of onvrede met een bestaande situatie in het leven van de patiënt, of het verschaffen van een 'alibi' om zich gelegitimeerd te kunnen onttrekken aan verplichtingen. Anderzijds kan het begrip functionele klacht ook meer fysiologisch worden geïnterpreteerd als een beperking of verstoring van een lichamelijke functie: zoals bij het prikkelbaredarmsyndroom, waar er naast pijnklachten sprake is van klachten over de darmfunctie: diarree of verstopping, winderigheid et cetera.

In Nijmegen is in de jaren tachtig van de vorige eeuw het begrip *nerveus-functionele klachten* ontwikkeld. Om de 'diagnose' nerveus-functionele klachten te mogen stellen, hoort er niet alleen sprake te zijn van functionele klachten, maar dient er ook een duidelijke aanwijzing te zijn dat de klachten samenhangen met psychosociale problematiek. Hoewel de term in sommige publicaties nog wel gebruikt wordt, is hij niet echt in zwang gekomen.

De term *somatische fixatie* komt eveneens uit de Nijmeegse school. Er wordt gesproken van somatische fixatie 'als mensen door een proces van voortdurend inadequaat omgaan met en reageren op ziekte, onlustgevoelens, klachten of problemen, door henzelf, door hun sociale omgeving of door vertegenwoordigers van de gezondheidszorg, meer dan nodig afhankelijk worden van anderen, met name van (medische) hulpverlening of zelfs gaan vastlopen in het medisch kanaal'. In dit proces worden drie kringlopen onderscheiden: de interne kringloop, die beschrijft op welke manier de patiënt met zijn klachten omgaat en zelf door bijvoorbeeld versterkte aandacht of inadequaat ziektegedrag zijn klachten bestendigt of versterkt. Met de externe kringloop wordt beschreven hoe de interactie tussen de patiënt en zijn omgeving kan leiden tot bestendiging en versterking van de klachten. Ook in de huisarts-patiëntkringloop kan een verergering van de klachten plaatsvinden, doordat het steeds opnieuw aanvullend onderzoek laten verrichten de patiënt bevestigt in de veronderstelling dat er lichamelijk wel iets aan de hand moet zijn. Hoewel de term nog regelmatig gebruikt wordt, heeft hij geen brede ingang gevonden. Vanuit psychiatrische hoek is er bezwaar geuit tegen de term somatische fixatie, omdat het concept lastig te operationaliseren is. In huisartsenkringen is het een niet-onomstreden begrip waarover voor- en tegenstanders een tijdlang in discussie zijn geweest. Een van de bezwaren was dat somatische fixatie een ingewikkeld proces is dat empirisch niet of nauwelijks valt te onderbouwen.

Psychosomatiek of psychosomatische klachten zijn termen die nog steeds terugkeren in publicaties of nascholingen over het onderwerp lichamelijk onverklaarde klachten. De term psychosomatiek verwijst naar een hypothese die in de jaren vijftig van de vorige eeuw onder anderen door de internist Groen werd geopperd. De aanhangers van de psychosomatiek gingen ervan uit dat specifieke intrapsychische conflicten en persoonlijkheidsconstellaties kunnen leiden tot specifieke lichamelijke aandoeningen. De maagzweer, astma, colitis ulcerosa golden bij uitstek als voorbeelden van een dergelijke psychosomatose. De hypothese is onhoudbaar gebleken; dat wil zeggen, is nooit aangetoond. Inmiddels is duidelijk dat de genoemde ziektebeelden multifactorieel bepaald zijn, en dat een eventueel psychische factor daarvan maar een klein onderdeel vormt. De term psychosomatiek wordt in het buitenland, vooral in Duitsland nog veel gebruikt.

Sinds twee decennia bezigt men ook wel de term *somatoforme klachten*. Deze term past bij de DSM-IV-R-terminologie en geeft aan dat het om klachten gaat die men zou kunnen onderbrengen in het spectrum van somatoforme stoornissen. Het nadeel van het gebruik van de term somatoforme klachten is dat die term al snel een psychiatrische stoornis impliceert, terwijl er bij veel patiënten met SOLK die de huisarts ziet, geen sprake is van een psychiatrische stoornis. In de DSM-5 is de term somatoforme stoornissen vervallen en wordt nu gesproken over Somatic Symptom Disorder and related disorders.

1.3 Relatie tussen SOLK en somatisatie

Het begrip somatisatie, dat veel gebruikt wordt om het fenomeen dat er sprake is van lichamelijke klachten die lichamelijk niet verklaard kunnen worden te beschrijven, werd in het begin van de vorige eeuw geïntroduceerd door Stekel, maar in een andere betekenis dan de betekenis die er tegenwoordig in het algemeen aan gegeven wordt. Stekel verstond onder somatisatie een diepgewortelde neurose, verwant aan het conversiemechanisme. Lipowski is in 1988 met een omschrijving gekomen die sinds die tijd vrij algemeen gebruikt wordt.

> Somatization is a tendency to experience, and communicate somatic distress and symptoms, unaccounted for by pathological findings, to attribute them to physical illness, and to seek medical help for them.

Belangrijke elementen van deze omschrijving zijn: (1) het ervaren van klachten en ze uiten; (2) het toeschrijven van de klachten aan een lichamelijke oorzaak waar die niet-aannemelijk is en niet gevonden wordt; en (3) het zoeken van medische hulp voor de klachten.

Het fenomeen dat mensen lichamelijke klachten ervaren, ook als daar geen lichamelijke ziekte aan ten grondslag ligt, is een alledaags gebeuren. Van de bevolking ervaart zo'n 85–95 % in een willekeurige periode van een paar weken minimaal één lichamelijke klacht. Het merendeel van de mensen consulteert daarvoor echter geen arts. Een deel van de mensen staat daar verder niet lang bij stil, verwacht dat de klachten vanzelf weer overgaan en wacht rustig af. Anderen schrijven de klachten toe aan: stress, een verkeerde beweging, verkeerd eten, slecht slapen, de menstruatie of wat er ook maar in aanmerking kan komen als verklaring, en wachten ook af. Goldberg en Bridges stellen dat somatiseren een wereldwijd voorkomend fenomeen is, en waarschijnlijk beschouwd kan worden als een basismechanisme van mensen, dat optreedt in reactie op stress. Somatisatie kan ook beschouwd worden als een min of meer normaal psychologisch en biologisch adaptatiemechanisme. Somatisatie wordt dan ook wel als een continuüm gezien: aan de ene kant van het spectrum zitten de mensen die nauwelijks klachten ervaren, laat staan ze uiten of aan artsen rapporteren, en aan de andere kant van het spectrum zitten mensen die veel klachten ervaren en die ook als ernstig beleven, zich door de klachten ernstig belemmerd voelen in hun functioneren en bij verschillende specialisten hun heil zoeken. Bij de laatste groep is vaak sprake van een somatische symptoomstoornis volgens de DSM-5 (voorheen: somatoforme stoornis conform de DSM-IV-R). Bij lang niet iedereen met SOLK is er sprake van somatisatie: het tweede element uit de definitie van Lipowski, het toeschrijven van de klachten aan een lichamelijke oorzaak terwijl die er niet is, ontbreekt vaak. Slechts een deel van de mensen met SOLK is ervan overtuigd dat de klachten aan een lichamelijke oorzaak toegeschreven moeten worden. Veel mensen met SOLK accepteren zonder veel problemen dat er geen onderliggende aandoening is die de klachten kan verklaren. De vraag is of de term somatisatie nog een lang leven beschoren is nu we de begrippen SOLK en SSD hebben.

1.4 SOLK en functionele syndromen

Niet alleen komen lichamelijk onverklaarde klachten veel voor, ook worden ze nogal eens door artsen als separate syndromen gelabeld.Het lijkt erop dat elk specialisme zijn eigen syndroom heeft: een samenhangend cluster van klachten waarvoor vaak, ondanks uitgebreid onderzoek naar een mogelijke etiologie, geen oorzaak wordt gevonden. Het chronischevermoeidheidssyndroom (CVS), het prikkelbaredarmsyndroom (PDS), het post-whiplashsyndroom, het premenstrueel syndroom, niet-cardiale pijn op de borst en fibromyalgie zijn voorbeelden van dergelijke functionele syndromen (Engels: functional somatic syndromes, FSS). Daarbij is het de vraag in hoeverre er eigenlijk niet 'gewoon' sprake is van een 'generiek' SOLK-beeld dat zich op andere plaatsen in het lichaam manifesteert. Al een paar decennia woedt er een strijd tussen de 'lumpers' en de 'splitters'. De splitters menen dat er wel degelijk sprake is van onderscheiden syndromen, met eigen criteria en een eigen beloop, die een specifieke, vaak specialistische, therapeutische aanpak vereisen. De lumpers daarentegen vinden, dat het in wezen om hetzelfde generieke principe gaat. De overlap in definities van de verschillende syndromen en het feit dat veel patiënten die voldoen aan de criteria van het ene syndroom ook blijken te voldoen aan de criteria van een ander syndroom zouden pleiten tegen het bestaan van onderscheiden syndromen. Ook het gegeven dat patiënten die verschillende syndromen zouden hebben een aantal karakteristieken met elkaar delen, pleit ertegen. Veel patiënten die een syndroomdiagnose hebben gekregen als prikkelbaredarmsyndroom of fibromyalgie zijn van het vrouwelijk geslacht; de enige lichamelijk onverklaarde klachten die vaker door mannen worden gemeld zijn niet-cardiale pijn op de borst en problemen met lopen.

Een ander gedeeld kenmerk is het feit dat psychologische stress en psychiatrische stoornissen, als angst en depressie, vaker voorkomen bij mensen met een functioneel syndroom dan bij vergelijkbare patiëntengroepen zonder het betreffende syndroom. Daarbij is uiteraard de vraag wat oorzaak en wat gevolg is niet goed te beantwoorden: leidt het hebben van lichamelijk onverklaarde klachten wellicht tot angst en depressie of is de relatie vooral andersom gericht? Er komen steeds meer aanwijzingen dat er bij functionele syndromen sprake is van subtiele verstoringen in het centraal zenuwstelsel, met name in het serotonerge systeem en in de hypothalamus-hypofyse-bijnieras (HPA-as). Ook hier kan weer de vraag opgeworpen worden of de genoemde verstoringen oorzaak of gevolg zijn, waarschijnlijk is er sprake van een wisselwerking tussen klachten, gedrag, psychologische factoren enerzijds en verstoringen van de genoemde systemen anderzijds. Een laatste overeenkomst tussen functionele syndromen is dat er aanwijzingen zijn dat ze alle op dezelfde soort therapieën gunstig reageren. Cognitieve gedragstherapie en antidepressiva lijken in de meeste gevallen een beter effect te sorteren dan geen behandeling.

Een nadeel van het 'opdelen' van patiënten in verschillende syndroomcategorieën is, dat daarmee bij veel patiënten de overtuiging versterkt wordt dat er op de plek of in het orgaan waar de klacht zich manifesteert iets aan de hand is, waarvoor uiteindelijk door de medische wetenschap een al dan niet simpele oplossing gevonden zal worden als er maar lang en goed genoeg gezocht wordt. Deze overtuiging lijkt naast allerlei andere cognities een belangrijke barrière te zijn in het genezingsproces.

1.5 Epidemiologische gegevens

Het is lastig om incidentie- en prevalentiecijfers van SOLK te achterhalen. In de International Classification for Primary Care (ICPC), die in de huisartsinformatiesystemen is ingebouwd, is geen code voor SOLK opgenomen, evenmin als een code voor somatisatie. Bij invoeren van somatisatie levert de thesaurus de code hysterie/hypochondrie, een code die slechts weinig gebruikt wordt. Door de prevalentie van ICPC-codes voor duizeligheid, rugpijn, moeheid, klachten die vaak SOLK blijken te zijn, te combineren met ICPC-codes voor FSS, zoals PDS en CVS, kan een grove schatting van de prevalentie ontstaan, maar dat is zeker geen waterdichte berekening. Diverse onderzoekers, zowel in Nederland als in andere landen, zijn nagegaan hoe vaak klachten in diverse settings onverklaard blijken en blijven. Grofweg is er in een derde van alle consulten in Nederland sprake van klachten waarvoor de huisarts geen afdoende lichamelijke of andere verklaring vindt. Ook in poliklinische consulten bij de gynaecoloog, cardioloog, reumatoloog etc. wordt in globaal de helft van de gevallen geen specifieke diagnose gesteld en blijft het bij een diagnose op klachtniveau, zoals moeheid e.c.i, functionele maagklachten (dyspepsie), duizeligheid. Voor functionele syndromen als PDS en voor specifiek somatoforme stoornissen die in de DSM-IV-R staan, zijn wel iets exactere prevalentiecijfers bekend. De somatisatiestoornis in engere zin (i.e.z.) bijvoorbeeld heeft een prevalentie van 0,1 tot 3 %. Voor de SSD uit de DSM-5 zijn nog geen incidentie- en prevalentiecijfers bekend.

Bij een deel van de mensen met SOLK is er sprake van een angststoornis of een depressie (zie ook ▶H. 6). Bij mensen met een milde vorm van SOLK komen angststoornissen en depressieve stoornissen niet vaker voor dan in de algemene bevolking. Bij mensen met ernstige SOLK wordt drie keer zo vaak een angststoornis en/of een depressie vastgesteld als bij mensen uit de algemene bevolking. Bij een kwart van de gevallen gaat het om een combinatie van een angststoornis en een depressie. Een vraag die lastig te beantwoorden blijft is, in hoeverre de SOLK los gezien kan worden van de tevens aanwezige angststoornis of depressie. In een aantal gevallen zijn de klachten veel uitgebreider en heftiger dan in het kader van een dergelijke stoornis verwacht zou worden.

1.6 Het beloop van SOLK

Er is niet heel veel bekend over het beloop van SOLK als generieke categorie. In het meeste onderzoek naar prognose en beloop heeft een specifieke klacht centraal gestaan, zoals moeheid, hoofdpijn, buikpijn. Uit een meta-analyse naar het beloop van SOLK in de eerste lijn, gebaseerd op zes onderzoeken, blijkt dat de helft tot driekwart van de mensen met SOLK na een half jaar tot vijftien maanden een verbetering ervaart. Een derde deel (10–30 %) ervaart een verslechtering. Prognostisch ongunstige factoren zijn de duur van de klachten op het moment van het eerste consult bij de huisarts, meer klachten en meer ernstige klachten. In de hoofdstukken van dit boek waarin verschillende klachten centraal staan, komen beloopscijfers en prognostisch gunstige en ongunstige factoren uitgebreider aan de orde. Een van de prognostische belangrijke factoren is de kwaliteit van de arts-patiëntrelatie: een goede relatie gaat, niet verwonderlijk, gepaard met meer patiënttevredenheid, en ook met een beter ervaren gezondheid. Een slechte arts-patiëntrelatie daarentegen heeft een minder gunstig effect en gaat gepaard met het vaker rapporteren van klachten en dus ook met meer herhaalconsulten. In ▶H. 5 staat de arts-patiëntrelatie dan ook centraal.

Een van de vragen waarmee zowel (huis)artsen als patiënten worstelen is, wanneer je nu zeker weet dat het om SOLK gaat. SOLK blijft een werkhypothese, zeker in de huisartsenpraktijk, en is geen diagnose zoals een HNP of de ziekte van Crohn. Voor de veelvoorkomende SOLK-klachten, zoals maagklachten, buikklachten (PDS), rugklachten, hoofdpijn en duizeligheid zijn NHG-Standaarden beschikbaar, waarin beschreven staat welke diagnostiek in welke specifieke situaties is aangewezen. SOLK is in de huisartsenpraktijk geen diagnose per exclusionem die alleen maar gesteld mag worden nadat alles wat maar in de tweede en derde lijn beschikbaar is, uit de kast getrokken is. Dat zou ertoe leiden dat onnodig veel mensen voor diagnostiek naar de tweede lijn worden verwezen. Juist de huisarts is door de langdurige relatie met de patiënt bij uitstek degene die kan constateren dat er een verandering in het klachtenpatroon optreedt bij iemand met SOLK, een verandering die nader onderzoek vraagt (zie ►H. 3).

Uit diverse onderzoeken naar het beloop van specifieke klachten of syndromen, zoals moeheid of het prikkelbaredarmsyndroom, blijkt dat er slechts zelden alsnog een organische aandoening wordt gevonden die de klachten zou kunnen verklaren. Vaak is dan de relatie met de klachten niet heel hard te maken. Bij conversiestoornissen ligt de kans dat er een onderliggende aandoening wordt gemist tussen de 0 en 11 %. Honderd procent zeker weten dat het om SOLK gaat zullen we nooit doen, maar als na adequaat medisch onderzoek de werkhypothese SOLK luidt, is de kans erg klein dat er alsnog een organische aandoening gevonden wordt.

Leesadvies

DSM-5. Beknopt overzicht van de criteria. Amsterdam: Boom Uitgevers; 2014.
Feltz-Cornelis CM van der, Horst HE van der (Red). Handboek somatisatie. Lichamelijk onverklaarde klachten in de eerste en tweede lijn (2e druk.). Utrecht: De Tijdstroom; 2008.
Lipowski ZJ. Somatization: the concept and its clinical application. Am J Psychiatry. 1988;145:1358–68.
Fisher E, Boerema I, Franx G. Multidisciplinaire richtlijn Somatisch onvoldoende verklaarde lichamelijke klachten (SOLK) en somatoforme stoornissen. Utrecht: Trimbosinstituut. 2010.
olde Hartman TC, Blankenstein AH, Molenaar AO, Bentz van den Berg D, Horst HE van der, Arnold IA, Burgers JS, Wiersma TJ, Woutersen-Koch H. NHG-Standaard Somatisch Onvoldoende verklaarde Lichamelijke Klachten (SOLK). Huisarts Wet. 2013;56:222–30.
olde Hartman TC, Borghuis MS, Lucassen PL, Laar FA van de, Speckens AE, Weel C van. Medically unexplained symptoms, somatisation disorder and hypochondriasis: course and prognosis. J Psychosom Res. 2009;66:363–77.

Hoe ontstaat SOLK; verklarende mechanismen

T.C. olde Hartman en P.L.B.J. Lucassen

Samenvatting

Een hoofdstuk over de verklarende mechanismen voor onverklaarde klachten (SOLK) lijkt een contradictio in terminis. Hierbij moet aangetekend worden dat dit betekent dat er geen verklaring is vanuit medisch ziekteperspectief. Het ontbreken van een medische of somatische verklaring geeft meteen het probleem in de dagelijkse praktijk weer. Huisartsen vinden het geven van een goede uitleg belangrijk, maar hebben moeite met het uitleggen van een onverklaarde klacht in een consult. Veel patiënten vinden uitleg krijgen over wat hen mankeert een van de belangrijkste redenen om naar de dokter te gaan. In dit hoofdstuk geven wij een theoretisch kader voor het ontstaan en voortbestaan van SOLK. Hierbij maken wij gebruik van het biopsychosociale model. Ook reiken wij een aantal voorbeelden aan hoe uitleg over de klachten eruit kan zien. In de medisch-wetenschappelijke literatuur zijn hiervoor verschillende uitlegmodellen (explanatory models) te vinden die in meer en mindere mate wetenschappelijk onderbouwd zijn.

2.1 Theoretisch kader – 11

2.2 Predisponerende factoren – 11

2.3 Uitlokkende factoren – 12

2.4 In stand houdende factoren – 13

2.5 Praktische verklaringsmodellen voor de dagelijkse praktijk – 15

2.6 Het ontstaan van klachten: aandacht en interpretatie – 15

© Bohn Stafleu van Loghum, onderdeel van Springer Media B.V. 2017
H.E. van der Horst, N.J. de Wit (Red.), *Somatisch Onvoldoende verklaarde Lichamelijke Klachten*,
Praktische huisartsgeneeskunde, DOI 10.1007/978-90-368-0639-8_2

2.7 Het draagkracht/draaglastmodel – 16

2.8 Biologische mechanismen – 16

2.9 Verstoorde allostase – 17

2.10 Conclusie – 18

Leesadvies – 18

2.1 Theoretisch kader

In het biopsychosociale model, in 1977 geïntroduceerd door George Engel, staat de biopsychosociale benadering van ziekte en gezondheid centraal. Deze benadering gaat ervan uit dat (ervaren) gezondheid en ziekte een aantal dimensies (biologisch, psychologisch en sociaal) hebben en dat de mens in voortdurende interactie is met zijn of haar omgeving. Hierin komt het belang van de context van de patiënt goed tot uitdrukking. We combineren het biopsychosociale model met factoren die predisponeren tot het krijgen van SOLK, factoren die SOLK uitlokken en factoren die SOLK in stand houden. De verschillende elementen uit het biopsychosociale model en predisponerende, uitlokkende en in stand houdende factoren spelen in wisselende combinaties een rol en kunnen gebruikt worden in de uitleg van SOLK aan patiënten tijdens het consult.

2.2 Predisponerende factoren

Predisponerende factoren zijn factoren die vaak al lang aanwezig zijn en die patiënten kwetsbaar maken voor het ontwikkelen van SOLK. Op zichzelf is de aanwezigheid van deze factoren niet voldoende voor het ontstaan van SOLK. Deze factoren kunnen we volgens het biopsychosociale model indelen in biologische, psychologische en sociale predisponerende factoren.

Genetische kwetsbaarheid en chronisch somatische aandoeningen zijn voorbeelden van *biologische* predisponerende factoren. Over het hoe en waarom van genetische kwetsbaarheid bestaat nog veel onduidelijkheid. In een groot onderzoek onder tweelingen bleken genetische factoren een rol te spelen bij het ontstaan van chronische pijn, chronische vermoeidheid, IBS en chronische hoofdpijn. Ook een chronisch somatische aandoening lijkt een risicofactor voor het ontwikkelen van SOLK. Patiënten met de ziekte van Crohn of colitis ulcerosa hebben significant meer IBS-achtige buikklachten (OR 4.89; 95 % BI 3,43–6,98) dan patiënten zonder deze inflammatoire darmziekten.

Voorbeelden van *psychologische* predisponerende factoren zijn psychologische trauma's zoals lichamelijk en/of seksueel misbruik, geweld of verwaarlozing, een onveilige hechting, en psychiatrische aandoeningen in de voorgeschiedenis. Patiënten die een psychotrauma hebben meegemaakt, hebben een bijna driemaal zo grote kans op het krijgen van SOLK. Geweld en/of verwaarlozing op de kinderleeftijd is een risicofactor voor fibromyalgie, hoofdpijn en chronische pijn. Ook persoonlijkheidskenmerken lijken een belangrijke psychologische predisponerende factor te zijn voor het ontwikkelen van SOLK. Zo gaat het persoonlijkheidskenmerk emotionele instabiliteit (neuroticisme) – het snel ervaren van onplezierige emoties zoals angst, kwaadheid en somberte – vaak gepaard met lichamelijke klachten. Ook alexithymie – het niet-herkennen van emoties – is geassocieerd met het hebben van onverklaarde lichamelijke klachten.

Tabel 2.1 Predisponerende factoren

biologisch	psychologisch	sociaal
genetische factoren chronisch somatische aandoeningen	psychotrauma's kindermishandeling seksueel misbruik (ervaringen met) geweld verwaarlozing onveilige hechting psychiatrische aandoeningen persoonlijkheidskenmerken (alexithymie, neuroticisme)	ziektegedrag in de familie

Een belangrijke *sociale* predisponerende factor voor het optreden van SOLK is hoe men in het gezin waarin men opgroeide, omging met ziekte. Zo is er een duidelijk positief verband tussen het voorkomen van buikpijn bij kinderen, het optreden van IBS op volwassen leeftijd en het voorkomen van IBS in de familie. Waarschijnlijk speelt aangeleerd gedrag hierbij een rol (tab. 2.1).

2.3 Uitlokkende factoren

Uitlokkende factoren zijn factoren die klachten luxeren. Dit zijn dus factoren of omstandigheden die klachten kunnen oproepen. Voorbeelden van *biologische* uitlokkende factoren zijn maag-darminfecties bij IBS, de ziekte van Pfeiffer of een andere infectie bij chronische vermoeidheid, een kop-staartbotsing voorafgaand aan een post-whiplashsyndroom of een operatie als trigger voor dystrofie (complex regionaal pijnsyndroom).

Langdurige stress of overbelasting, acute stress en een psychiatrische ziekte zijn *psychologische* uitlokkende factoren van SOLK. Zo hebben patiënten met een recent doorgemaakte depressie ruim tweemaal zoveel kans op het chronischevermoeidheidssyndroom en is stress op het werk gerelateerd aan vermoeidheid, pijn en andere SOLK.

Life events, zoals het verlies van een naaste, echtscheiding of een dreigend ontslag zijn *sociale* uitlokkende factoren van SOLK; overigens hebben deze factoren ook een duidelijk psychologische component. Een hoge werkdruk of weinig sociale steun op het werk kunnen eveneens SOLK, en dan vooral van het bewegingsapparaat, uitlokken. Andere sociale uitlokkende factoren van SOLK zijn zorgen rondom gezondheid die vanuit de maatschappij ontstaan, zoals zorgen rondom de gezondheidseffecten van het gebruik van mobiele telefoons of het wonen onder hoogspanningskabels (elektromagnetische hypersensitiviteit). Aandacht in de media voor (vermeende) verbanden tussen een gebeurtenis en bepaalde klachten kan het ontstaan van klachten bij daarvoor gevoelige personen sterk aanwakkeren (tab. 2.2).

Tabel 2.2 Uitlokkende factoren

biologisch	psychologisch	sociaal
infecties ongeluk/trauma operatie	stress overbelasting psychiatrische ziekte	life events (verlies van naaste, dreigend ontslag) hoge werkdruk weinig sociale steun op het werk door de media aangewakkerde zorgen rondom gezondheidseffecten in de omgeving (elektromagnetische hypersensitiviteit)

2.4 In stand houdende factoren

In stand houdende factoren zijn factoren die het herstel kunnen belemmeren. Zo kan het minder bewegen als gevolg van rugklachten de klachten onderhouden en ontstaat er een vicieuze cirkel, waarbij patiënten steeds minder belastbaar worden. Deze vicieuze cirkels spelen een belangrijke rol bij het in stand houden van SOLK. In de medische literatuur gaat de meeste aandacht uit naar in stand houdende factoren, omdat deze factoren goede aanknopingspunten bieden voor het behandelen van klachten die chronisch dreigen te worden.

Biologische in stand houdende factoren zijn onder andere conditieverlies, verminderde belastbaarheid en een toegenomen gevoeligheid en perceptie van prikkels (sensitisatie). Wanneer om welke reden ook conditieverlies of een verminderde belastbaarheid optreedt bij patiënten dan heeft dit directe gevolgen voor het herstel van klachten. In geval van chronische moeheid betekent dit bijvoorbeeld dat patiënten minder goed in staat zijn tot reactivering te komen en hun conditie op te bouwen. Elke inspanning zal een lichamelijke reactie uitlokken en meestal betekent dit dat patiënten de moeheid nog sterker voelen. *Sensitisatie* is het fenomeen dat prikkels, bijvoorbeeld pijn, steeds sterker gevoeld worden naarmate men deze prikkels vaker heeft ervaren. Op deze manier kunnen zelfs lichte – op zichzelf niet-pijnlijke – prikkels uiteindelijk als pijn worden gevoeld. Sensitisatie is een neurobiologisch mechanisme, dat voortkomt uit de plasticiteit van synapsen in het zenuwstelsel. Wanneer deze synapsen herhaaldelijk worden geprikkeld, gaan ze sneller reageren, waardoor het centrale zenuwstelsel steeds gevoeliger wordt voor prikkels.

Ook *psychologische* in stand houdende factoren spelen een belangrijke rol bij het onderhouden van SOLK. Voorbeelden van deze psychologische factoren zijn ongerustheid, angst en disfunctionele ziektebelevingen, zoals irrationele attributies en/of catastroferende gedachten. Catastroferende gedachten zijn negatieve gedachten die uitgaan van de ergst mogelijke uitkomst (bijvoorbeeld bij het voelen van buikpijn wordt er meteen gedacht aan doodgaan aan darmkanker). Angst voor en ongerustheid over klachten kunnen ook disfunctioneel uitwerken en bijvoorbeeld resulteren in de gedachte 'ik moet goed uitkijken dat ik niet te actief ben anders krijg ik verschrikkelijke pijn'. Als gevolg hiervan kan bewegingsangst optreden, waardoor allerlei activiteiten vermeden worden. Ook kunnen deze gedachten de pijn versterken, omdat patiënten in een vicieuze cirkel komen, waarbij klachten worden versterkt door de angst en ongerustheid van de patiënt (somatosensorische amplificatie). Somatosensorische amplificatie bestaat uit drie componenten: hypervigilantie (verhoogd bewustzijn) van het lijf als gevolg van toegenomen aandacht voor onplezierige lichamelijke sensaties; de neiging om te focussen op bepaalde, relatief zwakke of niet vaak voorkomende sensaties; en de neiging om onduidelijke somatische sensaties als abnormaal, pathologisch en aanwijzingen voor

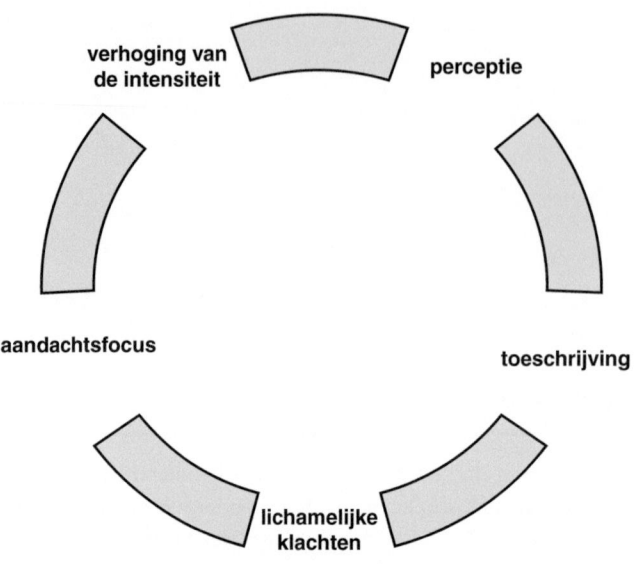

Figuur 2.1 De kring van somatosensorische amplificatie volgens Barsky

Tabel 2.3 In stand houdende factoren		
biologisch	psychologisch	sociaal
conditieverlies verminderde belastbaarheid toegenomen gevoeligheid en perceptie (sensitisatie, hypervigilantie)	ongerustheid en angst disfunctionele ziektebeleving verkeerde attributies catastroferende gedachten rol en gedrag van de dokter	ervaren sociale steun ziektewinst aangeleerd gedrag

ziekte te ervaren in plaats van als normaal te beschouwen. Dit veroorzaakt een gevoel van alarm en angst, wat weer leidt tot meer lichamelijke klachten (zie ook fig. 2.1).

Het ervaren van weinig sociale steun is een van de *sociale* in stand houdende factoren en blijkt bijvoorbeeld een voorspeller voor het niet-genezen van aspecifieke arm-, nek- en schouderklachten. Omgekeerd blijkt het wel ervaren van sociale steun op het werk een beschermende factor te zijn voor het optreden van chronische lage rugpijn. Wanneer patiënten een duidelijke ziektewinst ervaren van hun klachten, bijvoorbeeld omdat het ze ontslaat van bepaalde verplichtingen (bijvoorbeeld huishouden of werk), dan kan dit een onderhoudende factor worden voor SOLK. Of ziektewinst in het algemeen een grote rol speelt bij SOLK is vooralsnog niet duidelijk. Aangeleerd gedrag kan ook SOLK in stand houden. Wanneer patiënten van huis uit hebben meegekregen dat ze bij klachten snel een dokter dienen te raadplegen, heeft dit directe consequenties voor de interpretatie van klachten en het hulpzoekgedrag dat daaruit voortvloeit (tab. 2.3).

2.5 Praktische verklaringsmodellen voor de dagelijkse praktijk

Hiervoor hebben we de belangrijkste predisponerende, uitlokkende en in stand houdende factoren besproken. Deze informatie geeft de huisarts richting bij het zoeken naar verklaringen bij een patiënt met SOLK. Huisartsen blijken het vaak moeilijk te vinden om die factoren vervolgens goed aan patiënten uit te leggen. Goede uitleg berust op een aantal principes: de uitleg moet plausibel zijn en acceptabel, zowel voor de huisarts als voor de patiënt (de gegeven uitleg moet aansluiten bij de klachten, gevoelens en beleving van de patiënt), uitleg moet 'veilig' zijn, niet beschuldigend zijn richting patiënt, en de uitleg moet erop gericht zijn dat de patiënt er ook actief iets mee kan. Bij het geven van uitleg tijdens het consult kunnen de hierna beschreven verklaringsmodellen behulpzaam zijn. Deze modellen zijn slechts ten dele wetenschappelijk onderbouwd.

2.6 Het ontstaan van klachten: aandacht en interpretatie

Het menselijk lichaam geeft continu signalen af. Deze signalen zijn afkomstig van fysiologische processen. Meestal passeren de signalen onopgemerkt, maar soms worden ze bewust ervaren. Wie de aandacht richt op zijn lichaam ervaart meer sensaties (somatosensorische amplificatie). Vaak roepen de sensaties gedachten (cognities) of emoties op. Het gaat dan om angst of de gedachte dat er (n)iets aan de hand is. Cognities en emoties hebben op hun beurt invloed op de fysiologische processen en kunnen aanleiding zijn tot sterkere signalen.

Een voorbeeld: een patiënt merkt op dat het hart overslaat en denkt daarbij aan wat een van de buren is overkomen (een spoedopname voor een hartritmestoornis). Deze gedachte roept angst op en dat beïnvloedt het sympathische zenuwstelsel. De verhoging van de activiteit in dat systeem zorgt er vervolgens voor dat er een hartritmeversnelling optreedt, die gevoeld kan worden als hartkloppingen. Zo ontstaan er dus lichamelijke klachten zonder dat er sprake is van een onderliggende ziekte. Er is sprake van een vicieuze cirkel van lichamelijke sensaties, cognities en emoties. Aandacht voor en somatische interpretatie van lichamelijke klachten versterken deze vicieuze cirkel en leiden vaak tot het blijven bestaan van de lichamelijke klachten. Dit *aandacht- en interpretatiemodel* combineert somatische en psychologische in stand houdende factoren. Predisponerende factoren, zoals chronisch somatische aandoeningen, psychotrauma's, bepaalde persoonlijkheidstrekken en de omgang met ziekte in de familie, kunnen eenvoudig geïntegreerd worden in dit model. Wat betreft dit laatste: iemand die emotioneel instabiel is, ervaart eerder angst of kwaadheid en is eerder somber; zijn of haar interpretatie van een ervaren lijfelijke sensatie is vaker negatief gekleurd, wat de klachten kan versterken of nieuwe klachten kan oproepen. Bij de uitleg van dit model kan de huisarts bij patiënten de metafoor van filters gebruiken: er zijn allerlei filters die ervoor zorgen dat veel signalen (bijvoorbeeld over de mate van vulling van de blaas, de stand van de armen, de houding van gewrichten, etc.) niet doordringen tot het bewustzijn. Pas als er echt iets dreigt mis te gaan, de blaas wordt te vol, dan wordt het signaal als het ware toegelaten tot het bewustzijn. Dat is gunstig, omdat dat ruimte biedt aan het brein voor andere activiteiten. De hiervoor genoemde predisponerende factoren kunnen ervoor zorgen dat het filter op een bepaald niveau is afgesteld en dat het meer informatie doorlaat dan nodig. Aandacht is een andere verklaring, doordat het ervoor kan zorgen dat de filter meer openstaat voor een bepaald soort signalen. Voor patiënten lijkt het of die signalen vaker voorkomen, terwijl er alleen maar sprake is van vaker opmerken.

2.7 Het draagkracht/draaglastmodel

Het draagkracht/draaglastmodel gaat ervan uit dat patiënten individueel verschillen in hun mogelijkheden om allerlei belastende situaties en gebeurtenissen het hoofd te bieden. Het model weerspiegelt de balans tussen wat iemand aankan en wat de belasting is. Onder draagkracht vallen sociale steun, lichamelijke conditie en allerlei gezondheidsvaardigheden zoals copingstijl. Veel predisponerende factoren bepalen de draagkracht van patiënten (chronisch somatische aandoeningen, psychotrauma's, persoonlijkheidskenmerken). De draaglast wordt bepaald door de problemen die op een bepaald moment spelen, oftewel dat wat de patiënt energie kost. Het kan gaan om persoonlijke, materiële, werkgebonden of sociale problemen. Veel uitlokkende factoren vallen hier ook onder (een ongeval, stress, verlies van een naaste). Wanneer de draagkracht groter is dan de draaglast, is er niets aan de hand. Patiënten zijn in zo'n geval in staat om de problemen die op hun pad komen het hoofd te bieden. Wanneer de draaglast echter groter wordt dan de draagkracht, zullen er lichamelijke (en psychische) klachten ontstaan. Het SSKK-model is een uitwerking van het draagkracht/draaglastmodel. SSKK staat voor: steun, stress, kracht en kwetsbaarheid. In dit model moeten steun en kracht in balans zijn met stress en kwetsbaarheid. Bij disbalans ontstaan klachten. Wanneer de disbalans blijft bestaan, zullen de klachten toenemen en langer blijven bestaan. Dit model kan goed aan patiënten uitgelegd worden door de metafoor van de te zware rugzak te gebruiken. Het is immers logisch dat de drager ervan klachten zal krijgen. Om het gewicht van de rugzak aan patiënten duidelijk te maken, kunnen stressoren die de patiënt zelf heeft benoemd in het consult gebruikt worden.

2.8 Biologische mechanismen

Een aantal biologische mechanismen en systemen speelt een rol bij het ontstaan en onderhouden van SOLK. Het gaat om sensitisatie, het autonome zenuwstelsel, de hypothalamus-hypofyse-bijnieras (HPA-as) en het immuunsysteem. De precieze rol van deze mechanismen en systemen is niet opgehelderd en waarschijnlijk spelen ze allemaal in wisselende mate een rol bij de verschillende vormen van SOLK (◘fig. 2.2).

Sensitisatie. Dit is het fysiologische fenomeen dat het centrale zenuwstelsel steeds gevoeliger reageert op prikkels. Hierbij voelt iemand een prikkel die voorheen niet pijnlijk was als pijn. Het zenuwstelsel is als het ware gevoeliger afgesteld. Sensitisatie speelt een rol bij vormen van SOLK die gekenmerkt worden door chronische pijn van het bewegingsapparaat. Het fenomeen sensitisatie is goed uit te leggen aan de patiënt met behulp van de metafoor van het te scherp afgestelde inbraakalarm.

Autonoom zenuwstelsel. Dit deel van het zenuwstelsel reguleert buiten de wil om vele processen in het lichaam. Veel klachten die onder SOLK vallen kunnen min of meer verklaard worden vanuit een te hoge activiteit van het sympathische zenuwstelsel, veroorzaakt door stress. Het gaat bijvoorbeeld om hartkloppingen en versnelde ademhaling of dyspnoe. De werking van het autonome zenuwstelsel is aan patiënten goed duidelijk te maken met de metafoor van het gaspedaal (sympathisch) en het rempedaal (parasympathisch) van de auto. Het sympathische zenuwstelsel is actief in stresssituaties en prepareert het lijf op vechten of vluchten; het gaspedaal wordt als het ware ingedrukt, zodat hartslag en ademhaling versnellen. Het parasympathische zenuwstelsel is vooral actief in rust, dus bij herstel van het lijf; hierbij worden hart en longen afgeremd, zodat ruimte wordt gemaakt voor voedselvertering en andere herstellende activiteiten. In geval van chronische stress functioneert het rempedaal niet meer voldoende.

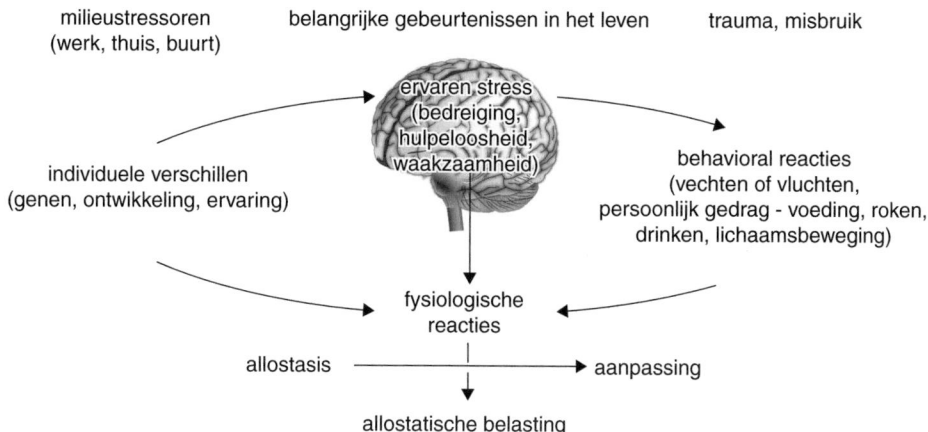

Figuur 2.2 Biologische reacties op stressoren

Hypothalamus-hypofyse-bijnieras (HPA-as). Voortdurende stress, angst of bezorgdheid activeert de HPA-as. Een van de gevolgen is verhoogde afgifte van cortisol door de bijnieren. Cortisol beschermt het lichaam bij stress, door die processen op een lager pitje te zetten die niet primair van belang zijn tijdens een stressperiode. Uiteindelijk gaan de nadelen van een langdurig verhoogde cortisolafgifte overheersen. Mogelijk zijn deze nadelen aanleiding voor verschijnselen van moeheid en burnout.

Immuunsysteem. Tijdens infecties komen onder andere cytokinen vrij, die aan het brein het signaal geven dat er sprake is van een potentieel bedreigende situatie. Dit gaat gepaard met het gevoel van moeheid, malaise en ziek-zijn (sickness behavior), dat zo kenmerkend is tijdens infectieuze aandoeningen. Dat gevoel is de (noodzakelijke) trigger tot het dan gewenste gedrag (minder activiteit, meer rust, weinig zin iets te ondernemen).

2.9 Verstoorde allostase

We kunnen lang niet altijd vaststellen of psychosociale factoren ten grondslag liggen aan de gepresenteerde onverklaarde klachten. Bij de uitleg van SOLK aan patiënten werkt het meestal contraproductief om rechtstreeks te bespreken dat psychosociale factoren een rol spelen. Het is vaak wel mogelijk om te opperen dat (het neutralere) 'stress' misschien bijdraagt aan de onverklaarde klachten. Dit roept veel minder weerstand op. Hoe stress en het aanpassen aan stress een rol spelen in het ontstaan en blijven bestaan van SOLK wordt beschreven in de allostasetheorie. Deze theorie stelt het brein centraal en integreert inzichten uit de homeostasefysiologie, neuroanatomie en -fysiologie en psychologie en sluit haarfijn aan op het biopsychosociale model. In deze theorie worden het brein, het autonome zenuwstelsel, het neurohumorale systeem en het immuunsysteem als een netwerk, een zelflerend systeem beschouwd, dat zich iedere keer verbetert en aanpast aan veranderende omstandigheden. In dit model wordt begrijpelijk hoe chronische stress (dat kan ook lichamelijke stress zijn door een chronische aandoening) kan resulteren in onvoldoende en onvolledig herstel van het lichaam met structureel negatieve fysiologische en gedragsmatige gevolgen. Dit ontregelde stresssysteem kan lichamelijke klachten geven, doordat het ontregelde systeem allerlei signalen gaat afgeven. Het aanpassings- en herstelmechanisme functioneert volgens deze theorie bij patiënten met SOLK niet meer adequaat. Bij de concrete uitwerking van dit model in de spreekkamer staat een gesprek met de patiënt over wat energie kost en wat energie geeft centraal. Zolang de energiekosten hoger zijn, houdt de patiënt last van de klachten. Het spreken met SOLK-patiënten in deze termen is vaak heel acceptabel en biedt een goede ingang tot een gesprek over iets anders dan de lijfelijke klachten. Binnen dit model hebben predisponerende en uitlokkende factoren vanzelfsprekend een rol.

2.10 Conclusie

Bij het uitleggen van SOLK heeft de huisarts een goede leidraad aan het biopsychosociale model in combinatie met factoren die predisponeren, uitlokken en in stand houden. Voor het geven van verklaringen aan patiënten met SOLK kan de huisarts goed gebruikmaken van de manier waarop klachten en symptomen ontstaan, van het gebrek aan evenwicht tussen draagkracht en draaglast, van biologische/fysiologische mechanismen en van de verstoorde allostase. Het is belangrijk dat de gegeven uitleg aansluit bij de klachten, gevoelens en beleving van de patiënt.

Leesadvies

Bongers PM, Kremer AM, Laak J ter. Are psychosocial factors, risk factors for symptoms and signs of the shoulder, elbow, or hand/wrist? A review of the epidemiological literature. Am J Ind Med. 2002;41(5):315–42.

Gucht V de, Fischler B. Somatization: a critical review of conceptual and methodological issues. Psychosomatics 2002;43(1):1–9.

Halpin SJ, Ford AC. Prevalence of symptoms meeting criteria for irritable bowel syndrome in inflammatory bowel disease: systematic review and meta-analysis. Am J Gastroenterol. 2012;107(10):1474–82.

Hamilton WT, Gallagher AM, Thomas JM, White PD. Risk markers for both chronic fatigue and irritable bowel syndromes: a prospective case-control study in primary care. Psychol Med. 2009;39(11):1913–21.

Houtveen JH. De dokter kan niets vinden. Amsterdam: Uitgeverij Bert Bakker; 2009.

Kallen B, Pennings M. Grip op SOLK. Een praktische aanpak voor onverklaarde lichamelijke klachten vanuit neuro-biologisch perspectief. Den Haag: Boom Lemma uitgevers; 2013. pag. 195.

Kato K, Sullivan PF, Evengard B, Pedersen NL. A population-based twin study of functional somatic syndromes. Psychol Med. 2009;39(3):497–505.

Keijsers E, Feleus A, Miedema HS, Koes BW, Bierma-Zeinstra SM. Psychosocial factors predicted nonrecovery in both specific and nonspecific diagnoses at arm, neck, and shoulder. J Clin Epidemiol. 2010;63(12):1370–9.

Locke GR 3rd, Zinsmeister AR, Talley NJ, Fett SL, Melton LJ. Familial association in adults with functional gastrointestinal disorders. Mayo Clin proc. 2000;75(9):907–12.

olde Hartman TC, Blankenstein AH, Molenaar B, Bentz van den Berg D, Horst H van der, Arnold IA, et al. NHG-Standaard SOLK. Huisarts Wet. 2013;56(5):222.

olde Hartman TC, Hassink-Franke LJ, Lucassen PL, Spaendonck KP van, Weel C van. Explanation and relations. How do general practitioners deal with patients with persistent medically unexplained symptoms: a focus group study. BMC Fam Pract. 2009;10(1):68.

Ravenzwaaij J van, olde Hartman TC, Ravesteijn HJ van, Eveleigh R, Rijswijk E van, Lucassen PLBJ. Explanatory models of medically unexplained symptoms: a qualitative analysis of the literature. Mental Health Fam Med. 2010;7(4):223–31.

Fisher E , Boerema I , Franx G. Multidisciplinaire richtlijn Somatisch onvoldoende verklaarde lichamelijke klachten (SOLK) en somatoforme stoornissen. Utrecht: Trimbosinstituut. 2010.

Wilgen CP van, Keizer D. The sensitization model: a method to explain chronic pain to a patient. Ned Tijdschr Geneeskd. 2004;148(51):2535–8.

Diagnostische fase: exploratie

A.H. Blankenstein

Samenvatting

Als de huisarts bij adequate diagnostiek geen lichamelijke of psychische ziekte vaststelt die de klachten voldoende kan verklaren en als de patiënt meer dan enkele weken lichamelijke klachten houdt, hanteert de huisarts de werkhypothese SOLK. De huisarts heeft na het stellen van werkhypothese SOLK in principe nog vier diagnostische taken. Ten eerste exploreert de huisarts de mogelijke factoren die de klachten in stand houden op de vijf klachtdimensies Somatisch, Cognitief, Emotioneel, Gedrag en Sociaal (SCEGS). Ten tweede schat de huisarts de ernst van de SOLK in. Ten derde beoordeelt de huisarts vooral bij ernstige SOLK of er psychiatrische comorbiditeit is. Ten vierde kan het vooral bij langdurige SOLK nuttig zijn om samen met de patiënt nog eens het dossier door te nemen en daarbij de eerder uitgevoerde diagnostiek en de gegeven adviezen op een rij te zetten.

3.1 Tijdig hanteren van de werkhypothese SOLK – 20

3.2 Diagnostiek bij SOLK – 21
3.2.1 Brede klachtexploratie – 21
3.2.2 Inschatten ernst SOLK – 22
3.2.3 Psychiatrische comorbiditeit – 23
3.2.4 Inventariseren voorgaand onderzoek en behandeling – 24
3.2.5 Diagnostiek op verzoek van de patiënt – 24

3.3 Afronding diagnostische fase – 25

Leesadvies – 25

3.1 Tijdig hanteren van de werkhypothese SOLK

Er is sprake van SOLK als lichamelijke klachten langer dan enkele weken duren en er bij adequaat medisch onderzoek geen aandoening is gevonden die de klachten voldoende kan verklaren. De werkhypothese SOLK is dus gebaseerd op de, door adequate diagnostiek gerechtvaardigde, aanname dat somatische en psychiatrische aandoeningen voldoende zijn uitgesloten.

In de NHG-Standaard staat het zo eenvoudig: de huisarts hanteert tijdig de werkhypothese SOLK. Zo gemakkelijk vinden huisartsen het echter niet altijd om te bepalen of ze nu voldoende hebben gedaan om ziekte uit te sluiten. Absolute zekerheid bestaat hierin niet en huisartsen (en hun patiënten) verschillen in de manier waarop ze met deze onvermijdelijke onzekerheid omgaan. De volgende diagnostische stappen geven houvast bij het uitsluiten van ziekte en het komen tot de werkhypothese SOLK.

De huisarts laat zich bij het uitsluiten van aandoeningen vooral leiden door aard en beloop van de klachten, de indruk over de gezondheid van de patiënt (pluis of niet-pluis) en de voor deze patiënt geldende epidemiologische ziektekansen. Daar bovenop leveren de bevindingen uit anamnese, gericht lichamelijk onderzoek en, indien relevant, aanvullend onderzoek informatie waarmee de huisarts de ziektekans nauwkeuriger kan inschatten. Voor veelvoorkomende klachten bieden de NHG-Standaarden houvast. Als de in de standaard aanbevolen diagnostische stappen zijn doorlopen en er geen aandoening is 'gevonden', kan de huisarts met een redelijke mate van zekerheid de werkhypothese SOLK hanteren. Bij minder voorkomende klachten kan raadplegen van een specialist of specialistische richtlijn houvast geven. Lastig is dat veel klachten waarmee mensen komen, geen ingangsklacht zijn in enige richtlijn: een koud drukkend gevoel dat er een bal in de keel zit optredend in rust is medisch-diagnostisch moeilijk te interpreteren. Nagaan of er ook symptomen zijn die passen bij een (bijvoorbeeld neurologische of endocriene) ziekte is dan een volgende stap. Anamnese en lichamelijk onderzoek zijn daarbij leidend.

De huisarts kan bij atypische klachten al vroeg in het diagnostisch traject, na anamnese en lichamelijk onderzoek, aankondigen dat deze niet (erg) bij een bekende ziekte passen, dat hij dit goed zal onderzoeken, maar dat de patiënt er rekening mee moet houden dat deze klacht medisch vaak onverklaard blijft.

Zodra de huisarts met voldoende (nooit absolute) zekerheid ziekte als oorzaak voor de klacht(en) heeft uitgesloten, is het tijd de patiënt hierover duidelijk in te lichten: 'het gevoel alsof er iets in de keel zit, wijst bij u als jonge man die niet rookt, weinig alcohol drinkt en geen allergieën heeft bijna nooit op ziekte. Ik heb uw keel grondig geïnspecteerd. Ik ben er voldoende zeker van dat uw keelklacht niet op een ernstige oorzaak berust.' De huisarts kan hierbij de term SOLK noemen, essentieel is dit niet. Wel is het nodig de patiënt te vertellen wat de volgende stap is: 'klachten zonder duidelijke ziekte komen heel vaak voor. We weten dan niet waardoor de klacht is ontstaan. Dat is vaak niet meer te achterhalen. Wel kunnen u en ik gaan uitpluizen hoe het komt dat uw keelklacht maar niet weggaat en zelfs erger wordt. Wat maakt dat u meer of juist minder last hebt en kunnen we dat beïnvloeden, zodat u minder last krijgt?'

Met deze uitleg over SOLK switcht de huisarts van een monocausaal ziektemodel (mijn klacht komt door een ziekte, de dokter geneest de ziekte en dan verdwijnt mijn klacht) naar een circulair klachtmodel (mijn klacht wordt steeds erger onder invloed van verschillende factoren, ik raak in een vicieuze cirkel, hoe kan ik die doorbreken). Voor veel patiënten is dat een nieuwe manier om naar klachten te kijken. Het kan dus best even tijd vergen om de patiënt hierin mee te krijgen.

Als voorbeeld van een vicieuze cirkel die patiënten meestal goed begrijpen, kan de huisarts slapeloosheid beschrijven: je kunt om een heel specifieke reden slaapproblemen krijgen (nachtelijk burengerucht, onregelmatig werk, een niet-doorslapend kind), maar als die problemen voorbij zijn, blijft de slapeloosheid soms bestaan. De oplossing is dan te kijken waardoor de slapeloosheid in stand wordt gehouden en hoe dat te doorbreken is.

3.2 Diagnostiek bij SOLK

Ook als de huisarts uitgaat van de werkhypothese SOLK, is er nog een aantal diagnostische taken. Deze staan in dienst van het zoeken naar behandelbare factoren. Ten eerste doet de huisarts een brede klachtexploratie om factoren op het spoor te komen die de klachten mogelijk in stand houden. Ten tweede schat de huisarts in of het gaat om milde, matig-ernstige of ernstige SOLK. Verder loont het bij lang bestaande SOLK om psychiatrische comorbiditeit in kaart te brengen en om in het vaak dikke dossier eerder uitgevoerde onderzoeken en behandelingen te inventariseren.

3.2.1 Brede klachtexploratie

In de klachtexploratie gaat de huisarts op zoek naar factoren die bij déze individuele patiënt de klachten mogelijk in stand houden en naar kansen om de ontstane vicieuze cirkel te doorbreken. Na een uitnodigende vraag om meer te vertellen over de klachten en de invloed ervan op het dagelijks leven, levert een paar minuten actief luisteren en doorvragen vaak relevante nieuwe aanknopingspunten op. Daarna kan de huisarts gericht doorvragen naar klachtdimensies die niet spontaan al genoemd zijn. Er is geen vaste volgorde van vragen.

In het biopsychosociale model worden vijf klachtdimensies onderscheiden. Het acroniem SCEGS kan de huisarts helpen om alle vijf de klachtdimensies aan bod te laten komen.

Somatisch. Deze dimensie is al uitgebreid aan de orde geweest in het diagnostische traject, voordat de werkhypothese SOLK aan de orde was. De huisarts vraagt nu naar het verdere beloop, naar eventuele verandering in de ernst of aard van de klachten.

Cognitief. Welke ideeën heeft de patiënt over het ontstaan en beloop van zijn klachten? De huisarts is alert op catastroferende gedachten zoals 'ik heb zoveel pijn, er moet iets helemaal stuk zijn in mijn schouder', 'ik word invalide', 'als ik ga sporten, breekt mijn wervel'. Hoe gaat de patiënt om met de klachten: welke copingsmechanismes hanteert patiënt, oplossingsgerichtheid, steun zoeken, vechten, het opgeven. Wat verwacht de patiënt van medische zorg en in het bijzonder van de huisarts bij het oplossen van de klacht? Vaak ontvangen mensen van verschillende reguliere en alternatieve zorgverleners tegenstrijdige uitleg en adviezen, waardoor hun verwarring toeneemt.

Emotioneel. Wat doet het met de patiënt dat hij deze klachten heeft? Wordt hij angstig, moedeloos, neerslachtig, boos, onverschillig? Is hij ongerust, zo ja, waarover precies?

Gedrag. Wat doet de patiënt als hij klachten heeft: zich terugtrekken, de klachten negeren of er juist aandacht voor vragen, afwisselend hollen en stilstaan? Wat doet de patiënt zelf aan zijn klachten en hoe vraagt hij hulp, is er sprake van doctor-shopping?

Sociaal. Welke gevolgen hebben de klachten voor het functioneren thuis, op het werk, voor het contact met vrienden, financieel? Hoe reageert de omgeving: steunend-activerend, beschermend, afhoudend, kritisch?

Kenmerkend voor de brede klachtexploratie is dat op de vijf klachtdimensies wordt doorgevraagd in relatie tot de klacht. De huisarts vraagt dus niet: 'hebt u problemen op uw werk' of 'hoe is uw huwelijk', maar 'welke gevolgen hebben de klachten voor uw werk?', 'hoe reageert uw vrouw als u klachten hebt?'. Het directe verband met de klachten is eenvoudig te begrijpen en sluit aan bij de reden waarom iemand naar de dokter gaat: tenslotte komt de patiënt voor zijn klachten naar de dokter. Uit onderzoek blijkt dat patiënten met SOLK bereid zijn over de psychosociale aspecten te praten, er zelf ook over beginnen en vaak het verband met hun klachten aangeven. Wel geven patiënten in een interviewstudie aan dat ze ongerust worden als de huisarts de klachten aan psychosociale oorzaken toeschrijft: kijkt de dokter dan nog wel genoeg naar lichamelijke oorzaken? Het plezierige aan het circulaire klachtmodel is dat er tussen huisarts en patiënt geen strijd om oorzaak of gevolg meer kan ontstaan: als de patiënt zijn moeheid ziet als oorzaak voor relatieproblemen en de dokter denkt dat het verband andersom is, geeft dat niet. In een circulair model is het aanpakken van een oorzaak of een gevolg even nuttig: met beide doorbreek je de cirkel.

3.2.2 Inschatten ernst SOLK

De tweede diagnostische taak voor de huisarts is te bepalen of een patiënt milde, matig-ernstige of ernstige SOLK heeft. In de multidisciplinaire richtlijn en in de NHG-Standaard *SOLK* wordt een 'stepped care'-behandelingsbeleid aanbevolen. Milde SOLK behandelt de huisarts zelf, eventueel samen met de praktijkondersteuner-GGZ. Bij matig-ernstige SOLK springen naast de praktijkondersteuner-GGZ andere eerstelijnsdisciplines bij zoals fysiotherapeut/oefentherapeut en eerstelijnspsycholoog. Bij ernstige SOLK wordt verwijzing naar tweedelijns multidisciplinaire behandeling aanbevolen; meestal is dat een combinatie van GGZ en lichaamsgerichte behandeling en revalidatie. De indeling in milde, matig-ernstige en ernstige SOLK wordt gemaakt op basis van prognostische factoren. Deze indeling wordt verder uitgewerkt in ▶H. 4. Voor de volgende patiëntfactoren is aangetoond dat ze de prognose van SOLK mede bepalen: het aantal gebieden waarop iemand klachten heeft (klachtenclusters), de duur van de klachten en de ernst van de functiebelemmering. Huisartsen noemen in trainingen spontaan de ernst van de klacht als vermoedelijk prognostisch ongunstige factor. Onderzoek bevestigt dit vermoeden. In de richtlijn en standaard wordt ernst nog niet gebruikt voor de indeling in milde, matig-ernstige of ernstige SOLK. Maar niets let individuele huisartsen natuurlijk om de door de patiënt gerapporteerde ernst van de klacht wel mee te wegen in hun 'stepped care'-beleid.

Het aantal klachtenclusters

SOLK wordt op pragmatische gronden onderverdeeld in vier klachtenclusters:
1. cardiopulmonaal (hartkloppingen, pijn of druk op de borst, benauwdheid, tintelingen);
2. gastro-intestinaal (buikpijn, opgezette buik, diarree/obstipatie, winderigheid, dyspepsie, misselijkheid);
3. bewegingsapparaat (pijn, stijfheid, krachtsverlies, gevoelsverlies in nek, rug en ledematen);
4. algemeen aspecifiek (moeheid, hoofdpijn, duizeligheid, geheugen/concentratieverlies).

Voor de prognose is niet het aantal klachten bepalend, maar het aantal clusters waarin iemand klachten heeft. Dus hartkloppingen en buikpijn en hoofdpijn zijn ongunstiger dan zeven buikklachten. Dit is begrijpelijk als we kijken naar het verklaringsmodel 'verstoorde allostase', zoals besproken in ►H. 2. Als door chronische stress steeds meer neurofysiologische en immuunsystemen ontregelen, zullen gaandeweg meer verschillende orgaansystemen ontregelen. De klachten op zichzelf worden een steeds grotere stressfactor, waarmee de vicieuze cirkel zich steeds verder vastdraait. Wat begon met een beperkt buikklachtensyndroom (PDS-klachten) kan zich dan uitbreiden met cardiothoracale klachten (het lichamelijke equivalent van een paniekaanval) en uiteindelijk met algemene moeheids- en concentratieklachten. Bij succesvolle stressreductie kunnen de klachten zich weer beperken tot één of twee clusters.

Ook bij minder frequent voorkomende SOLK, zoals onverklaard wazig zien of non-epileptische aanvallen, kan het klachtenpatroon jarenlang beperkt blijven tot deze kernklacht, zich onder langdurige hoge druk uitbreiden tot het algemene cluster, en in rustiger tijden weer teruggaan naar de oorspronkelijke klacht.

Duur van de klachten

Een basiskenmerk van SOLK is dat de klacht langer duurt dan je gemiddeld bij deze klacht verwacht. Voor ernstige SOLK is in de NHG-Standaard vastgelegd dat de klachtenduur langer dan drie maanden moet zijn. Die grens is een pragmatische keuze.

Ernst van functiebelemmering

De huisarts kan tijdens de brede klachtexploratie een indruk krijgen van de mate waarin het dagelijks leven van een patiënt door zijn SOLK belemmerd wordt. De belemmeringen variëren van licht tot soms aanzienlijk. Bij lichte belemmering doen mensen bijvoorbeeld hun werk wel of melden zich kortdurend ziek, functioneren thuis en in hun sociale leven op sommige punten gewoon en op andere punten wat minder. Een kleine groep ervaart ernstige belemmeringen: het sociale netwerk neemt af, mensen gaan niet meer naar verjaardagen en feestjes, stoppen met de sportclub, mijden familie die bijvoorbeeld kritisch uit op de manier van omgaan met de klachten, verzuimen veel op hun werk en raken soms zelfs in financiële nood. In de ernstigste gevallen lijkt het alsof mensen hun leven stopzetten in afwachting van herstel van de lichamelijke klachten.

Een huisarts kan de ernst van functiebelemmering peilen door systematisch in vervolgcontacten naar het functioneren te vragen, op het gebied van gezin, sociaal netwerk, werk en vrijetijdsbesteding, en bij ernstige SOLK ook te letten op de zelfzorg.

3.2.3 Psychiatrische comorbiditeit

Bij milde SOLK is er nauwelijks méér psychiatrische comorbiditeit dan bij mensen zonder SOLK. Het voorkomen van psychiatrische comorbiditeit ligt hoger bij matig-ernstige SOLK en is bij patiënten met ernstige SOLK 25 % hoger, zowel voor angststoornissen als voor depressie. Het aanbieden van een screeningslijst zoals de Vierdimensionale Klachtenlijst (4DKL) kan een handige en laagdrempelige manier zijn om bij patiënten met SOLK angst en depressie op het spoor te komen en bespreekbaar te maken.

Het is van belang om stemmingsstoornissen bij patiënten met SOLK te herkennen, omdat beloop en behandelkeuze hiermee samenhangen. Uit analyse in grote patiëntenbestanden bleek dat lichamelijke klachten en stemmingsstoornissen elkaar verergeren. Patiënten met SOLK en depressie en/of angst hebben dus heftiger lichamelijke klachten. SOLK-behandelingen zijn voor hen vaak moeilijker vol te houden: activerende/revaliderende therapie is moeizamer bij depressie, cognitieve therapie kan bedreigender zijn bij een angststoornis, pijn is lastiger te verdragen bij een stemmingsstoornis. Dit stelt hoge eisen aan de veerkracht van de patiënt en zijn steunsysteem en ook aan de veelzijdigheid van de therapeuten.

Naast stemmingsstoornissen komen persoonlijkheidsstoornissen frequenter voor bij mensen met ernstige SOLK. De relatie geldt ook andersom, omdat persoonlijkheidsstoornissen het de patiënt moeilijker maken met zijn onverklaarde klachten om te gaan. In de richtlijnen wordt hieraan geen aandacht besteed. Vanuit de GGZ wordt wel aangedrongen op een snellere verwijzing naar de specialistische GGZ bij de combinatie SOLK en persoonlijkheidsstoornis. Helaas is het percentage patiënten dat zo'n verwijzing accepteert in de praktijk laag.

3.2.4 Inventariseren voorgaand onderzoek en behandeling

Patiënten met ernstige SOLK hebben vaak een uitgebreid medisch dossier. In de praktijk blijkt het te lonen om het dossier samen met de patiënt door te nemen. Een patiënte die om een nieuwe verwijzing vraagt voor haar schouderklachten heeft zelf vaak niet meer helder voor ogen dat ze al bij drie orthopeden en vier neurologen en drie pijnpoli's geweest is, waarbij aanvullend onderzoek soms bij herhaling is gedaan en de behandelingen nooit hielpen. Op de vraag aan patiënt welke winst een nieuwe verwijzing gaat opleveren, is het antwoord dan ook vaak: 'eerlijk gezegd verwacht ik er niet veel van'. Dat is een goede ingang om verdere diagnostiek in twijfel te trekken. Het loont ook de gegeven adviezen eens op een rij te zetten. Vaak is activerend beleid bij herhaling geadviseerd, maar herinnert de patiënt zich dat niet. Een mooie opening voor een motiverend gesprek over wat de patiënt nodig denkt te hebben om de herhaalde activeringsadviezen op te volgen.

Een enkele keer ziet de huisarts tijdens het inventariseren van eerder beleid dat, ondanks uitgebreide diagnostiek, een mogelijk wel relevant onderzoek niet is gedaan, bijvoorbeeld wel buikecho's en coloscopieën maar geen coeliakietest.

3.2.5 Diagnostiek op verzoek van de patiënt

Als de huisarts na zijn diagnostiek uitlegt dat hij geen aanwijzing ziet voor een ziekte, vragen sommige patiënten om verder aanvullend onderzoek of verwijzing. Zij verwachten zelf vaak dat een normale uitslag hen zal geruststellen. Het weinige onderzoek dat er gedaan is naar het effect van röntgendiagnostiek bij mensen met gewrichtsklachten en rugklachten laat zien, dat aanvullend onderzoek met normale uitslagen vaak juist meer ongerustheid oplevert. Als patiënten na een normale testuitslag steeds kortdurend gerustgesteld zijn en bij aanhouden van klachten steeds opnieuw op diagnostiek aandringen, staat de huisarts voor de (lastige) opgave om die ongerustheid als probleem te agenderen en de mogelijkheid van verwijzing naar een psycholoog ter sprake te brengen. Dat is in de praktijk niet altijd een begaanbare weg.

Als een patiënt met SOLK blijft aandringen op somatisch aanvullend onderzoek of verwijzing, terwijl de huisarts dit onnodig vindt, kan een patstelling ontstaan. Onderhandeling over een 'final test' kan dan een uitweg bieden. De huisarts vraagt de patiënt dan welk onderzoek hem zou geruststellen, vraagt hoe groot de patiënt de kans acht dat dit onderzoek een diagnose oplevert en zet zijn eigen (lage) inschatting daarnaast. De huisarts regelt dit onderzoek plus een vervolgafspraak waarin de resultaten worden besproken. Daarbij spreekt de huisarts af met de patiënt 'als de testuitslag normaal is en de ongerustheid toch weer de kop opsteekt, gaan we het hebben over behandeling van uw ongerustheid'.

Een 'final test' is een noodstap, geen standaardbeleid. Een 'final test' is ook niet bedoeld om de eigen onzekerheid van de huisarts af te dichten. Daarvoor is het effectiever de richtlijnen en standaarden te volgen of te sparren met een collega.

3.3 Afronding diagnostische fase

SOLK blijft altijd een werkhypothese, gebaseerd op een ad-hoc risico-inschatting. De huisarts zal echter altijd alert moeten blijven en bij een verandering in de klachten het risico van een somatische aandoening heroverwegen: beginnende ziekten kunnen lange tijd aspecifieke klachten geven. Langdurige stress geeft de patiënt met langdurige SOLK ook meer risico op ziekte. Zo vermeldt de NHG-Standaard *Cardiovasculair Risicomanagement* dat voortdurende stress het risico van hart- en vaatziekten meer dan verdubbelt. Kortom, als een patiënt vaak komt met onschuldige of steeds wisselende klachten, blijft het de kunst goed naar de somatische aspecten te blijven luisteren.

Leesadvies

Fink P, Toft T, Hansen MS, Ornbol E, Olesen F. Symptoms and syndromes of bodily distress: an exploratory study of 978 internal medical, neurological, and primary care patients. Psychosom Med. 2007;69:30–9.

Fisher E, Boerema I, Franx G. Multidisciplinaire richtlijn Somatisch onvoldoende verklaarde lichamelijke klachten (SOLK) en somatoforme stoornissen. Utrecht: Trimbosinstituut. 2010.

Morriss RK, Gask L, Ronalds C, et al. Clinical and patient satisfaction outcomes of a new treatment for somatized mental disorder taught to general practitioners. Br J Gen Pract. 1999;49:263–7.

olde Hartman TC, Blankenstein AH, Molenaar AO, Bentz van den Berg D, Horst HE van der, Arnold IA, Burgers JS, Wiersma TJ, Woutersen-Koch H. NHG-Standaard Somatisch Onvoldoende verklaarde Lichamelijke Klachten (SOLK). Huisarts Wet. 2013;56:222–30.

olde Hartman TC, Hassink-Franke LJ, Lucassen PL, Spaendonck KP van, Weel C van. Explanation and relations. How do general practitioners deal with patients with persistent medically unexplained symptoms: a focus group study. BMC Fam Pract. 2009;10:68.

Salmon P, Dowrick CF, Ring A, et al. Voiced but unheard agendas: qualitative analysis of the psychosocial cues that patients with unexplained symptoms present to general practitioners. Br J Gen Pr. 2004;54:171–6.

Het beleid van de huisarts bij SOLK: stepped care

H. Woutersen-Koch

Samenvatting

De huisarts evalueert bij patiënten met SOLK op basis van de diagnostiek (prognostische factoren/functionele belemmeringen/aantal klachten-klachtenclusters en duur van de klachten) de ernst van de SOLK en stelt vast of er sprake is van milde, matig-ernstige of ernstige SOLK. Vervolgens behandelt de huisarts de patiënt met SOLK volgens een stappenplan en begint hierbij altijd, onafhankelijk van de ernst, met stap 1. In deze stap behandelt de huisarts de patiënt zelf. Bij onvoldoende resultaat volgt een intensivering van de behandeling in stap 2, onder andere door samenwerking met andere eerstelijnshulpverleners. De huisarts overweegt bij een eerste presentatie van matig-ernstige of ernstige SOLK om naast stap 1 direct een intensievere behandeling te starten (stap 2 en eventueel stap 3). In stap 3 werkt de huisarts daarbij ook samen met tweedelijnshulpverleners.

4.1   Van diagnostiek via evaluatie naar behandeling – 28

4.2   Doelen van de behandeling – 28

4.3   Stepped care – 28

4.4   De stappen nader uitgewerkt – 30
4.4.1   STAP 1 – 30
4.4.2   STAP 2 – 33

4.5   STAP 3 – 34
4.5.1   Controles – 35

Leesadvies – 35

© Bohn Stafleu van Loghum, onderdeel van Springer Media B.V. 2017
H.E. van der Horst, N.J. de Wit (Red.), *Somatisch Onvoldoende verklaarde Lichamelijke Klachten*,
Praktische huisartsgeneeskunde, DOI 10.1007/978-90-368-0639-8_4

4.1 Van diagnostiek via evaluatie naar behandeling

Op basis van de diagnostiek stelt de huisarts in de evaluatiefase van het consult de ernst van de SOLK vast (zie ►H. 3). De prognostische factoren verkregen uit de klachtexploratie, de mate van ervaren functionele beperkingen, het aantal klachten, de clusters waarover de klachten zich uitstrekken (gastro-intestinaal, cardiopulmonaal, bewegingsapparaat, of algemeen aspecifiek (moeheid, hoofdpijn, duizeligheid, concentratie/geheugenklachten)), en de duur van de klachten bepalen samen de ernst.

Er is sprake van milde SOLK als er slechts lichte functionele belemmeringen zijn en de klachten zich beperken tot één of twee klachtenclusters. Matig-ernstige SOLK kenmerkt zich door matig-ernstige functionele belemmeringen, meerdere SOLK-klachten in ten minste drie klachtenclusters, en/of een klachtenduur langer dan verwacht, afhankelijk van het gebruikelijke beloop van de betreffende klacht. Van ernstige SOLK spreken we ten slotte bij ernstige functionele belemmeringen, SOLK-klachten in (bijna) alle klachtenclusters, en/of een klachtenduur langer dan drie maanden.

4.2 Doelen van de behandeling

Elke behandeling vereist maatwerk en dat geldt zeker ook voor de behandeling van mensen met SOLK. Bij dat maatwerk heeft de huisarts houvast aan de eerdergenoemde indeling in ernst. Samen met de patiënt het doel van de behandeling bespreken en afspreken is een belangrijke eerste stap. In de standaard staan drie belangrijke doelen geformuleerd. Het eerste doel is een door patiënt en huisarts gezamenlijk geaccepteerde probleemdefinitie formuleren. Het tweede doel is het, ondanks de aanwezigheid van klachten, verminderen van onnodige ongerustheid en hinder. Het verbeteren van het functioneren van de patiënt op de somatische, cognitieve, emotionele, gedragsmatige en sociale dimensies is het derde doel.

4.3 Stepped care

Bij de behandeling wordt het 'stepped care'-principe gehanteerd. Stepped care is een flexibele behandelmethode, waarbij diverse interventies van verschillende intensiteit na elkaar aangeboden worden, afhankelijk van het effect van een eerdere stap. Er zijn drie belangrijke uitgangspunten bij een 'stepped care'-behandeling:
1. Begin met de minst intensieve behandeling: ook de minimale interventies die gebruikt worden in stepped care (bijvoorbeeld patiënteneducatie) kunnen een positief effect op de klachten hebben, gelijk aan dat van traditionele psychologische behandelingen, tenminste voor een gedeelte van de patiënten.
2. De 'stepped care'-benadering leidt ertoe dat voorzieningen binnen de geestelijke gezondheidszorg zo effectief mogelijk gebruikt worden.
3. De minimale interventies en de 'stepped care'-benadering moeten acceptabel zijn voor zowel de patiënt als de behandelaar.

Stepped care houdt in dat de huisarts op grond van de evaluatie de minst intensieve, effectieve behandeling kiest, in samenspraak met de patiënt. De keuze voor een behandelvorm hangt onder meer af van de aard en ernst van de klachten en beperkingen, van de wensen van de patiënt en van de ervaringen met en de effecten van eerdere behandelingen.

4.3 · Stepped care

Tabel 4.1 Overzicht van het stappenplan

stap	beleid
stap 1: patiënt met milde SOLK door huisarts zelf in samenwerking met POH-GGZ	– afsluiting klachtexploratie en eventueel verricht lichamelijk en/of aanvullend onderzoek – gezamenlijke probleemdefinitie, op basis van de klachtexploratie – voorlichting en uitleg; – bespreken van herstelbelemmerende factoren; – advisering – gezamenlijk opstellen van tijdcontingent plan *controles:* – voortgang plan monitoren en bij stagnerend herstel opnieuw klachtexploratie – bij wijzigingen in de klachten opnieuw klachtexploratie en gericht lichamelijk en eventueel aanvullend onderzoek
stap 2: patiënt met matig-ernstige SOLK in samenwerking met andere eerstelijnshulpverleners	verwijzing naar: – (psychosomatisch) fysio- of oefentherapeut – cognitief-gedragsmatig geschoolde ELP
stap 3: patiënt met ernstige SOLK in samenwerking met tweedelijnshulpverleners	verwijzing naar: – samenwerkend multidisciplinair team/behandelcentrum – specialistische GGZ – revalidatiecentrum

POH-ggz: praktijkondersteuner huisartsenzorg ggz; SPV: sociaalpsychiatrisch verpleegkundige; ELP: eerstelijnspsycholoog.

Een belangrijke voorwaarde voor de effectiviteit van de 'stepped care'-benadering is dat voor elke fase een expliciet doel wordt geformuleerd en dat monitoring van het beloop en de uitkomst(en) van de interventie plaatsvindt. Bij onvoldoende effect wordt een volgende (intensievere) stap in het zorgaanbod gezet. Aangezien in de 'stepped care'-benadering meestal verschillende disciplines een rol spelen, is hun onderlinge communicatie en uitwisseling van ervaringen van groot belang. De huisarts dient daarin als casemanager een centrale rol te spelen.

De huisarts begint bij patiënten met SOLK dus met de lichtst mogelijke effectieve behandeling (zie ◘tab. 4.1). Indien deze stap onvoldoende resultaat geeft, volgt een intensivering van de behandeling in stap 2. Bij een eerste presentatie van matig-ernstige of ernstige SOLK kan de huisarts overwegen, in samenspraak met de patiënt, om meteen ook een intensievere behandeling uit stap 2 eventueel zelfs stap 3 te starten. De huisarts houdt in alle stappen steeds rekening met de etnisch-culturele achtergrond van de patiënt (zie ▶H. 16).

De stappen beschreven in de NHG-Standaard sluiten ook aan bij de stelselwijzigingen in de GGZ. Op 1 januari 2014 is de geestelijke gezondheidszorg (GGZ) omgevormd naar een stelsel met een 'generalistische basis GGZ' en een 'gespecialiseerde GGZ'. Het doel van deze stelselwijziging is het realiseren van een passende behandeling op de juiste plaats. Patiënten met lichte klachten worden geholpen in de huisartsenzorg, waarbij de POH-GGZ een belangrijke rol vervult (stap 1 en stap 2 van de stepped care bij SOLK). Behandeling van lichte tot matige, niet-complexe psychische stoornissen vindt plaats in de generalistische basis GGZ (stap 2 stepped care bij SOLK). Patiënten met complexe problematiek worden geholpen in de gespecialiseerde GGZ, in een tweedelijns multidisciplinair team, of in een revalidatiecentrum (stap 3 stepped care bij SOLK). Uitgangspunt is dat patiënten dicht bij huis en minder intensief – en daarmee goedkoper – worden behandeld (►www.invoeringbasisggz.nl).

4.4 De stappen nader uitgewerkt

4.4.1 STAP 1

Stap 1 behelst een aantal acties die de huisarts verspreid over meerdere consulten kan inzetten: (a) het vanuit de klachtexploratie benoemen van factoren die herstel kunnen belemmeren, (b) het geven van voorlichting en advies (ook met betrekking tot medicamenteuze therapie), (c) het gezamenlijk opstellen van een tijdcontingent plan en (d) het uitvoeren van controles, waarbij de huisarts monitort hoe het gaat met de uitvoering van het plan en het functioneren van de patiënt. Bij stagnerend herstel volgt opnieuw klachtexploratie. Omdat SOLK te allen tijde een werkhypothese blijft, verricht de huisarts, als een verandering in het klachtenpatroon daartoe aanleiding geeft, opnieuw een klachtexploratie, gericht lichamelijk en zo nodig aanvullend onderzoek.

Stap 1 is vaak voldoende voor patiënten met SOLK die lichte functionele belemmeringen ervaren (bijvoorbeeld nog wel werken, maar minder gaan sporten), en milde klachten in een beperkt aantal klachtenclusters hebben (gastro-intestinaal, cardiopulmonaal, bewegingsapparaat, aspecifieke klachten, dat wil zeggen: moeheid, hoofdpijn, duizeligheid, concentratie/geheugenklachten).

Afsluiting van klachtexploratie en eventueel verricht lichamelijk aanvullend onderzoek

De huisarts vat, als onderdeel van de voorlichting, de bevindingen uit de exploratie (SCEGS), het lichamelijk onderzoek en eventueel aanvullende diagnostische testen samen. Het is van belang om zowel te benoemen wat er wel is gevonden (bijvoorbeeld goed functionerende nieren) als expliciet te noemen wat er niet is gevonden (bijvoorbeeld een niertumor, als dat tenminste iets is waarover de patiënt zich zorgen maakt). Bij het bespreken van de bevindingen dient de huisarts waar mogelijk aan te sluiten bij eerder uitgesproken verwachtingen of ongerustheid van de patiënt.

Gezamenlijke probleemdefinitie

De huisarts probeert samen met de patiënt tot een gezamenlijke probleemdefinitie te komen, bijvoorbeeld: 'Uw rugklachten zijn ontstaan na uw verhuizing. Uw rug is in orde, maar de klachten maken wel dat u een aantal activiteiten achterwege hebt gelaten, die u nu weer wilt oppakken.' Het is belangrijk om de klachten en de last die de patiënt daarvan heeft, te erkennen.

Voorlichting en uitleg

De huisarts geeft vervolgens gerichte en concrete voorlichting aan de patiënt, die aansluit bij de informatie die de tijdens de diagnostische exploratie van de somatische, cognitieve, emotionele, gedragsmatige en sociale dimensies van de klacht is verkregen.

Het verdient de voorkeur de klacht(en) zo veel mogelijk in beschrijvende termen te benoemen en verklaringen te vermijden die de patiënt kan opvatten als ziekte. Omdat negatieve formuleringen het nadeel hebben dat de patiënt zich niet serieus genomen voelt of angstiger wordt, kan de huisarts beter zoveel mogelijk positieve termen gebruiken, dus niet 'er is niets gevonden', 'het is niets' of 'wij kunnen niets vinden', maar 'uw rug is recht en kan alle bewegingen normaal maken'.

- **Ongerustheid en geruststelling**

Het oppikken en serieus nemen van signalen van ongerustheid en doorvragen waarover patiënten zich precies ongerust maken, zijn van groot belang. Patiënten die merken dat de dokter hun problemen hoort en erkent voelen zich meer serieus genomen en zijn daardoor in het algemeen beter gerust te stellen.

Huisartsen hebben nogal eens de neiging om tijdens het voorlichten en uitleggen patiënten gerust te stellen door te vertellen welke ernstige aandoeningen er in ieder geval niet gevonden zijn. Wanneer een patiënt niet specifiek bang is voor een bepaalde aandoening, kan een dergelijke uitleg ('u hebt geen longkanker') juist extra onrust oproepen.

Daarentegen is het bij patiënten die een specifieke angst hebben voor een bepaalde aandoening (bijvoorbeeld kanker) wel belangrijk om uit te leggen wat ze niet hebben ('U hebt geen hernia, waar u bang voor was; de testen die ik daarnet gedaan heb, tonen aan dat u geen hernia hebt').

- **Verklaringen en beperkte gezondheidsvaardigheden**

Bij de uitleg waar klachten dan wel vandaan komen kan de huisarts gebruikmaken van de verschillende verklaringsmodellen voor SOLK (zie ▶H. 2), die ook handvatten bieden voor de behandeling. De huisarts sluit bij het uitleg geven aan bij de woorden en beelden van de patiënt en de aanknopingspunten die tijdens de exploratiefase naar voren zijn gekomen. Geadviseerd wordt om vooral een model te kiezen dat zowel bij de huisarts als bij deze patiënt past, en hierbij eigen woorden te vinden en gebruiken.

Mensen met beperkte gezondheidsvaardigheden (zoals nogal eens voorkomt bij migranten en laaggeletterden) hebben weinig kennis van het menselijk lichaam en lichaamsfuncties. Uitleg hierover kan in dat geval helpen om de verklaringen begrijpelijk te maken.

- **Patiënteninformatie**

In aanvulling op de mondelinge voorlichting kan de huisarts de patiënt verwijzen naar de informatie over SOLK op de NHG-publiekswebsite ▶www.thuisarts.nl of de betreffende tekst (voorheen NHG-Patiëntenbrief) meegeven (via het HIS of de NHG-ConsultWijzer). Deze patiënteninformatie is gebaseerd op de NHG-Standaard *SOLK*.

Bespreken van herstelbelemmerende factoren

De huisarts bespreekt de herstelbelemmerende factoren, die bij de klachtexploratie op de verschillende SCEGS-gebieden (somatisch, cognitief, emotioneel, gedragsmatig en sociaal) naar voren zijn gekomen en geeft hierover concrete adviezen.

Somatische factoren, zoals een comorbide somatische aandoening, kunnen SOLK in stand houden. Indien aanwezig, optimaliseert de huisarts de behandeling hiervan.

Cognities, bijvoorbeeld de gedachte dat rugpijn erger wordt als je gaat wandelen of sporten, kunnen het herstel belemmeren. De huisarts kan de patiënt vragen waar die gedachte op gebaseerd is en vervolgens uitleggen waarom die gedachte niet klopt. Ook zogeheten catastroferende gedachten, zoals 'deze pijn gaat nooit meer over' of 'deze pijn kan ik nooit de baas', kunnen belemmerend werken. De huisarts bespreekt de negatieve effecten van catastroferende overtuigingen en helpt met het ombuigen van de negatieve gedachten naar meer realistische, neutrale of zelfs positieve gedachten zoals 'ik heb wel pijn maar ik kan toch gewoon mijn werk blijven doen'. Het uitdagen en bijstellen van dergelijke negatieve gedachten heeft een positief effect op herstel.

Emotionele factoren, zoals ongerustheid, angst voor ziekte en somberheid, kunnen de oorspronkelijke klachten verergeren. De huisarts heeft deze emotionele factoren geïnventariseerd in de diagnostische fase. Aan de hand daarvan worden gerichte informatie en adviezen gegeven. Bij ongerustheid en ziekteangst gaat de huisarts na waar de patiënt ongerust over is en op welke manier hij gerustgesteld kan worden. Als de patiënt de overtuiging heeft dat pijn een signaal is van een (ernstige) aandoening, kan dat tot bewegingsangst leiden. In dat geval geeft de huisarts uitleg over het feit dat pijn meestal niet duidt op gevaar of een ernstige afwijking en dat dit ook nu het geval is, of beschrijft de huisarts het mechanisme dat pijn een eigen leven kan leiden, terwijl de oorspronkelijke aanleiding al lang verdwenen is. Vaak is er bij SOLK ook sprake van somberheid of depressieve gevoelens, dan wel angst. Het stellen van de diagnose depressie of angststoornis, naast de werkhypothese SOLK, is vooral zinvol als er meer lichamelijke klachten zijn dan bij een depressie of angststoornis passen, de lichamelijke klachten al aanwezig waren voordat de depressie of angststoornis begon en/of beide een zodanige ernst hebben dat ze een aparte behandeling vereisen. De behandeling van de depressieve stoornis of angststoornis vindt dan plaats volgens de NHG-Standaarden *Depressie* en *Angst*.

Gedragsmatige factoren, zoals vermijding of juist overactiviteit, zijn vrijwel altijd aanwezig bij langer bestaande SOLK. De huisarts probeert te achterhalen of er sprake is van vermijden van activiteiten of van 'hollen en stilstaan' en legt uit wat daarvan de gevolgen kunnen zijn voor de klachten. Hij gaat samen met de patiënt na voor welke gedragsverandering de patiënt gemotiveerd is en geeft een gericht advies.

Sociale factoren, zoals de situatie in het gezin of op het werk, bepalen vaak een groot deel van de ziektelast. De huisarts bespreekt de invloed van het werk en sociale systeem van de patiënt: steun op het werk, thuis, of in de vriendenkring kan een positieve invloed hebben op het beloop, maar overbezorgdheid, te veel uit handen nemen en de ziekenrol benadrukken kunnen juist een ongunstig effect hebben. Als er vragen zijn over de werksituatie, bijvoorbeeld over werkverzuim en over mogelijke gezondheidsrisico's op de werkplek (werkdruk als onderhoudende factor van de SOLK of attributie van klachten aan werkfactoren, bijvoorbeeld toxische stoffen of elektromagnetische straling), kan de huisarts de patiënt verwijzen naar een bedrijfsarts. De huisarts bespreekt op welke manier de patiënt kan terugkeren naar het werk en zijn dagelijkse activiteiten weer kan oppakken.

Advisering

De kernboodschap is dat de prognose goed is, dat de klachten kunnen wisselen in de loop van de tijd en dat het niet schadelijk is te bewegen/activiteiten te ontplooien/te belasten. Het ervaren van pijn of vermoeidheid betekent niet dat er een ziekte is of schade ontstaat: het komt vaak voor en gaat meestal vanzelf over. Het herstel gaat sneller als de patiënt zijn activiteiten geleidelijk aan weer uitbreidt. De huisarts adviseert de patiënt actief te blijven en zo veel mogelijk door te gaan met de dagelijkse activiteiten, inclusief (betaald) werk.

Medicamenteuze therapie

De huisarts inventariseert bij pijn die onvoldoende somatisch verklaard kan worden wat de patiënt al aan zelfzorg in de vorm van pijnstilling gebruikt heeft. Eventueel inadequaat gebruik kan worden bijgesteld. Voor zelfzorg adviseert de NHG-Standaard kortdurende pijnstilling met paracetamol, of in tweede instantie een NSAID, als er geen contra-indicaties bestaan (zie de NHG-Standaard *Pijn*). Het verdient de voorkeur om de pijnmedicatie tijdcontingent weer af te bouwen om chronisch gebruik van pijnstillers en medicijnafhankelijkheid te voorkomen.

Controles en het opstellen van een tijdcontingent plan

De huisarts instrueert de patiënt in de volgende gevallen terug te komen:
- bij sterke belemmeringen in het functioneren of aanhoudende ernstige klachten: na één week;
- bij niet of niet meer verbeteren van het functioneren: na twee tot vier weken.

Bij een vervolgconsult evalueert de huisarts altijd de eerder gebleken relevante delen van de klachtexploratie en eventueel het lichamelijk en aanvullend onderzoek. De huisarts gaat hierbij na waarom het functioneren niet verbeterd is en de klacht niet is overgegaan, en maakt hierbij steeds gebruik van een inventarisatie van het functioneren op de verschillende dimensies (SCEGS).

In samenspraak met de patiënt stelt de huisarts tijdens dit vervolgconsult een plan op met doelen en vaste termijnen. Deze aanpak die bestaat uit een geleidelijke (tijdcontingente) opbouw van activiteiten, heeft de voorkeur boven een klachtcontingente aanpak (bewegen 'als de pijn het toelaat' of actief worden 'als de vermoeidheid verdwenen is').

Het helpt als de weg naar herstel concreet wordt gemaakt en met tips wordt geïllustreerd; de gegeven adviezen of oefeningen dienen aan te sluiten bij de ervaren belemmeringen in het dagelijks leven. Bij alle stappen in het plan worden vaste termijnen afgesproken.

4.4.2 STAP 2

De intensivering van de behandeling in stap 2 bestaat uit verwijzing naar andere eerstelijnshulpverleners met wie de huisarts samenwerkt. Stap 2 zet de huisarts als stap 1 onvoldoende resultaat oplevert, of tegelijk met stap 1 als de inschatting is dat stap 1 op zichzelf onvoldoende intensief is. Meestal zal er dan sprake zijn van patiënten met SOLK die matig-ernstige functionele belemmeringen ervaren (bijvoorbeeld langer dan 4 tot 6 weken ziekteverlof) en die meerdere klachten hebben in meerdere SOLK-clusters, of een klachtenduur langer dan verwacht (afhankelijk van de aard en het gebruikelijk beloop van de klacht).

Als de patiënt er niet in slaagt de activiteiten uit te breiden naar een acceptabel niveau, omdat er veel belemmerende factoren zijn, kan de huisarts ervoor kiezen de patiënt te verwijzen. In dat geval dient de huisarts in overleg met de patiënt een vorm van therapie te kiezen die aansluit bij zijn mogelijkheden, wensen en behoeften.

Affiniteit en ervaring met alsmede specifieke kennis over SOLK van een zorgverlener zijn gewenst indien besloten wordt te verwijzen. Kunnen exploreren van alle klachtdimensies (SCEGS) en in staat zijn een veilige, ondersteunende en open relatie op te bouwen met de patiënt zijn vereiste competenties.

In de eerste lijn kan de huisarts in deze stap samenwerken met bijvoorbeeld een (psychosomatisch) fysio- of oefentherapeut, POH-ggz, eerstelijns SPV of een (cognitief-gedragsmatig geschoolde) eerstelijnspsycholoog. Afhankelijk van de lokale situatie kunnen ook hulpverleners van andere eerstelijnsdisciplines (zoals maatschappelijk werk) hierbij betrokken worden.

Als klachten van het bewegingsapparaat op de voorgrond staan, verwijst de huisarts bij voorkeur naar een fysio- of oefentherapeut die een aanvullende opleiding (bijvoorbeeld psychosomatische fysio- of oefentherapie) of een cursus heeft gevolgd om patiënten met SOLK te begeleiden.

Afhankelijk van de lokale/regionale situatie kan de huisarts de patiënt ook verwijzen naar de POH-GGZ of eerstelijns SPV. Deze kan patiënten in deze stap begeleiden en hen bijvoorbeeld PST (Problem Solving Treatment) aanbieden. De POH-ggz of eerstelijns SPV neemt hierbij de begeleidende taak over van de huisarts, de huisarts houdt de langetermijnregie.

De huisarts kan de patiënt naar een eerstelijnspsycholoog verwijzen voor kortdurende ondersteunende begeleiding of cognitieve gedragstherapie. De eerstelijnspsycholoog dient ervaring te hebben met het begeleiden van patiënten met SOLK.

Controles

De huisarts spreekt regelmatige controles af bij aanhoudende functionele belemmeringen, bijvoorbeeld één keer per vier tot zes weken. Met de patiënt evalueert de huisarts de voortgang van de behandeling en het beloop van de klachten. De huisarts adviseert de patiënt actief aan zijn herstel te werken. Behandelingen waarin de patiënt actief participeert (zoals psychotherapie, psychosomatische fysio- en oefentherapie) zijn effectiever dan passieve behandelingen zoals injecties, operaties en passieve vormen van fysiotherapie.

4.5 STAP 3

De intensivering van de behandeling in stap 3 bestaat uit verwijzing naar tweedelijnshulpverleners of een multidisciplinair team of behandelcentrum. Het zal meestal gaan om patiënten met ernstige SOLK (ernstige functionele belemmeringen (waaronder bijvoorbeeld een ziekteverzuim van langer dan drie maanden) meerdere klachten in meerdere clusters en/of een klachtenduur > 3 maanden). Als er bij eerste presentatie al sprake blijkt van ernstige SOLK, kan de huisarts natuurlijk direct stap 3 inzetten.

Zeker in dit stadium is het belangrijk dat één hulpverlener de regie houdt over de zorg rondom de patiënt met SOLK. In veel gevallen is de huisarts hiervoor de aangewezen persoon, maar het is ook mogelijk dat bijvoorbeeld een SPV, psycholoog of bedrijfsarts deze rol vervult.

In deze stap bestaat de taak van de huisarts uit: het blijven stimuleren van uitbreiding van het functioneren en het signaleren van achteruitgang in het functioneren (zie stap 1); het beperken van langdurige behandelingen en onderzoeken die niet zinvol en mogelijk zelfs schadelijk zijn en, indien blijkt dat na meerdere of langdurige specifieke en intensieve behandelingen geen verbetering meer optreedt, het bevorderen dat de patiënt leert de status quo te accepteren.

Verwijzing naar een monodisciplinair werkzame pijnspecialist is in het algemeen niet zinvol. Lokale invasieve pijnbestrijdingsmethoden toepassen, zoals denervatie en injecties met analgetica, corticosteroïden of scleroserende middelen, blijkt als monotherapie niet effectief. Bij ernstige SOLK verdient een multidisciplinaire aanpak door samenwerkende zorgverleners de voorkeur. Een dergelijke aanpak, waarin zowel somatische als psychologische en sociale aspecten zijn geïntegreerd, biedt de mogelijkheid om het functioneren op verschillende domeinen te verbeteren. Een intensief fysiek en cognitief-gedragsmatig revalidatieprogramma bevordert dat men weer op een acceptabel activiteitenniveau terugkomt. Bij een multidisciplinaire aanpak kunnen langdurige en specifiekere behandelingen worden aangeboden, eventueel als dagbehandeling of in combinatie met opname. Op de website van het Netwerk Onvoldoende verklaarde Lichamelijke Klachten (►www.nolk.info) kunnen huisartsen terecht voor informatie over diverse hulpverleners en multidisciplinaire programma's.

4.5.1 Controles

Spreek bij behandeling regelmatige controles af, bijvoorbeeld één keer per vier tot zes weken. Bij blijvend disfunctioneren zonder actieve behandeling is het aan te raden om minimaal één keer per jaar de situatie te evalueren en eventueel nieuwe behandelmogelijkheden aan te bieden.

Leesadvies

olde Hartman TC, Blankenstein AH, Molenaar AO, Bentz van den Berg D, Horst HE van der, Arnold IA, Burgers JS, Wiersma TJ, Woutersen-Koch H. NHG-Standaard Somatisch Onvoldoende verklaarde Lichamelijke Klachten (SOLK). Huisarts Wet. 2013;56:222–30.
Fisher E, Boerema I, Franx G. Multidisciplinaire richtlijn Somatisch onvoldoende verklaarde lichamelijke klachten (SOLK) en somatoforme stoornissen. Utrecht: Trimbosinstituut. 2010.
Henningsen P, Zipfel Z, Herzog W. Management of functional somatic syndromes. Lancet. 2007;369(9565):946–55.

Website
►www.invoeringbasisggz.nl

Een goede arts-patiëntrelatie bij SOLK is van belang

A. Weiland

Samenvatting

Een goede arts-patiëntrelatie is een essentiële voorwaarde voor de begeleiding van patiënten met SOLK in de huisartsenpraktijk. Met effectieve communicatie en een duidelijke structuur in het consult kan de huisarts patiënten met SOLK de juiste aandacht en zorg geven. Daarmee draagt de huisarts bij aan preventie van chronische klachten, verbetering van welzijn van patiënten en kostenbesparing, door het voorkomen van overbodig medisch specialistisch ingrijpen en iatrogene schade. Een communicatietraining, toegespitst op deze omvangrijke patiëntengroep, maakt artsen vaardiger en beter toegerust in consulten met SOLK-patiënten én is aan te bevelen voor zowel huisarts als medisch specialist. Dit hoofdstuk bevat een samenvatting van inzichten en toepassingen uit wetenschappelijk gefundeerde en effectieve communicatie-interventies die tevens door artsen hoog gewaardeerd zijn vanwege hun praktisch nut.

5.1 Introductie – 39

5.2 Goed beleid bij SOLK vraagt om scherp te blijven op de somatiek! – 40

5.3 Nieuwsgierigheid is van groot belang bij SOLK – 41

5.4 'Dokter, ik wil hogerop…'; de medische zoektocht bij SOLK – 42

5.5 'De dokter kan niets vinden'; positieve communicatie over negatieve bevindingen – 43

5.6 'Wat is het dan wel?' Uitleg over SOLK – 44

© Bohn Stafleu van Loghum, onderdeel van Springer Media B.V. 2017
H.E. van der Horst, N.J. de Wit (Red.), *Somatisch Onvoldoende verklaarde Lichamelijke Klachten*,
Praktische huisartsgeneeskunde, DOI 10.1007/978-90-368-0639-8_5

5.7 Hoe nu verder? De patiënt motiveren aan de gevolgen van SOLK te werken – 45

5.8 Structuur geeft houvast bij de consultvoering – 47

Leesadvies – 48

5.1 Introductie

Patiëntgerichte, effectieve communicatie in de huisartsenpraktijk heeft een gunstige invloed op het herstel en de gezondheid van patiënten, zo is uit onderzoek gebleken. Het maakt verschil of de huisarts tegen een patiënte met wekenlange hoestbuien en stemverlies, zegt: 'Antibiotica heeft nu geen zin, laten we het nog een paar dagen aankijken' of 'Uw longen zijn schoon, als we moeder natuur haar werk laten doen, verwacht ik dat u over twee weken weer hersteld bent'. Het beleid is in beide gevallen hetzelfde, maar met de laatste boodschap vergroot u als huisarts de kans op een sneller herstel.

> **Theoretisch excursie**
> Communicatie, gedefinieerd als doelgerichte verbale en non-verbale acties, is algemeen aanvaard als een belangrijke component van patiëntenzorg en een sleutelbegrip in het opbouwen van een goede arts-patiëntrelatie. Onderzoek in de huisartsenpraktijk onder patiënten met alledaagse klachten wijst uit dat het wekken van positieve verwachtingen over aard en beloop van klachten samen met het spreken van duidelijke taal bijdraagt aan de gezondheid. Verder geven de resultaten van deze studie van Fassaert aan dat het belangrijk is dat de huisarts aandacht besteedt aan de stemming van de patiënt (Fassaert et al. 2008).
> Thomas deed een experiment, waarbij hij 200 patiënten met onvoldoende verklaarde klachten zonder fysieke afwijkingen at random verdeelde in twee groepen. Patiënten die van hun huisarts een positieve verklaring ontvingen voor hun klachten herstelden in 50 % van de gevallen veel sneller dan patiënten uit de groep die geen verklaring kregen van hun huisarts (Thomas 1987).

Bij beginnende, 'niet-alarmerende' en niet meteen te verklaren klachten is het eenvoudig een positieve verklaring en een geruststellend advies te geven. Het is een belangrijk en alledaags deel van het werk van een huisarts. Wanneer klachten echter blijven aanhouden en de huisarts ook na verwijzing geen medische verklaring heeft voor aanhoudende lichamelijke klachten, zoals bij chronische moeheid, buikpijn, lage rugpijn, tintelingen of duizeligheid vaak het geval is, komt het aan op de juiste toon en taal om in uitleg en beleid aan te sluiten bij de patiënt.

Veel artsen hebben het gevoel dat SOLK-patiënten druk op hen uitoefenen en allerlei medische interventies vragen, zoals een recept, aanvullend onderzoek of een medische ingreep. Soms voelen artsen zich tekortschieten in hun zorg voor patiënten met SOLK, omdat ze vinden dat ze hen niets te bieden hebben, terwijl ze dat niet zo ervaren bij patiënten met medisch verklaarde klachten. Patiënten zoeken juist begrip en vragen om een dokter die empathisch is en goed communiceert over wat er aan de hand kan zijn. Ontevredenheid en druk op de arts-patiëntrelatie is daarmee vaak een gegeven, voor huisarts en patiënt (◘ fig. 5.1).

Kortom, een aansprekende uitleg over SOLK, waarmee de arts in verbinding blijft met de patiënt, is de sleutel tot preventie en behandeling van chronische SOLK. Effectieve arts-patiëntcommunicatie draagt verder bij aan de verbetering van welzijn van patiënten en reduceert iatrogene schade en kosten, door het voorkomen van overbodig medisch-specialistisch ingrijpen. Een communicatietraining toegespitst op deze omvangrijke patiëntengroep verbetert de kwaliteit van zorg aan SOLK-patiënten en is aan te bevelen voor huisarts én medisch specialist.

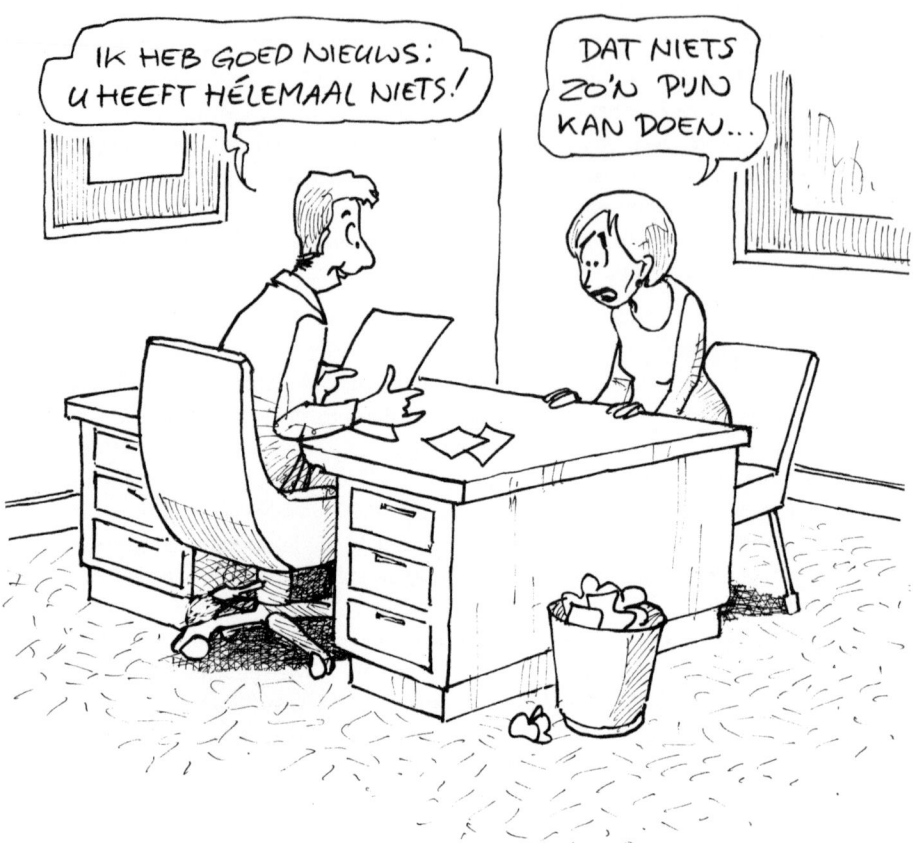

◘ Figuur 5.1   Arts-patiëntrelatie

Dit hoofdstuk is een samenvatting van praktische inzichten en boodschappen, die in deze trainingen behandeld worden en waarvan de werkzaamheid in de medische praktijk is vastgesteld.

5.2   Goed beleid bij SOLK vraagt om scherp te blijven op de somatiek!

■■ **Neem een goede anamnese af**

Een goede anamnese afnemen en het doen van gericht lichamelijk onderzoek is belangrijk in de huisartsenpraktijk. Zeker als het gaat om klachten die lastig te duiden zijn zoals SOLK. Het geeft de patiënt het vertrouwen dat de huisarts oog heeft voor de lichamelijke aspecten van de klacht. Tegelijkertijd verkrijgt de huisarts de noodzakelijke informatie om beleid te bepalen.

■■ **Vraag naar lichamelijke gewaarwordingen van de klachten**

Daarbij is het doorvragen naar de precieze gewaarwordingen van de klacht belangrijk. Wat betekent het als een patiënt vertelt dat hij moe is? Welke fysieke gewaarwording hoort daarbij? Waar zit dat gevoel van moeheid precies? Hoe benoemt deze patiënt zijn moeheid? Er zijn veel soorten moeheid, en evenzovele beschrijvingen daarvan door patiënten. Die zijn informatief voor de huisarts én voor de patiënt is het duidelijk dat de huisarts de lichamelijke klachten expliciet in beeld heeft. Dat werkt geruststelling in de hand. Het in beeld hebben van de klachten en bijbehorende lichamelijke gewaarwordingen is voor de huisarts verhelderend en helpt om de symptomen van patiënten te duiden.

▪▪ Doe altijd lichamelijk onderzoek
Niet alleen bij lichte, ook bij aanhoudende en chronische SOLK is het doen van lichamelijk onderzoek aan te bevelen, ook al heeft het weinig diagnostisch toegevoegde waarde. Daarmee neemt de huisarts de klachten voor de patiënt én zichzelf serieus. Lichamelijk onderzoek geeft ook nabijheid, de huisarts staat letterlijk naast de patiënt en verkleint de stap om ook figuurlijk naast de patiënt met SOLK te blijven staan.

▪▪ Overschatting van geruststellende waarde van aanvullend onderzoek
Het ontbreken van een medische verklaring voor ernstige en invaliderende SOLK voelt voor veel patiënten als een falen van de geneeskunde. Omgekeerd ervaren ook artsen gevoelens van onmacht en tekortschieten in consulten met SOLK-patiënten. Mede daarom wordt er nogal eens extra onderzoek in gang gezet om de patiënt in medisch opzicht toch iets te bieden. Aanvullende diagnostische onderzoeken hebben echter geen meerwaarde uit het oogpunt van geruststelling, als de huisarts daarvoor geen aanleiding ziet en ook geen nieuwe informatie verwacht. Patiënten zijn niet eerder overtuigd en gerustgesteld dat hun klachten dan SOLK zijn, zo blijkt uit de meta-analyse die Rolfe en Burton hebben uitgevoerd. Bovendien bestaat er bij onnodige diagnostiek het risico dat er incidentele bevindingen worden gedaan die op zichzelf niets met de oorspronkelijke klacht te maken hebben, maar wel weer vervolgonderzoek vereisen.

5.3 Nieuwsgierigheid is van groot belang bij SOLK

Artsen exploreren klachten doorgaans uitgebreider wanneer ze onderliggende pathologie en ziekte als verklaring vermoeden dan wanneer ze SOLK als werkhypothese hanteren. Bij patiënten met SOLK komen ideeën en gevoelens van de patiënt vaak veel minder aan bod. Het gevolg is dat artsen patiënten met SOLK onbedoeld het gevoel geven dat de arts het belangrijk vindt dat de lichamelijke klachten naar voren worden gebracht. Bij SOLK speelt de interactie tussen biologische, psychologische en sociale factoren een belangrijke rol bij de instandhouding en verergering van klachten. Om die interactie op het spoor te komen, is het open en nieuwsgierig exploreren van de perceptie van klachten van grote waarde. Die attitude wordt zichtbaar in de non-verbale communicatie van de arts en wordt meestal feilloos door de patiënt geregistreerd.

▪▪ Op uw handen zitten en luisteren
In de exploratiefase van het consult met een SOLK-patiënt is het van belang niet alleen de lichamelijke klachten goed uit te vragen. De cognities van de patiënt over de klachten bepalen vaak waarom een patiënt naar het spreekuur van de huisarts komt. Daarnaast is de impact van de klachten op activiteiten, emoties en sociale omgeving een bron van informatie over de coping van de patiënt en de last die de klachten met zich meebrengen. De huisarts luistert en

stelt gericht vragen in deze fase om informatie over al deze items aan de weet te komen, maar geeft in het geheel geen eigen interpretatie, uitleg of conclusie tussendoor. Als huisarts zit u als het ware 'op uw handen' en bent u actief in het structureren van het gesprek. De patiënt krijgt op deze manier de volle aandacht en kan in een paar minuten tijd veel relevante informatie naar voren brengen. Een patiënt voelt zich gehoord door deze wijze van exploreren. En dat draagt bij aan het vertrouwen in de arts-patiëntrelatie. Juist bij patiënten met SOLK is dat belangrijk, omdat zij zich soms niet serieus genomen voelen door artsen.

▪▪ Driedimensionale bril opzetten

In de exploratiefase gaat het om het opsporen van verbanden en factoren die bijdragen aan de instandhouding van de klachten. Ook al geldt dat voor alle consulten, bij SOLK is dit nog meer van belang, omdat het dé sleutel is tot het verminderen van de klachten en hun gevolgen. Soms zijn die verbanden en factoren niet gemakkelijk te vinden of zijn patiënten geen praters. Sommige mensen kunnen niet gemakkelijk bij hun gevoel komen. Het is belangrijk dat de huisarts blijft exploreren, geduld heeft en het de volgende keer gewoon opnieuw probeert. Kortom, stelt de huisarts SOLK als werkhypothese dan is het net zolang doorvragen en spitten totdat er voldoende materiaal ligt om de relatie te bespreken tussen de drie dimensies van lichamelijke, psychologische en sociale factoren die de klachten in stand houden.

5.4 'Dokter, ik wil hogerop…'; de medische zoektocht bij SOLK

> Voor een academisch, niet-medisch gezelschap vertelt de internist over het fenomeen SOLK, de problemen die daarmee gepaard gaan voor patiënten en het belang van effectieve arts-patiëntcommunicatie. In de discussie met de zaal blijkt dat sommigen verwachten dat artsen met een betere communicatie die medische verklaring voor de klachten toch zeker zullen gaan vinden. Hoe wijdverbreid is de idee dat dokters altijd een verklaring zullen vinden, als ze maar goed hun best doen!

▪▪ Vooraf afstemmen

Veel patiënten met SOLK hebben hoge verwachtingen van de medische wetenschap en gaan ervan uit dat er vroeg of laat wel een oorzaak gevonden zal worden als verklaring voor hun klachten. Veel mensen weten niet dat 25–50 % van de klachten die patiënten aan de huisarts of specialist presenteren onverklaard zal blijven, ook nadat uitgebreid diagnostisch onderzoek is gedaan. Wanneer artsen daarover helder communiceren, kan dat de patiënt helpen bij het loslaten van, soms jarenlang, zoeken naar de oorzaak voor zijn klachten[1].

Daarnaast versterkt het vooraf bespreken en temperen van verwachtingen ten aanzien van de opbrengsten van aanvullende onderzoeken de geruststelling bij de patiënt. Het vooraf maken van een vervolgafspraak met de patiënt als de uitslag binnen is, is belangrijk wanneer de huisarts geen nieuwe informatie verwacht van aanvullend onderzoek, maar de patiënt des te meer.

---

1 Auteur Tim Parks heeft zijn zoektocht naar een verklaring voor zijn somatisch onvoldoende verklaarde lichamelijke klachten met scepsis en humor beschreven (zie leesadvies).

▪▪ Heldere taal in verwijsbrief

De medisch specialist komt in beeld als de huisarts de patiënt met onverklaarde klachten verwijst voor aanvullende diagnostiek en/of beleid. Vanuit dat perspectief is de verwijzing naar de specialist een weloverwogen stap in een langdurig beleid van de huisarts. Idealiter zijn huisarts en patiënt het van tevoren eens over het doel van de verwijzing en de consequenties ervan. Soms is de verwijzing naar de specialist erop gericht om (nogmaals) vast te stellen dat er geen ziekte aan de klachten ten grondslag ligt. Het duidelijk kenbaar maken welke vragen de huisarts (en patiënt) heeft aan de consulterend specialist helpt om een gericht antwoord terug te krijgen. Het vermelden van het directe telefoonnummer, waarop een specialist aanvullend contact kan opnemen, draagt bij aan een goede samenwerking. In ons onderzoek naar de terugrapportages van specialisten naar de huisarts over SOLK-patiënten bleek, dat in de helft van de gevallen de verwijsvraag niet beantwoord was. Een duidelijk en expliciet omschreven verwijsvraag vergroot de kans op beantwoording van de feitelijke hulpvraag achter de verwijzing. In de SOLK-training voor medisch specialisten is het contact met de huisarts expliciet een punt van aandacht. De terugrapportages aan de huisarts dienen helder te zijn in de beantwoording van verwijsvraag en hulpvraag van de patiënt, informatie over bevindingen en aanvullend onderzoek, gegeven uitleg aan de patiënt over SOLK en dienen een concreet advies ter verbetering van de klachten te bevatten.

> In een workshop 'Dapper dokteren bij SOLK' bespreken huisartsen wat ze eigenlijk in een verwijsbrief naar de specialist willen zetten, maar nu niet goed durven. Ze noemden twee kernpunten:
> 1. Graag niet buiten de huisarts om doorverwijzen, maar terugverwijzen naar mij.
> 2. Graag de uitleg die de specialist aan patiënt geeft letterlijk in de terugrapportage aan mij zetten, dan kan ik daarop aansluiten.
>
> Beide punten zijn opgenomen in de SOLK-training voor medisch specialisten.
> (Uit: workshop op lustrumcongres Huisartsopleiding VUmc, mei 2014)

5.5 'De dokter kan niets vinden'; positieve communicatie over negatieve bevindingen

Als alle informatie uit anamnese, lichamelijk onderzoek en eventueel specialistisch aanvullend onderzoek bekend is, is het zaak die te ordenen en met de patiënt door te nemen.

Zeker voor patiënten met chronische SOLK die al een heel medisch dossier hebben opgebouwd, is het op een rij krijgen van vraagstellingen voor onderzoek, de uitkomsten van onderzoek en de betekenis ervan voor de patiënt belangrijk. De huisarts biedt hiermee houvast voor de patiënt.

▪▪ Gebruik positief neutrale termen

Wanneer de huisarts de informatie doorneemt met de patiënt en er is geen medische verklaring gevonden voor de klachten, is het zaak te benadrukken wat er wel gevonden is. De uitslagen uit het lab laten bijvoorbeeld zien dat de bloedwaarden goed zijn en de lever prima functioneert. Op basis van zojuist gedaan lichamelijk onderzoek kan vastgesteld worden dat de longen schoon zijn en het hart een regelmatige slag heeft. Het aanvullend onderzoek van de specialist geeft duidelijkheid over het functioneren van spieren en zenuwen: de boodschappen die vanuit de hersenen aan de spieren gegeven worden komen goed aan en worden uitgevoerd. Enzovoort. Patiënten met SOLK hebben een recall bias en onthouden vooral negatieve termen uit de gegeven informatie. Het licht laten schijnen op wat wel werkt, maakt mensen weerbaar, zo weten we uit de positieve psychologie.

■■ **Benoem expliciet wat het niet is bij angst voor specifieke ziekte**
Wanneer de patiënt last van trillen heeft en bang is dat het de ziekte van Parkinson is, is het belangrijk uit te leggen op welke gronden (anamnese, lichamelijk onderzoek, aanvullend onderzoek) de huisarts de angst voor deze ziekte ongegrond kan verklaren.

■■ **Het inrichten van de etalage**
De huisarts richt een virtuele etalage in, waarin al het medisch onderzoek dat in de loop der tijd is verzameld, een plek krijgt en voor de patiënt op een rijtje wordt gezet. Er is veel en goed onderzoek gedaan. De uitslagen stellen de huisarts gerust. Dat is de moraal van het verhaal. Dit overzicht van onderzoeken en gunstige uitslagen is het bruggetje naar de vraag: 'En nu wilt u natuurlijk weten, waarom u zich dan zo ellendig voelt?'

5.6 'Wat is het dan wel?' Uitleg over SOLK

■■ **Regisseer de hamvraag**
Wanneer de huisarts zelf deze vraag op tafel legt, verwoordt die precies wat de patiënt wil weten. De hamvraag zelf op tafel leggen geeft vertrouwen en vraagt van de huisarts een plausibele verklaring die aansluit bij de patiënt. Patiënten verwachten van hun arts dat die een antwoord heeft op: 'Wat heb ik? En wat is er aan te doen?' Het paraat hebben van een aantal verklaringen helpt hierbij.

■■ **Perspectief bieden**
Een uitleg geven over SOLK aan de hand van het verhaal van de patiënt vergroot de herkenbaarheid en kans op begrip. Van Ravenzwaaij beschrijft een aantal verklaringsmodellen, die huisartsen veel gebruiken (zie ook ▶H. 2). Essentieel is dat de huisarts een uitleg geeft die aansluit bij het perspectief van de patiënt en hoop geeft op herstel.

Het metamodel van de cognitief-gedragstherapeutische psychologie omvat een deel van deze verklaringsmodellen. De metafoor van de volgelopen emmer is hiervan een voorbeeld. De kwetsbaarheid voor SOLK bepaalt hoe groot iemands emmer is. De uitlokkende factoren zijn de stressoren die de emmer laten overlopen (◘fig. 5.2). Bij goede coping weet iemand op tijd aan het kraantje te draaien, waardoor de emmer kan leeglopen. Soms zit die kraan vast en hebben mensen hulp nodig om er weer beweging in te krijgen.

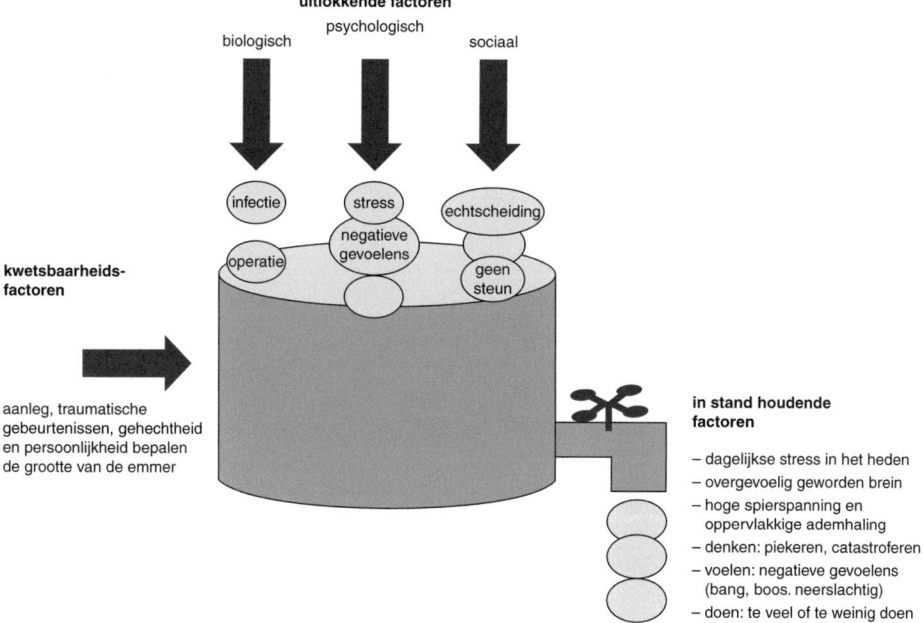

◘ Figuur 5.2   Schematische weergave van de metafoor van de volgelopen emmer

5.7 Hoe nu verder? De patiënt motiveren aan de gevolgen van SOLK te werken

> Carlos is een man van middelbare leeftijd, goed bespraakt, die weet wat hij wil. Hij heeft al bijna tien jaar klachten aan zijn heup en knie. Voor zijn werk als manager voor een kledingbedrijf reisde hij veel naar andere landen en maakte lange werkweken. Dat lukt hem niet meer vanwege zijn klachten. Zijn werkgever heeft hem onlangs ontslagen. Zijn vrouw heeft een baan en zorgt voor het inkomen. Hij is gelukkig met hun kindje, een toegift na lang wachten: 'Maar dokter, hoe lang kan ik nog voor mijn vrouw en kind zorgen? Waar eindigt dit?' Zijn leven is door de klachten ingrijpend veranderd. Medicatie lost niets op. De pijnpoli in het ziekenhuis wil hem injecties geven, maar daar heeft hij geen goede ervaringen mee. Carlos wil juist van de medicatie af, want 'straks moet ik naar een afkickkliniek'. De reumatoloog heeft een intensief revalidatietraject voorgesteld om hem te leren omgaan met grenzen en lichamelijke pijnsignalen, conditie op te bouwen en activiteiten uit te breiden. De specialist heeft hem telefonisch een aantal malen gebeld, zonder succes, en vraagt de huisarts het gesprek hierover met hem te voeren.

▪▪ Sluit aan bij waar de patiënt is

Patiënten met chronische en ernstige SOLK bezoeken het spreekuur van de huisarts met grote regelmaat. Hen te motiveren tot een oplossingsgerichte aanpak van de klachten in plaats van te blijven zoeken naar een oorzaak vraagt vaardigheden en kennis van de motiverende

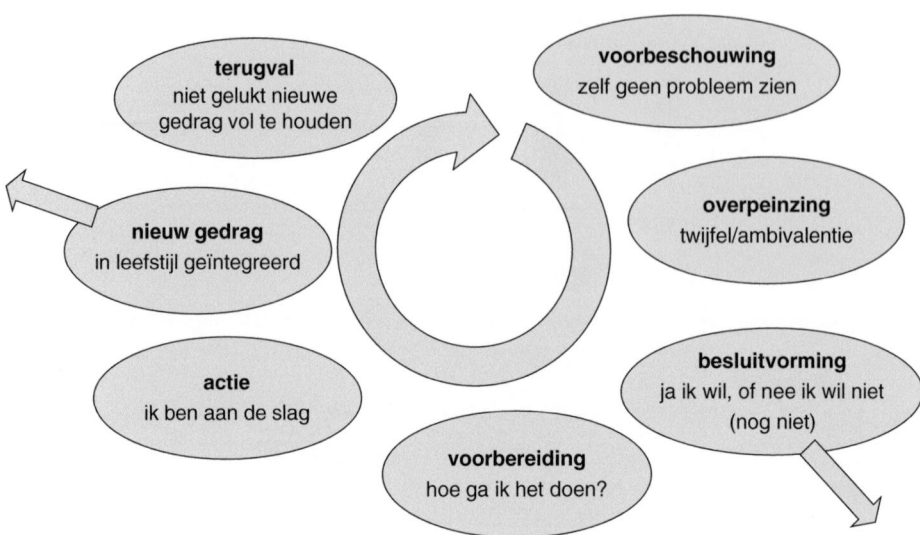

Figuur 5.3 Model 'Fasen van gedragsverandering'

gespreksvoering. Weet hebben van de fase waarin een patiënt zich bevindt om de gevolgen van de SOLK aan te pakken helpt om te bepalen welk type vragen de huisarts het beste kan stellen om vertrouwen in die aanpak te versterken. Het model 'Fasen van gedragsverandering', ontleend aan Prochaska en DiClemente (zie ▪fig. 5.3), kan hierbij helpen. De antwoorden op open vragen daarover geven vaak al snel een indicatie waar een patiënt zich bevindt ten aanzien van een concreet plan van aanpak voor de klachten.

Blijkt iemand, zoals Carlos, in de fase van de 'overpeinzing' dan is er nog volop twijfel en ambivalentie of hij zo'n revalidatietraject wel in wil gaan. De huisarts kan dan samen met hem de voor- en nadelen op een rij zetten van wel of niet gaan revalideren. Gaat de arts daaraan voorbij en stuurt hij al aan op actie dan is het risico dat Carlos gedemotiveerd raakt en afhaakt.

■■ **Wat telt zijn de keren dat je opstaat, niet de keren dat je valt**
De onmacht, moedeloosheid, teleurstelling, wanhoop en pijn van patiënten met ernstige SOLK maken zich soms ook meester van de huisarts. Biologisch zijn we geprogrammeerd om mee te kunnen leven met soortgenoten en dat maakt het omgaan met SOLK-patiënten die veel invaliderende klachten hebben, soms lastig. Artsen zijn oplossingsgericht en de ervaring dat ze patiënten weinig te bieden hebben, leidt soms tot uitputting en frustratie over de SOLK-patiëntengroep (heartsink patients). Het signaleren en hanteren van dergelijke emoties zijn nodig om er als huisarts professioneel en helend mee te kunnen omgaan. Bijscholing, coaching of intervisie kan de huisarts extra inzicht, een open houding en nieuwe vaardigheden geven om zelf werkplezier en regie te houden in consulten met deze groep SOLK-patiënten.

5.8 Structuur geeft houvast bij de consultvoering

In de consulten met SOLK-patiënten is, behalve empathie, gespreksvaardigheden en kennis, ook structuur belangrijk. Onderzoek van olde Hartman wijst uit dat juist consulten met patiënten met ernstige SOLK dikwijls weinig structuur hebben. De hulpvraag van deze patiënten wordt vaak niet goed uitgevraagd en ook wordt niet voldoende ingegaan op gedachten en zorgen van de patiënt over de klacht en impact van de klachten op het dagelijks leven van de patiënt. Patiënten met ernstige SOLK komen vaak met verschillende klachten bij de huisarts, die hen doorgaans voldoende ruimte geeft om hun verhaal te vertellen, maar zonder toe te komen aan een uitleg die aansluit bij het perspectief van de patiënt. Door het consult goed te structureren, en desnoods klachten in overleg met de patiënt te prioriteren, heeft de huisarts veel meer mogelijkheden in de beschikbare tijd van het consult in te gaan op de klachten van de patiënt, een aansprekende uitleg te geven en duidelijke afspraken te maken voor vervolg.

De hoofdstructuur van het consult is starten met het exploreren van de klachten volgens de SCEGS-analyse, waarbij naast de *s*omatische aspecten aandacht besteed wordt aan de *c*ognities van de patiënt over de klachten en de verwachtingen van het consult, en de impact van de klachten op de *e*moties, het *g*edrag en de *s*ociale omgeving van de patiënt. Het effect hiervan is dat de patiënt zich gehoord voelt en de huisarts de noodzakelijke informatie verkrijgt om een uitleg en verklaring van de klachten te geven die aansluiten bij de patiënt.

Pas als al deze items aan bod zijn geweest, kan de huisarts overstappen naar de informatiefase. Hierin start de arts met een samenvatting van de exploratiefase en geeft uitleg over zijn bevindingen en de aard van de klachten. Zijn perspectief zet de huisarts naast dat van de patiënt, om zo gezamenlijk beleid op te stellen. Pas daarna worden afspraken gemaakt over beleid en vervolg.

In het kader is de hoofdstructuur van het SOLK-consult aan de hand van 21 aandachtspunten, ingedeeld naar consultfase, inzichtelijk gemaakt.

Hoofdstructuur SOLK-consult

Ik verhelder het patiëntperspectief door klachten biopsychosociaal te exploreren door:
- de cognities (gedachten) van de patiënt over zijn klachten te exploreren;
- te vragen naar de impact van de klachten op het sociale leven van de patiënt;
- te vragen naar de impact van de klachten op de activiteiten van de patiënt;
- te vragen naar de emoties van de patiënt over zijn klachten;
- fysieke klachten, zoals aangegeven door de patiënt, te exploreren;
- de klachten van de patiënt als reëel te erkennen.

Ik informeer de patiënt over SOLK met behulp van in stand houdende factoren door:
- eerst een samenvatting te geven, waarin ik klachten en cognities, emoties, gedrag en reacties van de sociale omgeving van de patiënt betrek;
- mijn bevindingen naar de patiënt toe positief te etiketteren, en daarbij gebruik te maken van positieve termen;
- uit te leggen dat de klachten géén symptomen van ziekte zijn;
- uitleg te geven over de factoren die de klachten in stand houden;
- bij mijn uitleg over SOLK gebruik te maken van tekeningen;
- het patiëntperspectief ten aanzien van klachten en behandelopties te benoemen;
- mijn eigen perspectief als arts ten aanzien van klachten en behandelopties te benoemen;

> - verschillen en overeenkomsten tussen mijn zienswijze en die van patiënt te benoemen;
> - de patiënt de nodige tijd te geven om de informatie te verwerken.
>
> *Ik spreek met de patiënt vervolgbeleid af en maak duidelijke afspraken door:*
> - waar nodig toekomstige diagnostische testen uit te leggen;
> - effectief na te vragen of de patiënt het heeft begrepen;
> - de patiënt te betrekken bij de besluitvorming over het vervolgbeleid;
> - commitment van patiënt aan beleid en vervolgafspraken te benoemen;
> - de uitvoerbaarheid van de behandeling en vervolgafspraken te benoemen;
> - een samenvatting te geven van het vervolgbeleid.
>
> *Ik ben in staat om tijdens de verschillende fasen van het consult effectief non-verbaal te communiceren met de patiënt.*

Deze structuur kan de huisarts behulpzaam zijn bij het houden van de regie in consulten met SOLK-patiënten. Niet alle vaardigheden die een huisarts kan inzetten in de consulten met SOLK-patiënten, zijn hierin opgenomen. Denk aan het motiveren van de patiënt voor het bijhouden van een klachtendagboek en het bespreken ervan, het uitvragen van catastroferende gedachten, het stoppen met geruststellen en bespreken van ziekteangst of het aanbieden van een final test.

Huisartsen die deze structuur toepassen kunnen deze extra vaardigheden er desgewenst aan toevoegen. Mogelijk zijn er meer methodieken in de huisartsenpraktijk beschikbaar om effectief met SOLK-patiënten om te gaan. Door die te delen met elkaar, bouwen huisartsen mee aan kennis en expertise in de soms weerbarstige praktijk van arts-patiëntcommunicatie bij SOLK!

Leesadvies

Derksen F, Bensing J, Lagro-Janssen A. Effectiveness of empathy in general practice: A systematic review. Br J Gen Pract. 2013;63.

Dessel N van, Boeft M de, Wouden JC van der, Kleinstäuber M, Leone SS, Terluin B, et al. Non-pharmacological interventions for somatoform disorders and medically unexplained physical symptoms (MUPS) in adults. Cochrane Database Syst Rev. 2014;11:CD011142.pub2.

Fassaert T, Dulmen S van, Schellevis F, Jagt L van der, Bensing J. Raising positive expectations helps patients with minor ailments: A cross-sectional study. BMC Fam Pract. 2008;9:38.

Feltz-Cornelissen Chr van der. (2014). Het stressbeeld. Amsterdam: Uitgeverij Nieuwezijds.

Grol R, Rooijackers-Lemmers N, Kaathoven L van, Wollersheim H, Mokkink H. Communication at the interface: Do better referral letters produce better consultant replies? Br J Gen Prac. 2003;53:217–9.

Houtveen J De. dokter kan niets vinden. Amsterdam: Bert Bakker. 2009.

Jenkins, R. Quality of general practitioner referrals to outpatient departments: Assessment by specialists and a general practitioner. Br J Gen Pract. 1993;43:111–3.

Miller W, Rollnick S. Motiverende gespreksvoering. Ekklesia. 2005.

olde Hartman TC, Rijswijk E van, Dulmen S van, Weel-Baumgarten E van, Lucassen PLBJ, Weel C van. How patients and family physicians communicate about persistent medically unexplained symptoms. A qualitative study of video-recorded consultations. Patient Educ Couns. 2013;90:354–60.

Parks T. Teach us to sit still; a skeptic's search for health and healing. deel I. 2010 (▶www.timparks.com); of bekijk het interview van journalist Wim Brands met Parks via Youtube, 2011.

Petrie KJ, Muller JT, Schirmbeck F, Donkin L, Broadbent E, Ellis CJ, et al. Effect of providing information about normal test results on patients' reassurance: randomised controlled trial. BMJ. 2007;334:52.

Ravenzwaaij J van, olde Hartman TC, Ravesteijn H van, Eveleigh R, Rijswijk E van, Lucassen PB. Explanatory models of medically unexplained symptoms: a qualitative analysis of the literature. Ment Health Fam Med. 2010;7:223–31.

Rief W, Heitmuller AM, Reisberg K, Ruddel H. Why reassurance fails in patients with unexplained symptoms – an experimental investigation of remembered probabilities. PLoS Med. 2006;3:269.

Rolfe A, Burton, C. Reassurance after diagnostic testing with a low pretest probability of serious disease: Systematic review and meta-analysis. JAMA Intern Med. 2013;173:407–16.

Salmon P, Peters S, Stanley I. Patients' perceptions of medical explanations for somatisation disorders: qualitative analysis. BMJ. 1999;318:372–6.

Siproudhis L, Delvaux M, Chaussade S, Charles F, Guyot P, Weber J, et al. Patient-doctor relationship in the irritable bowel syndrome. Results of a French prospective study on the influence of the functional origin of the complaints. Gastroenterol Clin Biol. 2002;26:1125–33.

Staveren R van. Patiëntgericht communiceren. Utrecht: De Tijdstroom. 2010.

Thomas KB. General practice consultations: is there any point in being positive? Br Med J (Clin Res Ed). 1987;294:1200–2.

Weiland A, Blankenstein AH, Saase JLCM van, Molen HT van der, Jacobs ME, Abels DC, et al. Training medical specialists to communicate better with patients with medically unexplained physical symptoms. A randomized controlled trial. PLoS ONE. (2015a). ►doi:10.1371/journal.pone.0138342.

Weiland A, Blankenstein AH, Willems MHA, Saase JLCM van, Daele PLA van, Molen HT van der, et al. Training specialists to write appropriate reply letters to general practitioners about patients with medically unexplained physical symptoms. A cluster-randomized trial. Patient Educ Couns. 2015b;98:1229–35.

Website

►http://www.erasmusmc.nl/onverkaarde-klachten

Lichamelijke klachten en psychiatrische stoornissen

I.A. Arnold

Samenvatting

In de huisartsenpraktijk komen lichamelijke klachten frequent voor in samenhang met psychiatrische stoornissen. Lichamelijke klachten zijn een belangrijk diagnostisch criterium bij het vaststellen van een aantal psychiatrische stoornissen. In de psychiatrische classificatie volgens de DSM-5 zijn stoornissen waarbij lichamelijke klachten centraal staan ingedeeld bij de categorie somatisch-symptoomstoornis (*somatic symptom disorder*) en verwante stoornissen. Daarnaast is de aanwezigheid van lichamelijke klachten een criterium voor de diagnose angst- of depressieve stoornis. Opvallend is dat in de DSM-5 het criterium 'onverklaard' geen rol meer speelt bij lichamelijke klachten in het kader van een somatisch-symptoomstoornis. Dubbeldiagnoses komen frequent voor: 25–53 % van alle patiënten met SOLK of een psychiatrische stoornis voldoet aan de criteria voor meerdere diagnoses. Dit heeft consequenties voor de behandeling door de huisarts. Als de patiënt naast SOLK een psychiatrische stoornis heeft, kan hij baat hebben bij specifieke behandeling met psychotherapie of psychofarmaca.

6.1 SOLK en psychiatrie – 53

6.2 Somatische klachten: is het lichamelijk of psychisch? – 53

6.3 Lichamelijke klachten in het kader van een psychiatrische stoornis – 54
6.3.1 De somatisch-symptoomstoornis – 54
6.3.2 Angst- en depressieve stoornissen – 55

6.4 SOLK en de overlap met angst en depressie – 55

© Bohn Stafleu van Loghum, onderdeel van Springer Media B.V. 2017
H.E. van der Horst, N.J. de Wit (Red.), *Somatisch Onvoldoende verklaarde Lichamelijke Klachten*,
Praktische huisartsgeneeskunde, DOI 10.1007/978-90-368-0639-8_6

6.5 Diagnostiek bij lichamelijke klachten en psychiatrische stoornissen – 56

6.6 Consequenties voor behandeling – 58

6.7 Conclusies – 58

Leesadvies – 58

6.1 SOLK en psychiatrie

In de huisartsenpraktijk heeft een kwart van de patiënten met matig-ernstige SOLK psychische klachten, waarbij sprake is van comorbiditeit met een psychiatrische stoornis zoals een angst- of depressieve stoornis. Een dubbele diagnose heeft vaak consequenties voor de behandeling en de prognose en geeft ook handvatten voor de behandeling. In toenemende mate is de huisarts verantwoordelijk voor de behandeling van patiënten met psychische en/of psychiatrische problematiek in de huisartsenpraktijk, eventueel in samenwerking met een POH-GGZ. Alleen al daarom is het zinvol als de huisarts een onderscheid kan maken tussen ongecompliceerde SOLK en SOLK waarbij tevens een psychiatrische stoornis aanwezig is.

Vragen hierbij zijn: Wat is het onderscheid tussen SOLK en psychiatrische stoornissen? Welke diagnostiek is nodig om dat onderscheid te maken? Welke lichamelijke klachten komen voor bij de verschillende psychiatrische stoornissen? Wat zijn de verschillen in behandeling en welke consequenties heeft dit voor het beleid van de huisarts? In welke situaties zijn psychiatrische diagnostiek en behandeling zinvol op het terrein van SOLK?

6.2 Somatische klachten: is het lichamelijk of psychisch?

Vrijwel iedereen ervaart dagelijks of wekelijks lichamelijke klachten, dit is een normaal aspect van het dagelijks leven. Een deel van de mensen met lichamelijke klachten ervaart belangrijke beperkingen in het dagelijks leven en vaak is dat, naast eventuele ongerustheid, een reden om naar de huisarts te gaan. Tijdens het consult blijkt dan dat van veel lichamelijke klachten niet duidelijk is wat de oorzaak is van de klacht. Dit kan leiden tot discussie tussen arts en patiënt, maar ook tussen artsen onderling, over de oorzaak van lichamelijke klachten. Vaak gaat het in deze discussies om het onderscheid tussen een lichamelijke verklaring en een psychische verklaring.

Een sterke nadruk op het onderscheid tussen verklaard en onverklaard borduurt voort op de opvatting dat er een tweedeling bestaat tussen lichaam en geest. Als klachten somatisch niet te verklaren zijn, zijn ze *dus* psychisch van aard. Niet alleen artsen, maar ook veel patiënten interpreteren het label onverklaarde lichamelijke klachten als psychisch: 'de pijn zit tussen de oren'. Ook kunnen patiënten een psychische oorzaak als negatief ervaren: 'het is mijn eigen schuld' of 'er is niets aan te doen'.

Vanuit medisch oogpunt zijn er geen goede argumenten voor het benadrukken van een absoluut onderscheid tussen zuiver somatische en zuiver psychische klachten. Veel 'somatische' aandoeningen met een duidelijk organisch pathologisch substraat gaan gepaard met psychische symptomen. Voorbeelden hiervan zijn het optreden van somberheid, angsten en hallucinaties bij hersenafwijkingen zoals dementie, de ziekte van Parkinson of na een cerebrovasculair accident (CVA). Ook bij endocriene stoornissen, zoals schildklierstoornissen of diabetes mellitus, komen frequent psychische symptomen voor bij ontregeling. Omgekeerd zijn er bij psychiatrische stoornissen, zoals een depressieve stoornis of een psychose, duidelijke aanwijzingen voor functioneel-anatomische veranderingen in het brein en treden heel vaak lichamelijke nevenklachten op. Het is niet altijd goed mogelijk een strikt onderscheid te maken tussen de symptomen van een psychiatrische stoornis en somatisch onverklaarde lichamelijke klachten. Veel symptomen overlappen; ook zijn dubbeldiagnoses mogelijk.

Niet alleen vanuit medisch oogpunt maar ook vanuit het behandelperspectief van de patiënt is een onderscheid tussen lichamelijk en psychisch kunstmatig en niet zinvol.

Het label 'somatisch onvoldoende verklaard' kan erkenning van de klachten in de weg staan of leiden tot onzekerheid en ongerustheid bij de patiënt.

Het feit dat de lichamelijke en de psychische dimensies van onbegrepen klachten sterk met elkaar geïntegreerd zijn, maakt ook dat SOLK zowel vanuit de 'somatische' specialistische kant (psychische klachten bij een somatische klacht) als vanuit de psychiatrie (lichamelijke klachten bij een psychiatrisch probleem) kunnen worden benaderd.

6.3 Lichamelijke klachten in het kader van een psychiatrische stoornis

In de psychiatrische classificatie volgens de DSM-5 zijn lichamelijke klachten op twee manieren terug te vinden: onder de somatisch-symptoomstoornis en verwante stoornissen of als lichamelijk symptoom bij andere psychiatrische stoornissen. Hierna worden met name de somatisch-symptoomstoornis en de angst- en depressieve stoornissen uitgebreider toegelicht.

6.3.1 De somatisch-symptoomstoornis

De somatisch-symptoomstoornis en verwante stoornissen in de DSM-5 worden gedefinieerd als 'lichamelijke klachten of angst voor een lichamelijke ziekte die ofwel veel lijdensdruk teweegbrengen of het dagelijks functioneren significant verstoren met excessieve en disproportionele gedachten, gevoelens en gedragingen ten aanzien van deze klachten'. De klachten moeten gedurende minstens zes maanden aanwezig zijn.

Deze nieuwe categorie somatisch-symptoomstoornis vervangt het begrip somatoforme stoornissen uit de DSM-IV. Een opvallende aanpassing is dat in de omschrijving van de somatisch-symptoomstoornis het begrip 'onverklaard' geen enkele rol meer speelt. Het centrale kenmerk van de somatisch-symptoomstoornis en verwante stoornissen is dat de patiënt veel last heeft van lichamelijke klachten of angst hiervoor, met daarbij disfunctionele gedachten en ziektegedrag. Het gevolg daarvan is dat ook patiënten met lichamelijk verklaarde klachten en veel disfunctioneel ziektegedrag onder deze categorie vallen. Een voorbeeld hiervan is een patiënt met hartklachten, bij wie de (relatief geringe) lichamelijke klachten gepaard gaan met vermijding en excessief angstige gedachten over de ziekte en de medische behandeling.

In ◘tab. 6.1 staat de indeling van de somatisch-symptoomstoornis en verwante stoornissen en de aanwezigheid/aard van de lichamelijke klachten en overige kenmerken.

De meeste stoornissen zijn voor de huisarts herkenbaar, SOLK met duidelijke functiebeperkingen en een duur van ten minste zes maanden zijn terug te vinden bij de somatisch-symptoomstoornis. Daarnaast zijn er aparte stoornissen, waarbij vooral de angst voor ziekte centraal staat (*illness anxiety syndrome*) of waarbij een functioneel neurologisch symptoom aanwezig is. Ook de stoornis waarbij psychologische factoren een somatische aandoening beïnvloeden komt frequent in de huisartsenpraktijk voor, vooral bij ernstige en chronische ziekten beïnvloeden deze factoren de ernst van de klachten.

Tabel 6.1 Indeling somatisch-symptoomstoornis en verwante stoornissen volgens de DSM-5

stoornis	lichamelijke klachten	overige kenmerken
somatisch-symptoomstoornis	divers	ziekteangst en ziektegedrag
ziekteangstsyndroom	weinig tot geen	vooral ziekteangst en ziektegedrag
psychologische factoren die een andere somatische aandoening beïnvloeden	divers	ziekteangst en ziektegedrag beïnvloeden somatische aandoening negatief
functioneel neurologisch symptoom	neurologische symptomen, niet passend bij een neurologische aandoening	ziekteangst en ziektegedrag
nagebootste stoornis	divers	voorwenden of opzettelijk veroorzaken van lichamelijke klachten

6.3.2 Angst- en depressieve stoornissen

De aanwezigheid van lichamelijke klachten is ook een criterium bij de diagnose van andere psychiatrische stoornissen. In de huisartsenpraktijk zijn dit vooral de angst- en depressieve stoornissen.

In ◘tab. 6.2 staat een overzicht van de lichamelijke klachten en overige kenmerken bij een aantal veelvoorkomende angst- en depressieve stoornissen in de huisartsenpraktijk.

6.4 SOLK en de overlap met angst en depressie

In een Nederlands onderzoek van De Waal in acht huisartsenpraktijken bleek, dat 16 % van de huisartsbezoekers langer dan zes maanden matige of ernstige onverklaarde lichamelijke klachten had en daarmee in aanmerking kwam voor de diagnose somatoforme stoornis volgens de DSM-IV. De prevalentie van patiënten met een angst- en depressieve stoornis tezamen was 7 %. Tussen de verschillende groepen was een aanzienlijke overlap, zie ◘fig. 6.1. Bij 54 % van de patiënten met een angst- of depressieve stoornis waren tevens langdurig somatisch onvoldoende verklaarde lichamelijke klachten aanwezig. Deze lichamelijke klachten konden deels geduid worden als passend bij een depressieve of angststoornis, bijvoorbeeld als het vermoeidheid betrof, maar daarnaast rapporteerden deze patiënten meestal andere klachten zoals pijn. Andersom had 20 % van de patiënten met matige tot ernstige somatisch onvoldoende verklaarde klachten ook een angst-of depressieve stoornis. Dit laatste is niet SOLK specifiek, maar komt ook voor bij de meeste andere chronische aandoeningen. Comorbiditeit ging gepaard met ernstiger klachten en meer functiebeperkingen.

Tabel 6.2 Lichamelijke klachten bij veelvoorkomende depressieve en angststoornissen volgens de DSM-5

stoornis	kenmerken	lichamelijke klachten
depressieve stoornis	– sombere stemming en/of duidelijke vermindering van interesse of plezier – gevoelens van waardeloosheid – concentratieproblemen – gedachten aan de dood	– gewichtsvermindering of gewichtstoename – slapeloosheid of overmatig slapen – psychomotore remming of agitatie – moeheid of verlies van energie
angststoornis (algemene definitie)	'abnormale' angst, waarbij de angst aanleiding geeft tot aanhoudend lijden of tot een belemmering van het sociaal functioneren	lichamelijke verschijnselen door activering van het autonome zenuwstelsel met: – versnelde hartslag – versnelde ademhaling – verhoogde spierspanning
paniekaanval	plotseling ontstane intense angst	– kloppend of bonzend hart – versnelde hartslag – transpireren – trillen of beven – ademnood of het gevoel te stikken – pijn of een onaangenaam gevoel op de borst – misselijkheid of maagklachten – tintelingen of dove gevoelens – opvliegers of koude rillingen – duizeligheid of licht in het hoofd
gegeneraliseerde angststoornis	– aanhoudende (> 6 maanden) nervositeit – bezorgdheid – sterke neiging om te piekeren – concentratieproblemen	– vermoeidheid – prikkelbaarheid – spierspanning – slaapproblemen

6.5 Diagnostiek bij lichamelijke klachten en psychiatrische stoornissen

In de praktijk is het niet altijd meteen duidelijk hoe de huisarts de lichamelijke klachten van een patiënt moet interpreteren. Allereerst zal de huisarts zoeken naar aanwijzingen voor een somatische verklaring. Daarnaast is het mogelijk dat een psychiatrische stoornis de klachten verklaart of dat een dubbeldiagnose gesteld kan worden van SOLK met een psychiatrische stoornis.

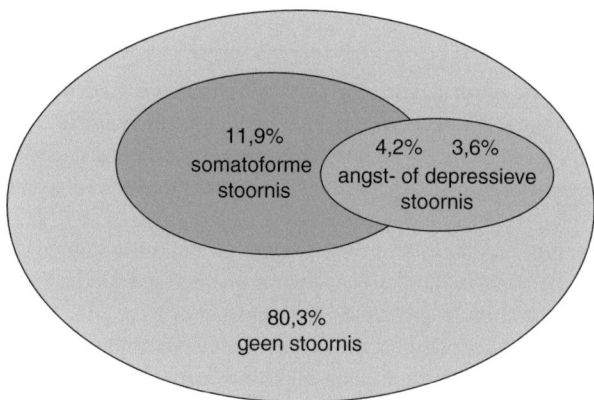

■ **Figuur 6.1** Venndiagram met huisartspatiënten met daarin de geschatte overlap tussen somatoforme stoornissen enerzijds en angst-/depressieve stoornissen anderzijds (gewogen prevalenties in procenten)

Om na te gaan of iemand met SOLK ook aan de criteria voor een somatisch-symptoomstoornis voldoet, kan de huisarts gebruikmaken van de criteria uit ■tab. 6.1. Ten eerste speelt bij de somatisch-symptoomstoornis de preoccupatie met lichamelijke klachten of de angst voor een somatische ziekte een centrale rol. Daarnaast is een vereiste voor de somatisch-symptoomstoornis dat de klachten ten minste matige functionele beperkingen veroorzaken gedurende ten minste zes maanden. Dit betekent dat een patiënt met ernstige SOLK die langer bestaat dan zes maanden en waarbij de patiënt sterk gepreoccupeerd is met de lichamelijke klachten ook voldoet aan de criteria van een somatisch-symptoomstoornis. In dit geval kan het zinvol zijn deze diagnose te stellen om hiermee gericht te kunnen verwijzen naar een gespecialiseerd behandelcentrum.

Zoals hiervoor is toegelicht, maken lichamelijke klachten deel uit van de diagnose bij depressieve en angststoornissen en is de overlap aanzienlijk. Bij lichte tot matige klachten zal deze overlap meestal geen consequenties hebben, aangezien het beleid van de huisarts dan niet wezenlijk verschilt van het beleid bij SOLK. Bij ernstige functionele beperkingen en/of specifieke klachten of stoornissen is wel een specifiek beleid en meestal verwijzing nodig. Dit geldt bijvoorbeeld voor de posttraumatische stressstoornis, een obsessieve-compulsieve stoornis, een bipolaire stoornis, suïcidaliteit of psychotische kenmerken.

Stressgerelateerde lichamelijke klachten, zoals vermoeidheid en pijn, kunnen ook voorkomen bij andere psychiatrische stoornissen.

Voor het stellen van een aanvullende psychiatrische diagnose is goede kennis nodig van de diagnostische criteria van veelvoorkomende psychiatrische stoornissen zoals persoonlijkheidsstoornissen, ADHD, autisme of eetstoornissen. Ook alcohol- en drugsgerelateerde klachten kunnen gepaard met onverklaarde lichamelijke klachten. Als de huisarts vermoedt dat een psychiatrische stoornis een belangrijke rol speelt bij ernstige SOLK, is nadere diagnostiek geïndiceerd. Om psychiatrische symptomen te bespreken met de patiënt kan de huisarts zo nodig gebruikmaken van diagnostische vragenlijsten. Een psychiatrische diagnose kan door de huisarts gesteld worden in een diagnostisch gesprek of na beoordeling door een psychiater.

6.6 Consequenties voor behandeling

Lichamelijke klachten en psychiatrische stoornissen zijn sterk verweven en treden vaak samen op. De vraag is welke consequenties dit heeft voor behandeling door de huisarts. Volgens de NHG-Standaard *SOLK* heeft het stellen van een dubbeldiagnose vooral consequenties als zowel de lichamelijke klachten als de angst of depressie zo ernstig zijn dat zij een aparte behandeling vereisen.

Bij een patiënt met lichte tot matige klachten door SOLK, angst of depressie komen de richtlijnen voor het beleid grotendeels overeen. De huisarts begint met een goede klachtexploratie om herstelbelemmerende factoren op te sporen en geeft voorlichting en advies. Een belangrijk onderdeel van het advies betreft het plannen van activiteiten bij vermijding en uitleg over het herkennen van belemmerende gedachten. Ook blijkt bijvoorbeeld behandeling met cognitieve gedragstherapie bij zowel angst, depressie als SOLK effectief te zijn. Indien nodig, kan de huisarts bij aanhoudende klachten hiervoor verwijzen naar een psychotherapeut. Bij het voorschrijven van medicatie is er wel een verschil: bij ernstige angstklachten of depressie kan een antidepressivum geïndiceerd zijn, terwijl bij SOLK zonder angst of depressie niet is aangetoond dat een antidepressivum effectief is.

Bij ernstige SOLK die voldoet aan de criteria voor de somatisch-symptoomstoornis en voor SOLK in combinatie met een ernstige angst-, depressie of andere psychiatrische stoornis is meestal specifieke of intensievere behandeling vereist. In deze situaties is een verwijzing geïndiceerd voor psychiatrische of gespecialiseerde psychotherapeutische behandeling.

6.7 Conclusies

Lichamelijke klachten en psychiatrische stoornissen treden vaak samen op, vooral bij ernstigere klachten. In de psychiatrische diagnostiek volgens de DSM-5 zijn ernstige SOLK terug te vinden onder de diagnose somatisch symptoomstoornis. De DSM-5 doet geen uitspraak over de verklaring van de klachten maar stelt vooral disfunctioneel ziektegedrag centraal. Dit sluit goed aan bij de werkwijze van de huisarts die de patiënt kan vervolgen in de loop van de tijd en daardoor een goed inzicht heeft in hoe de patiënt met de klachten omgaat en welke (gedragsmatige) interventies daarbij zinvol kunnen zijn. Voor het samengaan met angst en depressieve klachten bieden de NHG standaarden angst en depressie goede handvatten. Bij ernstige klachten ten gevolge van SOLK en co-morbiditeit met een psychiatrische stoornis is nadere psychiatrische diagnostiek geïndiceerd en specifieke behandeling.

Samengevat zal bij lichte tot matige SOLK een 'extra' psychiatrische diagnose met milde symptomen meestal geen invloed hebben op het beleid van de huisarts. Het stellen van een psychiatrische diagnose is vooral zinvol bij ernstige klachten waarbij een aparte behandeling geïndiceerd is.

Leesadvies

Bouman TK, Rood Y van, Mulkens S, Visser S. Somatic symptom and related disorders in de DSM-5. Dth: kwartaalschrift voor directieve therapie en hypnose 2013;33:282–94. Geraadpleegd via ►http://www.directievetherapie.nl/download/Gratisartikel2013_Dth4.pdf.

Feltz-Cornelis CM van der, Houdenhove B van. DSM-5: van somatoforme stoornissen naar 'somatic symptom and related disorders'. Tijdschrift voor Psychiatrie 2014;56(3):182–6. Geraadpleegd via ►http://www.tijdschriftvoorpsychiatrie.nl/assets/articles/56-2014-3-artikel-vanderfeltz.pdf.

Leesadvies

Hassink-Franke L, Terluin B, Heest F van, Hekman J, Marwijk H van, Avendonk M van. NHG-Standaard Angst (tweede herziening). Huisarts Wet. 2012;55(2):68–77. Geraadpleegd via ▶https://www.nhg.org/standaarden/samenvatting/angst.

Highlights of Changes from DSM-IV-TR to DSM-5. American Psychiatric Association. Geraadpleegd via ▶http://www.dsm5.org/Documents/changes%20from%20dsm-iv-tr%20to%20dsm-5.pdf.

olde Hartman TC, Blankenstein AH, Molenaar AO, Bentz van den Berg D, Horst HE van der, Arnold IA, et al. NHG-Standaard Somatisch Onvoldoende verklaarde Lichamelijk Klachten (SOLK). Huisarts Wet. 2013;56(5):222–30. Geraadpleegd via ▶https://www.nhg.org/standaarden/samenvatting/somatisch-onvoldoende-verklaarde-lichamelijke-klachten-solk.

Somatic Symptom disorder, American Psychiatric Association. Geraadpleegd via ▶http://www.dsm5.org/Documents/Somatic%20Symptom%20Disorder%20Fact%20Sheet.pdf.

Waal MWM de, Arnold, Eekhof JAH, et al. Somatoforme stoornissen in de huisartspraktijk: prevalentie en comorbiditeit met angst en depressie. Ned Tijdschrift Geneeskunde. 2006;671–76. Geraadpleegd via ▶http://www.ntvg.nl/system/files/publications/2006106710001a.pdf.

Weel-Baumgarten EM van, Gelderen MG van, Grundmeijer HGLM, Licht-Strunk E, Marwijk HWJ van, Rijswijk HCAM van, et al. NHG-Standaard Depressie (tweede herziening). Huisarts Wet. 2012;55(6):252–9. Geraadpleegd via ▶https://www.nhg.org/standaarden/samenvatting/depressie.

SOLK en het houdings- en bewegingsapparaat

G.J.B. Hurenkamp

Samenvatting

SOLK-klachten van het houdings- en bewegingsapparaat komen veelvuldig voor in de huisartsenpraktijk. In dit hoofdstuk wordt de problematiek van SOLK van het bewegingsapparaat besproken en toegelicht aan de hand van casuïstiek rondom rugklachten en CRPS-I. Na uitsluiting van specifieke oorzaken geschiedt de behandeling stapsgewijs, waarbij de huisarts begint met de lichtst mogelijke effectieve behandeling. Bij de milde SOLK geeft de huisarts op maat voorlichting en uitleg en bespreekt herstelbevorderende factoren. Regelmatig zal blijken dat patiënt bang is dat bewegen schade veroorzaakt. In dat geval is een concrete, tijdcontingente aanpak noodzakelijk. Indien dit onvoldoende effect heeft, volgt een intensivering van de behandeling in stap 2. Bij patiënten met matig ernstige SOLK verwijst de huisarts naar andere eerstelijnsmedewerkers, bijvoorbeeld een psychosomatisch fysiotherapeut of POH-GGZ. Bij een ernstige SOLK verwijst de huisarts naar tweedelijnshulpverleners of een multidisciplinair centrum. Bij alle stappen wordt steeds rekening gehouden met de etnisch-culturele achtergrond van de patiënt.

7.1 Inleiding – 63

7.2 Aspecifieke lage rugpijn – 63
7.2.1 Begripsbepaling en epidemiologie – 64
7.2.2 Anamnese – 64
7.2.3 Onderzoek – 65
7.2.4 Differentiële diagnose – 65
7.2.5 Behandeling – 65
7.2.6 Beloop – 66

© Bohn Stafleu van Loghum, onderdeel van Springer Media B.V. 2017
H.E. van der Horst, N.J. de Wit (Red.), *Somatisch Onvoldoende verklaarde Lichamelijke Klachten*,
Praktische huisartsgeneeskunde, DOI 10.1007/978-90-368-0639-8_7

7.3	**Chronische lage rugklachten – 66**	
7.3.1	Anamnese en lichamelijk onderzoek – 67	
7.3.2	Hypothese/differentiële diagnose – 67	
7.3.3	Behandeling/therapie – 68	
7.3.4	Cultuurspecifieke aspecten van SOLK – 69	
7.3.5	Verwijzing bij lage rugklachten – 70	
7.4	**Complex regionaal pijnsyndroom (CRPS-I) – 70**	
7.4.1	Begripsbepaling en epidemiologie – 71	
7.4.2	Anamnese en onderzoek – 71	
7.4.3	Behandeling/therapie – 72	
7.4.4	Verwijzing – 73	
7.4.5	Prognose en preventie – 74	

Leesadvies – 74

7.1 Inleiding

Bij klachten over het houdings- en bewegingsapparaat zullen veel huisartsen en andere specialisten patiënten voor ogen hebben met klachten die langer dan enkele weken aanhouden en waarvoor bij adequaat medisch onderzoek geen somatische aandoening wordt gevonden die de klacht voldoende verklaart.

Er zijn talrijke symptoomcomplexen of syndromen van het bewegingsapparaat die onder de noemer SOLK gevat kunnen worden, bijvoorbeeld het post-whiplashsyndroom, repetitive strain injury (RSI), bekkeninstabiliteit, schouder-handsyndroom, fibromyalgie, nekklachten, aspecifieke lage rugklachten, schouderklachten, temporomandibulaire disfunctie, aspecifieke gewrichtsklachten en chronisch regionaal pijnsyndroom (CRPS-I). Angst om te bewegen en daardoor stijfheid van de spieren, of juist weer te veel bewegen met daarna weer meer klachten, spelen vaak een rol en leiden soms tot een vicieuze cirkel, waar patiënt en behandelaar in vastlopen.

Gebrek aan activiteit van het houdings- en bewegingsapparaat is veelal geen goede zaak. Beperkte mobiliteit leidt meestal tot 'vastzittende' spieren en gewrichten. Dat leidt dan weer tot het ervaren van beperkingen en blokkeert vaak de verwachting dat herstel mogelijk is. Deze blokkades kunnen ontstaan door de manier waarop de patiënt met zijn klachten omgaat, maar ook door reacties uit zijn directe omgeving ('doe vooral rustig aan'). Ze kunnen onderhouden worden door de opstelling van werkgever en ambtenaren van het UWV. Bij veel patiënten leidt rugpijn reflexmatig tot bewegingsbeperking en immobiliteit, waardoor klachten verergeren en herstel geremd wordt. Familieleden, werkgever, maar ook controlerende instanties spelen allemaal een rol in het onderhouden van de beperkingen dan wel het stimuleren van herstel. Mogelijk is de rol van de behandelaars zelf onderbelicht in dit krachtenveld. Houden zij misschien, ongewild, iets in 'stil'stand of zijn zij soms letterlijk zachte heelmeesters die stilstand in de hand werken, terwijl ze patiënten eigenlijk zouden moeten aansporen tot pijngrensverleggend gedrag in plaats van te blijven laveren in de comfortzone.

In dit hoofdstuk lichten we de problematiek van onvoldoende verklaarde klachten van het bewegingsapparaat toe aan de hand van twee voorbeelden: aspecifieke lage rugklachten en het chronisch regionaal pijnsyndroom-1.

7.2 Aspecifieke lage rugpijn

Casus Dhr. Van Ommen met acute lage rugklachten

De huisarts krijgt dhr. Van Ommen, 42 jaar, ZZP-er, aan de lijn met de vraag of hij hem weer kan verwijzen naar de manueel therapeut, want gisteren bij het instappen in de auto is het weer in zijn onderrug geschoten. 'Die zet de boel dan weer recht in één of twee behandelingen en dan kan ik weer voort.' Hij heeft er vannacht slecht van geslapen, maar twee tabletjes paracetamol gaven wel wat verlichting. Er is geen sprake van alarmsymptomen of uitstraling. Hij werkt nu even vanuit huis. De huisarts loopt even snel door zijn gegevens en ziet dat patiënt de afgelopen tien jaar vijf episodes van lage rugklachten gehad heeft, met elke keer een snel volledig herstel zonder klachten nadien. Er is geen familiaire belasting van bijvoorbeeld de ziekte van Bechterew, verder heeft hij nauwelijks het spreekuur bezocht, behalve twee keer voor sinusitis. Het gaat patiënt verder wel goed, de kinderen doen het redelijk op school en gelukkig heeft hij nog werk genoeg. De huisarts zal voor de verwijzing zorgen en spreekt met patiënt af dat hij op consult komt als er binnen veertien dagen geen verbetering optreedt.

7.2.1 Begripsbepaling en epidemiologie

Pijnklachten in de onderrug en daarmee gepaard gaande bewegingsbeperking komen heel frequent voor. Rond de 50 % van de totale bevolking heeft ooit wel eens rugpijn gehad. Jaarlijks heeft 20 % van de totale bevolking wel eens last van lage rugpijn. De huisarts ziet gemiddeld twee tot drie patiënten per week met lage rugklachten. Helaas recidiveert bij ongeveer 50 % van de patiënten de klacht regelmatig, hetgeen een deel van hen in meer of mindere mate tot chronische 'rugpatiënt' maakt.

Bij ongeveer bij 90 % van de patiënten met lage rugklachten ontbreekt een anatomisch substraat. In dat geval spreekt men van aspecifieke lage rugklachten. Aspecifieke rugklachten worden vanwege het ontbreken van een duidelijke oorzaak, het veelal recidiverende karakter en het enkele weken tot soms maanden durende beloop gerekend tot de SOLK.

Bij de meeste patiënten is het beloop relatief gunstig: diverse studies geven aan dat 75–90 % na vier tot zes weken weer hersteld is. Tevens blijkt dat 90 % van de patiënten met lage rugklachten aan het werk blijft ondanks de klachten. Van degenen die zich ziek melden heeft 5–10 % na een jaar het werk nog niet hervat. De economische impact van rugklachten op de maatschappij is groot. Zo werd in 2007 ruim 3,5 miljard euro uitgegeven aan maatschappelijke kosten voor lage rugklachten. Het grootste deel daarvan (3 miljard euro) zit in ziekteverzuim- en arbeidsongeschiktheidskosten. Recentere cijfers uit 2011 laten zien dat de totale medische kosten voor nek- en rugklachten 1,3 miljard euro bedroegen. Dat is 25 % van de totale zorgkosten voor ziekten van het bewegingsstelsel en 1,5 % van de totale kosten van de gezondheidszorg in Nederland.

De huisarts verwees vóór de introductie van de directe toegankelijkheid fysiotherapie (DTF) ongeveer een derde van deze patiënten naar de fysiotherapeut. Naar schatting heeft 15–20 % van de patiënten die bij de fysiotherapeut onder behandeling zijn, nek- of rugklachten.

7.2.2 Anamnese

In de anamnese wordt gevraagd naar de lokalisatie, ernst, duur, wijze van ontstaan, en beloop van de pijn en eventueel uitstralende pijn in een been. De invloed van rust, bewegen en houding op de klachten, en het beloop over het etmaal met daarbij de beperkingen bij de dagelijkse activiteiten, ziekteverzuim en arbeidgerelateerde aspecten worden besproken. De huisarts vraagt verder naar eerdere episodes van lage rugpijn, hun beloop en behandeling. Ook vraagt de huisarts naar wat de patiënt er tot nu toe aan gedaan heeft. In de hiervoor beschreven casus heeft de huisarts, vanwege de korte duur van de klachten en snelle verbetering in voorgaande episoden, de klachten niet uitgebreid geëxploreerd met behulp van de SCEGS, wat wel in de volgende casus gebeurt.

Alarmsymptomen voor een specifieke (organische) oorzaak zijn:
- radiculaire uitstraling in een been, pijn in het been meer op de voorgrond dan de lage rugpijn, neurologische prikkelings- of uitvalsverschijnselen: verhoogd risico op *lumbosacraal radiculair syndroom*;
- begin van lage rugpijn na 50e levensjaar, continue pijn onafhankelijk van houding of bewegen, nachtelijke pijn, algehele malaise, maligniteit in de voorgeschiedenis, onverklaard gewichtsverlies, verhoogde BSE: verhoogd risico op *maligniteit*;

7.2 · Aspecifieke lage rugpijn

- leeftijd boven de 60 jaar, vrouw, laag lichaamsgewicht, langdurig corticosteroïdgebruik, lengtevermindering, versterkte thoracale kyfose: verhoogde kans op *osteoporotische wervelfractuur*;
- begin van lage rugpijn voor 20e levensjaar, man, iridocyclitis, onverklaarde perifere artritis of inflammatoire darmaandoening in voorgeschiedenis, vooral nachtelijke pijn, ochtendstijfheid > 1 uur, minder pijn bij liggen/bewegen/oefenen, goede reactie op NSAID's, verhoogde BSE: verhoogd risico op *spondylitis ankylopoetica*;
- ernstige lage rugpijn aansluitend aan een trauma: verhoogde kans op *wervelfractuur*;
- begin van lage rugpijn voor 20e levensjaar, palpabel trapje in verloop van processus spinosi ter hoogte van L4–L5: aanwijzing voor *ernstige vorm van spondylolisthesis*.

7.2.3 Onderzoek

Aspecifieke lage rugklachten kunnen, zeker bij herhaald optreden, volgens de NHG-Standaard telefonisch afgehandeld worden. Als de klachten voor de eerste keer optreden, en gepaard gaan met forse beperkingen, of bij aanwijzingen voor specifieke oorzaken, dient ook lichamelijk onderzoek plaats te vinden (zie ▶par. 7.3.1).

7.2.4 Differentiële diagnose

Acute lage rugklachten worden volgens de NHG-Standaard verdeeld in specifieke en niet-specifieke rugklachten. Onder aspecifieke lage rugpijn wordt rugpijn verstaan in het gebied tussen de onderste ribben en de bilplooien, waarbij geen specifieke lichamelijke oorzaak aanwijsbaar is.

Als specifieke oorzaken voor acute lumbale lage rugklachten komen in aanmerking: het lumbosacraal radiculair syndroom, een maligniteit, osteoporotische of traumatische wervelfractuur, spondylitis ankylopoetica of een ernstige spondylolisthesis.

Bij dhr. Van Ommen zijn er op basis van leeftijd, geslacht en symptomatologie geen aanwijzingen voor een specifieke oorzaak. Er is geen uitstraling naar een been, geen continue pijn met malaise en er zijn geen aanwijzingen voor een wervelfractuur. Patiënt valt wel in de leeftijdscategorie waarbij gedacht kan worden aan een reumatische oorzaak van de rugpijn. Omdat de episoden steeds acuut en kortdurend van aard zijn, chronische ochtendstijfheid van de rug ontbreekt, er geen relevante comorbiditeit is en ook de familieanamnese negatief is, ligt dit niet zo voor de hand. Ook een ernstige spondylolisthesis is niet zo waarschijnlijk, want aanwijzingen daarvoor zouden al bij een vorige episode aan het licht gekomen zijn in het lichamelijk onderzoek door huisarts of fysiotherapeut De huisarts denkt dat er sprake is van recidiverende aspecifieke lage rugklachten. De klachten komen zo af en toe terug, maar verdwijnen ook weer snel. Mogelijk was de draaibeweging van de rug bij het instappen deze keer de uitlokkende factor.

7.2.5 Behandeling

Aspecifieke lage rugklachten zonder alarmsignalen kunnen in eerste instantie op een adequate manier telefonisch afgehandeld worden.

Het beleid in de acute fase (0–6 weken) is erop gericht dat patiënt zo snel mogelijk weer in beweging komt en normaal gaat functioneren. De huisarts geeft voorlichting, waarbij hij vertelt dat het gaat om een onschuldige aandoening, waarvan de oorzaak niet precies is aan te geven. De heftigste pijn neemt in het algemeen na enkele dagen af en bewegen bevordert het herstel. Belangrijk is aan te geven dat de pijn geen schade kan veroorzaken. Hoewel doorgaan met dagelijkse activiteiten vooropstaat, kan zo nodig af en toe ook rust genomen worden. De huisarts adviseert de patiënt wanneer de klachten duidelijk werkgerelateerd zijn, of ernstige belemmeringen opleveren bij de uitoefening van werkzaamheden, in dat geval contact op te nemen met de bedrijfsarts. Zo nodig neemt de huisarts zelf contact op om het beleid op elkaar af te stemmen. Ter ondersteuning kunnen pijnstillers worden gebruikt, beginnend met paracetamol, volgens een stappenplan.

De huisarts geeft bij blijvend disfunctioneren twee tot drie weken na het begin van de klachten vaste termijnen aan voor uitbreiding van activiteiten en innemen van pijnmedicatie. Deze zogeheten tijdcontingente aanpak blijkt veel effectiever dan de pijncontingente aanpak, waarbij het herstelproces primair wordt bepaald door de subjectief ervaren pijn. Bij blijvend disfunctioneren ondanks tijdcontingente aanpak overweegt de huisarts verwijzing naar een fysiotherapeut voor intensievere begeleiding van deze activerende aanpak. Tevens besteedt hij aandacht aan psychosociale problemen, als deze een rol spelen.

In de acute fase is er geen indicatie voor oefentherapie en manipulatie. Als instructie geeft de huisarts de patiënt mee contact op te nemen bij sterke toename van de beperkingen, bij aanhoudend ernstige pijn (na 1 week) en bij niet of niet meer verbeteren van het functioneren (na 3 weken). Bij controles wordt opnieuw gevraagd naar alarmsignalen voor specifieke oorzaken en worden anamnese en onderzoek herhaald, waarbij er ook aandacht is voor herstelbelemmerende factoren in (werk)omstandigheden en in gedrag van patiënt.

7.2.6 Beloop

Dhr. Van Ommen heeft in het verleden goede ervaringen opgedaan met manuele therapie. Uit diverse onderzoeken blijkt dat fysio- of manueeltherapeutische begeleiding in de acute fase geen meerwaarde heeft. Veel huisartsen zullen de verwijzing toch schrijven, omdat de patiënt er in het verleden steeds baat bij leek te hebben.

Twee weken later vertelt dhr. Van Ommen via zijn autotelefoon, dat de klachten net als de vorige keren, direct na twee keer 'rechtzetten van de wervels door de manueel therapeut' sterk verminderd zijn. Zij spreken af dat verder contact over de klachten alleen 'indien nodig' zal plaatsvinden.

7.3 Chronische lage rugklachten

Casus Dhr. Zoulabi

De huisarts heeft een zwangere mevrouw Zoulabi op het spreekuur in verband met een luchtweginfectie. De familie is van niet-Nederlandse afkomst. Op de vraag van de huisarts hoe het verder thuis gaat, vertelt patiënte dat haar man al drie weken thuis is met pijn in de rug en veel op bed ligt. Zij weet ook niet precies wat er aan de hand is. Op het werk zijn er problemen, 'ik weet ook niet wat'. De huisarts nodigt haar uit samen met haar man op het spreekuur te komen. Dat doen ze inderdaad de volgende dag. Ondanks de moeizame communicatie, wordt de achtergrond duidelijk. Dhr. Zoulabi is 34 jaar, schoonmaker van beroep en is vier jaar geleden naar Nederland gekomen na het huwelijk met zijn vrouw. Hij blijkt al een aantal weken lage rugpijn te hebben zonder uitstraling naar de benen. Hij heeft zich ziek gemeld bij zijn bedrijf, want hij kan vanwege de rugpijn de schoonmaakwerkzaamheden in gebukte gedraaide houding niet verrichten. Hij ligt veel op bed, omdat hij bang is dat er anders bij veel bewegen iets 'kapotgaat' in zijn rug. In het bedrijf is een reorganisatie op komst, waarbij de verwachting is dat zijn gehele afdeling gesaneerd wordt. Hij weet niet hoe dit verder zal gaan en maakt zich vooral zorgen om de financiën, mede gelet op de komst van hun tweede kind. De huisarts loopt even zijn archief na: patiënt heeft in het verleden wel eens maagklachten gehad, en een aantal keren geconsulteerd voor hoofdpijn. Pijnstillers, paracetamol of NSAID's helpen hem niet van de pijn af.

7.3.1 Anamnese en lichamelijk onderzoek

Omdat er sprake is van langdurige lage rugklachten, doet de huisarts naast de bij rugklachten gebruikelijke anamnese en het uitvragen van alarmsymptomen ook een exploratie volgens de SCEGS-methodiek.

Deze methode houdt in dat de vijf dimensies van de klachten worden geëxploreerd: somatisch (S), de bijbehorende cognities (C) en emoties (E), het eruit voortvloeiende gedrag (G) en de sociale consequenties (S).

Hierdoor is er een beter beeld ontstaan van hetgeen de patiënt denkt dat er aan de hand is, welke percepties en gevoelens hij daarbij heeft, en wat dat bijdraagt aan zijn ziektegedrag. Belangrijke factoren blijken de angst om te bewegen en iets kapot te maken, en daarnaast speelt mogelijk ook de onzekere toekomst ten aanzien van zijn werk een belangrijke rol.

Bij een patiënt met lage rugpijn die langer dan drie weken bestaat, dient een lichamelijk onderzoek plaats te vinden. Hoewel dit onderzoek bij afwezigheid van alarmsymptomen op somatisch gebied meestal geen nieuwe informatie oplevert, is het toch van belang om een indruk te krijgen van de mate van pijn, het ziektegedrag en functioneren van de patiënt. Bovendien is het belangrijk de patiënt te laten zien dat de klachten serieus worden onderzocht, en kan het bijdragen aan geruststelling. De NHG-Standaard *Aspecifieke rugklachten* geeft geen advies over de inhoud van dit lichamelijk onderzoek. Voor een globale oriëntatie op de bewegingsperkingen kan de huisarts anteflexie, lateroflexie en rotaties van de rug laten uitvoeren. Ook kan hij zich, indien gewenst, nog verder oriënteren op eventueel radiculaire prikkeling door de proef van Lasègue uit te voeren, door het testen van spierkrachtsvermindering door patiënt op hakken en tenen te laten staan, extensie van de grote teen en quadriceps te testen en de achillespees- en kniepeesreflex te testen. De huisarts kan tevens zien of er aanwijzingen zijn voor een ernstige vorm spondylolisthesis (trapje in de wervelkolom in verloop van processus spinosi ter hoogte van L4–L5).

7.3.2 Hypothese/differentiële diagnose

De huisarts vindt geen aanwijzingen voor specifieke oorzaken voor de rugklachten. Er zijn op dit moment geen alarmsymptomen. Opvallend bij het onderzoek is de wat angstige houding van patiënt bij rugbewegingen, met name bij draaibewegingen. Er is geen sprake van overmatige spierspanning in de lage rug.

De huisarts stelt vast dat er aspecifieke rugklachten zijn die in een subacute fase zijn beland, waarbij werkgerelateerde problemen met onzekerheid over toekomstige financiële consequenties en de zwangerschap van zijn partner mogelijk een in stand houdende rol spelen. Tevens geeft patiënt blijk van bewegingsangst. Er is sprake van milde tot matig-ernstige SOLK. Prognostisch gezien is de betrekkelijk korte duur van de klachten gunstig, maar de vele functionele beperkingen zijn juist een ongunstig teken.

7.3.3 Behandeling/therapie

Bij milde SOLK bestaat het beleid van de huisarts in eerste instantie uit voorlichting en uitleg geven Tevens bespreekt hij herstelbevorderende factoren en geeft patiënt advies. Het is van belang dat de adviezen aansluiten bij hetgeen uit de SCEGS-exploratie naar voren kwam. Desgewenst kunnen bij matig-ernstige SOLK ook andere hulpverleners ingeschakeld worden om het beleid vorm te geven, zoals een (psychosomatisch) fysiotherapeut, een POH-GGZ of een psycholoog.

De huisarts legt dhr. Zoulabi uit dat er sprake is van een vervelende rugpijn, waaraan geen ernstige ziekten ten grondslag liggen en dat in beweging blijven belangrijk is. De prognose is goed. Er is geen reden om bang te zijn dat er schade ontstaat bij een pijnlijke beweging. Gezamenlijk spreken ze een verwijzing door de huisarts af naar de fysiotherapie, met het verzoek vooral een activerende tijdcontingente behandeling in te zetten. Hij raadt patiënt tevens aan contact op te nemen met de bedrijfsarts en over drie weken terug te komen op het spreekuur.

Volgens een vast schema worden de activiteiten stapsgewijs (graded activity) opgebouwd. De fysiotherapeut maakt tevoren met de patiënt afspraken over de oefeningen en activiteiten die de patiënt de komende periode gaat doen. Het beginniveau wordt onder het maximale prestatieniveau van de patiënt vastgesteld. De oefeningen worden niet op geleide van de pijn (pijncontingent) uitgevoerd maar tijdcontingent: stapsgewijs worden de oefeningen zwaarder gemaakt, naar aard, duur, frequentie en intensiteit. De taak van de fysiotherapeut is het activiteitenschema zo te plannen dat patiënten die zichzelf overschatten worden afgeremd en patiënten die zichzelf onderschatten worden gestimuleerd.

Bij deze patiënt valt op dat hij vooral bepaalde bewegingen vermijdt. Uit onderzoek blijkt dat patiënten met chronische rugklachten in het algemeen niet minder actief zijn, maar wel een beperkt aantal bewegingen en activiteiten stelselmatig vermijden. Soms is dan zelfs een gedragstherapeutische benadering noodzakelijk om die bewegingen en activiteiten stapsgewijs te gaan uitvoeren. Stap voor stap wordt de patiënt dan steeds meer blootgesteld aan de activiteiten of situaties die aanleiding zijn voor de bewegingsangst.

▪▪ Decursus
Patiënt komt echter niet terug en blijkt enige maanden later volgens de arboarts al enkele maanden in de Ziektewet te lopen. De door de huisarts geraadpleegde fysiotherapeut rapporteert dat patiënt redelijk goed functioneerde voor de vakantie, en na de vakantie niet meer is teruggekomen.

De huisarts roept patiënt en partner daarom nog eens op, om de klachten verder te inventariseren. Dan blijkt dat patiënt in verband met uitstralende beenklachten tijdens de vakantie in zijn geboorteland een MRI had laten maken, waarop een kleine hernia te zien was. Hij maakt zich nog veel zorgen over baanbehoud bij de reorganisatie. Tevens vertelt hij dat zijn schoonvader, met wie hij veel optrok, recent overleden is. Zijn vrouw geeft tijdens het consult aan dat patiënt erg negatief is, weinig initiatief neemt, veel op bed ligt en ook somber is. Ze kent hem zo niet. Ook lijken er onderling irritaties te zijn ontstaan. Volgens haar zeggen familieleden dat dit zo niet kan, want hij is de man des huizes en zou zijn verantwoordelijkheid moeten nemen.

De huisarts ziet tevens in het dossier van de baby dat het echtpaar onzeker en paniekerig is rond de gezondheid van de recent geboren baby en ook buiten kantooruren frequent een beroep doet op huisartsenzorg.

De huisarts deelt patiënt nu in de categorie ernstige SOLK in, mede vanwege de nu al vijf maanden bestaande klachten. Bij anamnese en lichamelijk onderzoek zijn er geen nieuwe bevindingen. Wel denkt de huisarts aan een depressie.

De huisarts neemt de regie en in eerste instantie wordt patiënt verwezen naar de neuroloog. Deze ziet op de in het buitenland gemaakte MRI een lichte 'bulging disc' (uitpuilende tussenwervelschijf) zonder druk op de zenuw. De neuroloog stelt patiënt gerust: er is geen sprake van een hernia. Na contact tussen huisarts en arboarts wordt patiënt verwezen naar een psychiater met cultuurspecifieke kennis. Tevens zet de arboarts een tijdcontingente re-integratiebehandeling in gang. De huisarts schakelt de POH-GGZ in om de partner van patiënt te begeleiden in de thuissituatie. Ze leggen daartoe het eerste huisbezoek samen af.

Ruim anderhalf jaar na het begin van de rugklachten is patiënt weer veel actiever in huiselijke kring, hij heeft nog gesprekken bij de psychiater en gebruikt antidepressiva. De ondersteunende inzet van de POH-GGZ is afgebouwd. Na ontslag kreeg patiënt een nieuwe baan als schoonmaker. De onderlinge irritaties zijn verdwenen. Met moeder en kind gaat het goed en haar onzekerheid ten aanzien van het inschatten van de gezondheid van hun kind is sterk afgenomen.

7.3.4 Cultuurspecifieke aspecten van SOLK

In het zorgproces bij een patiënt met SOLK overweegt de huisarts ook of de allochtone niet-westerse afkomst van patiënt consequenties heeft voor de manier waarop hij het beleid vormgeeft. Bij een deel van de allochtonen speelt de 'wij-cultuur' een belangrijke rol, in tegenstelling tot de meer individualistische, westerse cultuur. Dat betekent dat de klachten en de perceptie daarvan gezien moeten worden in de sociale context van betrokkene. Het is aan de huisarts om tijdens het consult na te gaan waar de patiënt zich in deze overgang tussen culturen bevindt. Hierbij is de valkuil dat patiënten van de tweede generatie vaak als westers individualistisch worden ingeschat, omdat ze goed Nederlands spreken. Dat hoeft echter niet automatisch zo te zijn: vooral Turkse en Marokkaanse patiënten kunnen passief blijven uit respect voor de behandelaar en vanuit het gevoel geen controle te hebben over hun klachten.

Kenmerken van een 'wij-cultuur' zijn onder andere dat een eigen mening hebben en praten over gevoelens niet op de voorgrond staan. Concrete vragen doen het in dat geval het beste, zoals hoe is het begonnen, wat doet u als u pijn in de rug hebt, hebt u een goede baas, wat lukte er niet meer op het werk, wat doet uw familie/vrouw als u pijn hebt en hoe kan die u helpen, kent u anderen die hetzelfde hebben en hoe kunnen die dan het beste geholpen worden, kunt u ervan slapen, piekert u veel, waar denkt u aan, voelt u zich somber. Van buiten naar binnen is vaak het adagium: eerst de feiten, dan de interpretatie ervan en de gevolgen voor de rolbeleving, en dan misschien pas gevoelens.

De huisarts in de casus is om die reden niet direct ingegaan op de gevoelens en eigen mening van de patiënt. Hij vraagt niet direct naar problemen, maar constateert wel dat patiënt zijn rol als man, toekomstig vader, niet op zich neemt en dat dit door de familie ook niet begrepen wordt. De huisarts vertelt de patiënt dat hij ziet dat hij zich zorgen maakt en dat anderen, zoals zijn vrouw en zijn familie, ook zorgen over hem hebben. De huisarts heeft met opzet een visite samen met de POH-GGZ gedaan, om zijn interesse in het gezin en hun omstandigheden te laten blijken, te investeren in een goed relatie en de POH-GGZ te introduceren. De POH-GGZ spoort moeder aan haar moederrol op zich te nemen met alle verantwoordelijkheden en raadt haar ook aan haar partner te enthousiasmeren voor zijn rol zoals hij die zelf ziet en dit betekende hem aanmoedigen bijvoorbeeld boodschappen te doen.

7.3.5 Verwijzing bij lage rugklachten

Een patiënt met lage rugklachten kan verwezen worden naar een orthopeed, reumatoloog of neuroloog bij vermoeden van een zeldzame (specifieke) oorzaak, of ter uitsluiting daarvan bij stagnerende behandeling of persisterende ideeën van patiënt over een organische oorzaak. In dat laatste geval is het doel van de verwijzing samen met de patiënt te kunnen vaststellen dat er van een ernstige lichamelijke oorzaak geen sprake is. Bij sommige patiënten kan alleen daarmee ruimte ontstaan voor een succesvol vervolgbeleid.

Bij patiënten met ernstige rugklachten die aan de criteria voor ernstige SOLK voldoen, kan een verwijzing naar tweedelijnshulpverleners en een multidisciplinair team of behandelcentrum plaatsvinden. Multidisciplinaire aanpak (met aandacht voor somatische, psychologische en sociale aspecten) heeft hierbij de voorkeur; een monodisciplinaire aanpak wordt ontraden, vanwege gebrek aan effectiviteit.

7.4 Complex regionaal pijnsyndroom (CRPS-I)

Casus Dhr. J.

Patiënt J., 57 jaar, docent, heeft zijn pols gebroken toen hij van zijn mountainbike gevallen was. Aan het eind van de week gaat het gips eraf, maar hij vroeg zich af of dit niet al eerder moest in verband met zwelling van zijn duim. 'Zit het gips niet te strak', vraagt hij zich af. De huisarts kent hem als een sportieve man, die bijna nooit bij de huisarts komt en eigenlijk geen relevante medische voorgeschiedenis heeft, behalve een sinds een half jaar bestaand PHS-beeld (periartritis humeroscapularis) aan dezelfde arm, waarvoor hij fysiotherapie krijgt. De huisarts ziet dat patiënt zijn arm gebogen tegen zijn borst houdt en dat zijn duim en vingers wat glanzend gezwollen zijn en bij bewegen stijf zijn, met name de duim. Het gips lijkt niet te knellen. Hij stelt patiënt voor nog enkele dagen af te wachten, tot het moment dat het gips er volgens afspraak af gaat. Een week na de verwijdering van het gips, waarbij in het ziekenhuis voorlichting over de goede genezing van de breuk en een foldertje met enkele oefeningen voor thuis gegeven waren, komt patiënt weer bij de huisarts om zijn hand te laten zien. Deze is gezwollen en iets roder en voelt warmer aan dan de andere hand, is wat beperkt in mobiliteit in de vinger- en polsgewrichten, en er is een opvallende slapheid en bewegingsbeperking van hand en arm. Patiënt zelf geeft ook aan het gevoel te hebben dat de hand er niet helemaal bij hoort. Er is geen sprake van disproportionele pijn.

7.4 · Complex regionaal pijnsyndroom (CRPS-I)

7.4.1 Begripsbepaling en epidemiologie

Chronisch regionaal pijnsyndroom (CRPS-I) is een aandoening die al jarenlang veel discussie oplevert. In de loop der jaren zijn er ruim 70 benamingen voor opgedoken in de literatuur. Vooral de termen sudeckdystrofie, posttraumatische dystrofie en sympathische reflexdystrofie zijn algemeen bekend. Het onderliggende pathofysiologische mechanisme is niet duidelijk. De verschijningsvormen en het beloop zijn heel gevarieerd, en er is een heel spectrum aan voorgestelde behandelingen. De discussie spitst zich vooral toe op het feit of CRPS wel een separate ziekte-entiteit is of een functioneel syndroom dat ontstaat na immobilisatie van een extremiteit. De bewegingsangst die deze patiënten vaak hebben, kan versterkt worden door de behandelaar, als deze ten onrechte aangeeft dat de pijn een teken is van voortgaande weefselschade. Patiënten met CRPS-I lijken vooral baat te hebben bij een intensief bewegingsprogramma – 'pain exposure in physical therapy' (PEPT) – waarbij de pijn wordt beschouwd als een 'vals alarmsignaal'.

De meest recente en ook in de CBO-richtlijn gehanteerde definitie uit de Classification of Chronic Pain luidt als volgt:

> CRPS-I is een syndroom dat gekarakteriseerd wordt door continuerende (spontane en/of uitgelokte) regionale pijn die schijnbaar disproportioneel is in duur of ernst in vergelijking met het normale pijnbeloop na trauma of een andere laesie. De pijn is *regionaal* (niet beperkt tot het innervatiegebied van een specifieke zenuw of dermatoom) met doorgaans distaal aanwezige abnormale sensorische, motore, sudomotore, vasomotore/oedemateuze en/of trofische verschijnselen. De progressie van het syndroom in de tijd is variabel. CRPS-I kan ontstaan na iedere vorm van trauma, met name na een fractuur of wekedelenlaesie.

Het CRPS-I kan ook als een SOLK beschouwd worden, vanwege de onbegrepen pathofysiologie van het ziektebeeld, waarbij de regionale pijn en het niet meer gebruiken van een deel van een ledemaat op de voorgrond staan, de diversiteit aan benamingen en behandelingen in de loop der jaren.

De incidentie van CRPS-I in Nederland is 26/100.000. Het wordt vooral gezien na een polsfractuur (1–37 %), crushletsel van de voet (7 %), carpaaltunnel release (2 %), achillespeesruptuur (4 %), CVA (35 %), tibiafractuur (30 %). CRPS-I komt op elke leeftijd voor, van kinderleeftijd tot hoogbejaard.

In een populatieonderzoek onder meer dan 600.000 patiënten werd de hoogste incidentie gezien in de leeftijdsgroep van 61–70 jaar.

7.4.2 Anamnese en onderzoek

De patiënt komt meestal met een combinatie van klachten van autonome, sensorische en vasomotorische aard, veelal na een doorgemaakt trauma. Pijn, temperatuurverschil, bewegingsbeperking, kleurverandering, hyperesthesie, hyperalgesie, hyperpathie, tremor, onwillekeurige bewegingen, spierspasmen, paresen, pseudoparalysen, huid-, spier-, botatrofie, hyperhydrose en veranderingen in haar- en nagelgroei zijn klachten die worden gemeld.

Voor de diagnose worden de zogenoemde Budapest criteria gehanteerd: anamnestisch moet er sprake van continue pijn die disproportioneel is voor enig letsel. Tevens moeten er anamnestisch symptomen zijn uit drie van de vier en bij lichamelijk onderzoek twee van de vier van de volgende categorieën (Budapest criteria):

Tabel 7.1 Differentiële diagnoses
Infecties
Reumatische aandoeningen
Entrapmentsyindromen (CTS)
Costoclaviculair Ccompressiesyndroom (CCCS)
Compartimentsyndroom
Trombose
Lymfoedeem
Conversie/automutilatie
Dis/non use

- sensorisch: hyperalgesie (pinprik) en/of allodynie (voor lichte aanraking en/of temperatuur en/of licht druk en /of gewrichtsbeweging);
- vasomotorisch: temperatuur- of kleurasymmetrie;
- sudomotorisch: oedeem en/of asymmetrie van transpiratie;
- motortrofisch: bewegingsbeperking en/of motorische disfunctie (parese/tremor/dystonie) en/of trofische veranderingen.

Omdat de kliniek zo heterogeen kan zijn en ook in het tijdsbeloop kan variëren, is het raadzaam om het beeld bij het stellen van de diagnose goed te omschrijven.

Een definitieve diagnose CRPS-I kan eigenlijk pas kan worden gesteld indien de voor het oorspronkelijke trauma gebruikelijke herstelperiode verondersteld wordt voorbij te zijn. Vroege tekenen van CRPS zijn hyperalgesie en allodynie, temperatuurasymmetrie, kleurverschil en oedeem na het verwijderen van het gips. In ◘tab. 7.1 staan de differentieeldiagnostische overwegingen.

7.4.3 Behandeling/therapie

Volgens de CBO-richtlijn dienen patiënten met CRPS-I zo vroeg mogelijk paramedisch (fysiotherapie, ergotherapie, handtherapie) te worden behandeld, waarbij een initieel pijncontingente behandeling overgaat in een tijdcontingente behandeling. Dat geldt ook voor patiënten met lang bestaande CRPS-I die eerder geen adequate paramedische behandeling hebben gehad. Nader onderzoek is nodig om te analyseren welke vormen van behandeling, pijncontingent of tijdcontingent, het meest effect hebben en in welke fase van CRPS-I.

Er zijn verschillende behandelingen voor CRPS-I beschreven. Grofweg kan de behandeling van CRPS-I bestaan uit medicamenteuze en/of invasieve medische behandeling, paramedische en psychologische behandeling. Het aantal methodologisch correct uitgevoerde onderzoeken naar de effecten van de verschillende behandelingen is echter beperkt. Opgemerkt dient te worden dat het merendeel van de onderzoeken is uitgevoerd bij patiënten in een vroeg stadium van het CRPS-I. Daarom dient men het toepassen van deze behandelingen bij patiënten in latere stadia van het ziektebeeld zorgvuldig af te wegen.

Bij patiënten met CRPS-I worden veelvuldig analgetica voorgeschreven. De onderbouwing hiervoor is echter zeer matig. Er is onvoldoende bewijs voor de effectiviteit van NSAID's en orale opioïden. Ook is er geen bewijs voor effectiviteit van paracetamol, andere epileptica en antidepressiva. De toepassing van paracetamol wordt echter algemeen geaccepteerd, gegeven het gunstige bijwerkingenprofiel.

Er is ook een aantal niet-analgetische geneesmiddelen die bij CRPS-I worden toegepast, zoals gabapentine, DSMO-(dimethylsulfoxide)crème 50 %, N-acetylcysteïne 600 mg. De evidence voor effectiviteit ervan is echter zeer beperkt, en toepassing lijkt in het algemeen niet zinvol.

Bij een recent ontstane CRPS-I is eerst een pijncontingente benadering van de fysiotherapeut aangewezen. De patiënt oefent dan zo vaak en zoveel als hij aankan met de pijn. Bij veel pijn oefent hij minder en als de pijn afneemt weer vaker. Een kortdurende toename van klachten zoals pijn van één of twee uur na de behandeling wordt niet als schadelijk beschouwd. Hij kan dan blijven oefenen. De pijncontingente benadering geeft afname van de klachten in de acute fase. Dit wordt dan gevolgd door een tijdcontingente benadering, waarin de patiënt oefent en beweegt ongeacht de pijn die optreedt. Beide vormen van behandeling gaan in elkaar over. Patiënt zal dan merken dat hij eerst voorzichtig binnen de pijngrens oefent en dat dit langzamerhand overgaat in oefenen zonder rekening te houden met de pijn. Absolute immobilisatie van een arm/been is niet goed, omdat gedoseerd bewegen de sleutel is voor het herstel. Naast de behandeling bij de fysiotherapeut zijn zowel zelfmassage als het dagelijks uitvoeren van oefeningen thuis van groot belang. Het is belangrijk dat patiënt in een zo vroeg mogelijk stadium oefent, waarbij functieherstel vooropstaat. In de acute fase zal de fysiotherapeut nagaan wat patiënt, afhankelijk van de pijnervaring, aankan aan oefening en beweging. In de latere, chronische fase, zal vooral functieherstel uitgangspunt van de behandeling zijn.

De resultaten uit wetenschappelijk onderzoek naar het gebruik van TENS (transcutane elektrische zenuwstimulatie) bij CRPS-I zijn niet eensluidend. Het kan echter als aanvullende behandeling experimenteel worden geprobeerd. Als de TENS een positief effect heeft, wordt aanbevolen hiermee door te gaan.

Een oorspronkelijke uit Macedonië afkomstige behandeling die recent veel aandacht heeft gekregen is 'pain exposure in physical therapy' (PEPT), die niet gericht is op pijnbestrijding maar direct al op functieherstel. Artsen en fysiotherapeuten moedigen patiënten met CRPS-I aan te starten met intensief bewegen, waarbij de pijn wordt genegeerd en beschouwd wordt als een 'vals alarmsignaal'. Deze methode lijkt inmiddels een goedkope en veilige interventie te zijn, die patiënten een totaal nieuw perspectief geeft; ondanks de pijn en klachten mochten ze weer lopen, spalken afdoen en medicatie stoppen. Een goede motivatie van de patiënt om zelf te oefenen en de aanwijzingen van de behandelaars op te volgen, is vereist. Voor het slagen van de behandeling wordt de partner of een vriend(in)/familielid ook uitgenodigd bij de eerste behandelingen voor instructies. Ook voor de PEPT geldt, dat de effectiviteit nog niet voldoende wetenschappelijk geëvalueerd is.

7.4.4 Verwijzing

Verwijzing voor een multidisciplinaire behandeling waarvan ook een psycholoog deel uitmaakt is te overwegen bij:
- langer bestaande CRPS-I met tekenen van chronisch pijngedrag;
- stagnerend herstel, ondanks adequate somatische behandeling;
- aanwijzingen voor psychosociale problematiek;
- onvermogen adequaat met de aandoening om te gaan.

Indien een multidisciplinaire behandeling wordt gegeven, is afstemming door een 'casemanager' tussen de verschillende behandelaars en de patiënt noodzakelijk. In hoeverre daar een rol voor de huisarts of kaderhuisarts bewegingsapparaat is weggelegd, is niet bekend.

In gespecialiseerde centra worden nog andere behandelingen gegeven, waaronder intraveneuze medicatietoediening, zenuwblokkades, en in extreme gevallen zelfs operaties. Van al deze behandelingen geldt dat ze meestal niet wetenschappelijk onderbouwd zijn, en niet duidelijk is of en in welke mate ze verbetering geven.

7.4.5 Prognose en preventie

In een populatieonderzoek in de Verenigde Staten werden in driekwart van de gevallen spontane verbetering en genezing van het syndroom gezien. In het algemeen nemen sensorische, trofische en motorische tekenen toe met toenemende ziekteduur van CRPS-I en nemen vasomotore en sudomotore tekenen af in de loop van de tijd.

Een Nederlands onderzoek (2009) naar de uitkomst van CRPS-I bij 102 patiënten meldt persisterende beperkingen tot twee jaar na het begin van de CRPS-I. Na twee jaar is de CRPS-I bij 16 % nog progressief en in 31 % van de gevallen is de patiënt niet in staat te werken.

Over de prognose van mogelijke subgroepen bij CRPS-I is door het ontbreken van literatuur geen uitspraak te doen. Meer dan de helft van de patiënten verzuimde meer dan een jaar volledig van het werk. Gezien het wisselende beloop van CRPS-I in duur en ernst, is het in een individueel geval moeilijk te voorspellen hoe lang volledige of gedeeltelijke arbeidsongeschiktheid als gevolg van CRPS-I zal duren.

Na het verwijderen van het gips bij een polsfractuur zal in eerste instantie in het ziekenhuis de toestand van de pols beoordeeld worden. In het algemeen zullen patiënten een foldertje meekrijgen met adviezen en oefeningen. Deze zijn erop gericht de pols weer soepel en functioneel te krijgen na de immobilisatieperiode. Pijn- en tijdcontingente benadering met zelfmassage gaan in elkaar over, zoals beschreven bij de paramedische behandeling. Bij stagnering van het proces kan de huisarts patiënt verwijzen naar een fysiotherapeut met affiniteit voor deze aandoening.

Leesadvies

Chavannes AW, Mens JM, Koes BW, Lubbers WJ, Ostelo RW, Spinnewijn WE, et al. NHG-Standaard Aspecifieke lage rugklachten. Huisarts Wetenschap. 2005;48(3):113–23.

olde Hartman TC, Blankenstein AH, Molenaar AO, Bentz van den Berg D, Horst HE van der, Arnold IA, Burgers JS, et al. NHG-Standaard Somatisch Onvoldoende verklaarde Lichamelijke Klachten (SOLK). Huisarts Wet. 2013;56(5):222–30.

Richtlijn Complex Regionaal Pijn Syndroom type 1. Herziening, november 2014.

Vemeulen R. Klinische les: nekpijn aanvullend onderzoek is alleen op indicatie, therapie is zelden noodzakelijk. Ned Tijdschr Geneeskd. 2013;157:A5462.

Websites

▶ https://www.ntvg.nl/artikelen/complex-regionaal-pijnsyndroom-type-1-de-mythe-ontkracht/reacties

Website van patiëntenvereniging: ▶ http://www.posttraumatischedystrofie.nl/

Duizeligheid en SOLK

O.R. Maarsingh

Samenvatting

De klacht duizeligheid komt veel voor in de huisartsenpraktijk en neemt toe met de leeftijd. Bij het vinden van een oorzaak van de duizeligheid neemt de anamnese een centrale rol in, op indicatie aangevuld met (beperkt) lichamelijk en aanvullend onderzoek respectievelijk verwijzing naar een medisch specialist. Toch komt het regelmatig voor dat er geen onderliggende somatische en/of psychische verklaring wordt gevonden, terwijl de patiënt ernstig beperkt wordt als gevolg van de duizeligheid. Het kan bij deze patiënten nuttig zijn om – na afdoende uitsluiting van een onderliggende aandoening – te starten met de stapsgewijze aanpak van somatisch onvoldoende verklaarde lichamelijke klachten (SOLK), zoals beschreven in de desbetreffende NHG-Standaard. In dit hoofdstuk wordt achtergrondinformatie gegeven over duizeligheid en SOLK, en wordt besproken op welke manier de huisarts somatisch onvoldoende verklaarde duizeligheid kan benaderen en behandelen.

8.1   Definitie en epidemiologie – 76

8.2   Anamnese – 76

8.3   Lichamelijk en aanvullend onderzoek – 78

8.4   Differentiële diagnose – 78

8.5   Beleid – 79

8.6   Verwijzing – 81

8.7   Beloop en chroniciteit – 82

        Leesadvies – 82

© Bohn Stafleu van Loghum, onderdeel van Springer Media B.V. 2017
H.E. van der Horst, N.J. de Wit (Red.), *Somatisch Onvoldoende verklaarde Lichamelijke Klachten*,
Praktische huisartsgeneeskunde, DOI 10.1007/978-90-368-0639-8_8

8.1 Definitie en epidemiologie

De term duizeligheid is een weinig precieze omschrijving waarmee allerlei lichamelijke sensaties kunnen worden bedoeld. Duizeligheid wordt van oudsher ingedeeld in vier subtypen, namelijk vertigo (draaiduizeligheid), presyncope (een licht gevoel in het hoofd), disequilibrium (een gevoel van onvastheid ter been) en overige duizeligheid (bijvoorbeeld het gevoel te zweven). Bij veel mensen, met name bij ouderen, is sprake van meer dan één subtype van duizeligheid.

De klacht duizeligheid komt vaak voor en neemt toe met de leeftijd. In de algehele populatie heeft 20–25 % van de volwassenen wel eens last van duizeligheid. Bij mensen van 65 jaar en ouder is 30 % wel eens duizelig en dit neemt toe tot 50 % van de mensen boven de 85 jaar. Slechts een gedeelte van de mensen met duizeligheid consulteert voor hun klacht de huisarts. Uit de gegevens van de Tweede Nationale Studie blijkt dat de incidentie van de klacht duizeligheid in de huisartsenpraktijk toeneemt met de leeftijd van 4–9/1.000/jaar (25–44 jaar) tot 25–28/1.000/jaar ($\geq$ 75 jaar). De prevalentie neemt eveneens toe met de leeftijd van 4–12/1.000/jaar (25–44 jaar) tot 38–54/1.000/jaar ($\geq$ 75 jaar). Vrouwen bezoeken de huisarts tweemaal zo vaak als mannen vanwege duizeligheid. Van alle patiënten $\geq$ 65 jaar bezoekt 9 % minimaal eenmaal per jaar de huisarts vanwege klachten gerelateerd aan duizeligheid.

> **Casus 58-jarige vrouw met duizeligheid (deel 1)**
>
> Een 58-jarige vrouw bezoekt de huisarts, vanwege een toename van langer bestaande draaiduizeligheid en lichtheid in het hoofd. De medische voorgeschiedenis vermeldt hypertensie, IBS en chronische lumbago. Als medicatie gebruikt patiënte chloortalidon 25 mg en zo nodig psylliumvezels. De draaiduizeligheid kan worden uitgelokt door bewegingen van het hoofd, terwijl de lichtheid in het hoofd vooral optreedt bij opstaan vanuit zittende positie. De klachten zijn niet inspanningsgebonden, ze heeft geen klachten over haar gehoor en ook geen begeleidende cardiale of neurologische verschijnselen. De vrouw ervaart de duizeligheid als beangstigend en probeert onverwachte bewegingen van het hoofd zoveel mogelijk te vermijden. Ze is erg ongerust over een onderliggende neurologische aandoening. Bij lichamelijk onderzoek is de bloeddruk normaal. Otoscopie en screenend neurologisch onderzoek laten geen afwijkingen zien. De dix-hallpike-manoeuvre is negatief. De huisarts heeft als werkdiagnose vestibulaire duizeligheid en orthostatische hypotensie als bijwerking van chloortalidon. De huisarts geeft haar informatie over de mogelijke achtergrond van de klachten en legt uit dat de voorafkans op een neurologische aandoening bijzonder klein is. In overleg met patiënte voert de huisarts op proef de epleymanoeuvre uit, omdat mogelijk sprake is van BPPD bij een fout-negatieve Dix-Hallpike. Daarnaast halveert de huisarts de dosering chloortalidon.

8.2 Anamnese

Bij de diagnostiek van duizeligheid neemt de anamnese een centrale plaats in. Onderzoekers schatten dat bij 70 % van de patiënten met duizeligheid de diagnose gesteld kan worden met behulp van alleen de anamnese. Het is daarom belangrijk optimaal gebruik te maken van de anamnese als informatiebron. Aspecten die aan de orde kunnen komen zijn: de aard van de klacht, de duur van de episode, begeleidende verschijnselen, uitlokkende factoren, medische voorgeschiedenis en medicatiestatus.

Het uitvragen van de aard van de klacht is vooral bedoeld om meer duidelijkheid te krijgen over wat de patiënt precies bedoelt met de term duizeligheid. Acute draaiduizeligheid wijst bijvoorbeeld meestal op een aandoening van het evenwichtsorgaan, terwijl een licht gevoel in het hoofd juist kan passen bij een cardiovasculaire of een psychische oorzaak van de duizeligheid. Informatie over de duur van de episode kan soms behulpzaam zijn bij het stellen van de diagnose. Bij benigne paroxismale positieduizeligheid (BPPD) duurt een episode bijvoorbeeld een paar seconden, bij orthostatische hypotensie of een ritmestoornis seconden tot minuten, bij de ziekte van Ménière uren en bij neuritis vestibularis dagen. Begeleidende verschijnselen die kunnen optreden bij duizeligheid zijn angst, bleekheid, gehoorproblemen, hartkloppingen, kortademigheid, misselijkheid of braken, oorsuizingen of zweten. Eenzijdig gehoorverlies kan bijvoorbeeld passen bij neuritis vestibularis of de ziekte van Ménière. Hartkloppingen worden met name gezien bij angst- of paniekklachten, maar kunnen ook optreden bij een ritmestoornis. Begeleidende neurologische verschijnselen (zoals dubbelzien of een gestoorde spraak), recent ontstane hoofdpijn en acute doofheid kunnen wijzen op een ernstige onderliggende oorzaak. Voorbeelden van uitlokkende factoren zijn langdurig staan (denk aan een cardiovasculaire oorzaak), opstaan (denk aan orthostatische hypotensie), draaien of bewegen van het hoofd (denk aan BPPD), inspanning (denk aan een structurele hartafwijking) of hevige emoties. Informatie over de medische voorgeschiedenis stelt de huisarts niet alleen in staat reeds bekende oorzaken te achterhalen (zoals de ziekte van Ménière of een structurele hartafwijking), maar helpt tevens bij het maken van een risico-inschatting. Zo heeft een patiënt met een CVA in de voorgeschiedenis bijna vier keer zoveel kans op een centrale oorzaak van duizeligheid ten opzichte van een patiënt met een blanco cardiovasculaire voorgeschiedenis. Omdat medicatie geregeld bijdraagt aan duizeligheid bij ouderen, is het in kaart brengen van de medicatiestatus met name bij ouderen van groot belang. Medicijnen die duizeligheid kunnen veroorzaken zijn onder andere ACE-remmers, alfablokkers, antidepressiva, anxiolytica, bètablokkers, calciumantagonisten, diuretica en nitraten.

Omdat bij patiënten met duizeligheid bovengemiddeld sprake is van een bijkomende angst- of stemmingsstoornis (en deze combinatie vaker leidt tot chronische klachten), is het zinnig altijd te informeren naar angst- en stemmingsklachten.

Indien de anamnese (en lichamelijk onderzoek) geen aanknopingspunten lijken te geven voor een onderliggende somatische en/of psychische aandoening en de huisarts SOLK overweegt als verklaring voor de duizeligheid, dienen in dit stadium ook de andere dimensies uit het SCEGS-model te worden geëxploreerd. Bij de exploratie van de *cognitieve dimensie* vraagt de huisarts naar ideeën die de patiënt met duizeligheid heeft over zijn/haar klachten, zoals oorsprong, beïnvloedbaarheid en prognose van de duizeligheid. Aannames omtrent de klacht duizeligheid die bijvoorbeeld kunnen interfereren met het herstel zijn: 'er is iets mis in mijn hoofd', 'ik ben niet in staat de duizeligheid te beïnvloeden' en 'de duizeligheid gaat nooit meer weg'. Bij exploratie van de *emotionele dimensie* informeert de huisarts naar de emotionele gevolgen van de duizeligheid, zoals angst, somberheid, moedeloosheid of ongerustheid over een ernstige onderliggende aandoening. Uit onderzoek in de huisartsenpraktijk blijkt bij één op de vijf duizelige ouderen sprake te zijn van een angststoornis en/of een depressie. Bij exploratie van de *gedragsmatige dimensie* vraagt de huisarts naar gedragsmatige gevolgen van de duizeligheid, zoals vermijding of werkverzuim. Omdat duizeligheid een klacht is die vaak al jarenlang bestaat, is het nuttig om te vragen naar strategieën die de patiënt toepast/ heeft toegepast om de duizeligheid te verminderen. Bij exploratie van de *sociale dimensie* informeert de huisarts naar de sociale gevolgen van duizeligheid, zoals de invloed op relaties, de deelname aan sociale activiteiten en de invloed op het functioneren van de patiënt (thuis en op het werk). Ook kan gevraagd worden naar de actieradius van de patiënt. Wanneer een patiënt bijvoorbeeld niet meer autorijdt vanwege de duizeligheid, zorgt dit voor een forse verkleining van de actieradius en bijbehorende afhankelijkheid van anderen.

8.3 Lichamelijk en aanvullend onderzoek

Als de anamnese daartoe aanleiding geeft, verricht de huisarts gericht lichamelijk onderzoek. Voorbeelden zijn auscultatie van het hart bij duizeligheid door inspanning of onderzoek van het evenwichtsorgaan bij acute draaiduizeligheid. De NHG-Standaard *Duizeligheid* (2002) adviseert het volgende lichamelijke onderzoek: neurologisch onderzoek bij hevige draaiduizeligheid, onderzoek polsfrequentie en hartritme bij presyncopale duizeligheid, auscultatie van het hart bij inspanningsgebonden duizeligheid, bloeddrukmeting bij een mogelijk cardiovasculaire of medicamenteuze oorzaak, en beoordeling van het trommelvlies bij gehoorverlies, oorpijn of een KNO-voorgeschiedenis, waarbij de huisarts op indicatie het onderzoek kan uitbreiden. Voor de toepassing van de meeste diagnostische tests bij duizeligheid in de eerste lijn bestaat geen wetenschappelijke onderbouwing, ook niet voor laboratoriumonderzoek. Het is daarom van belang dat de huisarts zich steeds afvraagt of toepassing van een test ook daadwerkelijk zicht biedt op meer inzicht in de oorzaak van de klacht dan wel aanknopingspunten voor behandeling.

Wanneer de anamnese doet vermoeden dat sprake is van een angst- of stemmingsstoornis, kan de huisarts eventueel gebruikmaken van daarvoor ontwikkelde vragenlijsten zoals de 4DKL (Vierdimensionale Klachtenlijst; ▶www.emgo.nl/researchtools/4dsq.asp) of de PHQ-9 (Patient Health Questionnaire-9 ▶www.phqscreeners.com/overview.aspx).

Wanneer bij een patiënt sprake is van verandering van de klachten, is lichamelijk (en eventueel aanvullend) onderzoek geïndiceerd.

8.4 Differentiële diagnose

Duizeligheid bij volwassenen wordt in ongeveer een derde van de gevallen veroorzaakt door een vestibulaire aandoening (22–38 %), waarbij neuritis vestibularis en BPPD de aandoeningen zijn die het meest frequent worden gediagnosticeerd. Andere oorzaken zijn cardiovasculaire aandoeningen (7–18 %), neurologische aandoeningen (12–15 %) en psychiatrische aandoeningen (5–11 %).

Bij ouderen op het spreekuur van de huisarts blijkt een cardiovasculaire aandoening de meest voorkomende hoofdoorzaak van duizeligheid (57 %), gevolgd door een aandoening van het evenwichtsorgaan (14 %). Bij één op de vier oudere patiënten blijkt duizeligheid (mede) veroorzaakt te worden door het gebruik van medicatie en bij één op de vijf patiënten door een psychiatrische aandoening. Bij meer dan 60 % van de ouderen is sprake van meer dan één oorzaak van de duizeligheid. Duizeligheid bij ouderen wordt daarom in toenemende mate gezien als een geriatrisch syndroom, vergelijkbaar met delirium of incontinentie. Hiermee wordt bedoeld dat de klacht het gevolg is van meerdere bijdragende factoren, waarbij de afzonderlijke factoren weinig tot geen klachten geven, maar de optelsom van factoren ervoor zorgt dat de klacht manifest wordt ('the straw that broke the camel's back'). Een patiënt met langer bestaande orthostatische hypotensie krijgt bijvoorbeeld manifeste klachten op het moment dat sprake is van achteruitgang van de visus (bijvoorbeeld door staar), vermindering van spierkracht in de onderste extremiteiten (bijvoorbeeld na een ziekenhuisopname) of nieuwe medicatie met duizeligheid als bijwerking (zoals antihypertensiva, alfablokkers of antidepressiva).

Zo'n 40 % van de consulten bij de huisarts betreft lichamelijke klachten waarvoor geen somatische verklaring wordt gevonden. Dit geldt ook voor duizeligheid. Uit gegevens van de Tweede Nationale Studie komt naar voren dat de huisarts bij 39 % van de duizelige ouderen een symptoomdiagnose als einddiagnose registreert (bijvoorbeeld 'duizeligheid' of 'flauwvallen'). Indien anamnese, lichamelijk onderzoek, aanvullend onderzoek en eventuele verwijzing geen aanknopingspunten bieden voor een onderliggende somatische en/of psychische aandoening en de huisarts constateert dat waarschijnlijk sprake is van SOLK, dient vervolgens een inschatting te worden gemaakt van de ernst, i.e. milde SOLK, matig-ernstige SOLK of ernstige SOLK (zie NHG-Standaard *SOLK*).

8.5 Beleid

Het geven van voorlichting is een nuttig en terugkerend element bij de behandeling van somatisch onvoldoende verklaarde duizeligheid. Deze voorlichting kan bijvoorbeeld gaan over herstelbelemmerende factoren (zie verderop in deze paragraaf), maar ook over duizeligheid in het algemeen. Patiënten blijven zich namelijk vaak afvragen wat hun klachten veroorzaakt. Het kan dan helpen om, juist wanneer er geen duidelijke oorzaak is, algemene informatie te geven over de fysiologische achtergrond van evenwicht en balans. Rode draad bij deze uitleg vormt de trias visuele systeem (waar ben je en waar ga je naartoe?), propriocepsis (wat is de positie van mijn lichaam/lichaamsdelen?) en evenwichtsorgaan (hoe beweegt mijn hoofd zich?). Ons brein combineert de signalen van deze drie systemen, wat resulteert in een gevoel van evenwicht/balans. Wanneer één van de drie systemen kapot is of verkeerde informatie geeft, kan dit leiden tot een gestoord evenwicht en duizeligheid.

Indien de huisarts een (of meerdere) onderliggende aandoening(en) als verklaring voor de duizeligheid diagnosticeert, kan worden gestart met behandeling conform de desbetreffende richtlijn of – indien nodig – verwezen worden naar de desbetreffende medisch specialist. Indien de huisarts twijfelt of een somatische/psychische aandoening afdoende is uitgesloten, kan hij de patiënt verwijzen voor aanvullende diagnostiek. Zijn mogelijk onderliggende aandoeningen voldoende uitgesloten dan kan de huisarts starten met de stapsgewijze aanpak van SOLK zoals beschreven in de NHG-Standaard *SOLK*. Voorwaarde voor een succesvolle behandeling is dat huisarts en patiënt tot een gezamenlijke probleemdefinitie komen en dat de patiënt ook overtuigd is dat er geen lichamelijke oorzaak is voor de duizeligheid.

Wanneer een patiënt heeft aangegeven bang te zijn voor een bepaalde onderliggende aandoening en uit anamnese en onderzoek naar voren is gekomen dat de kans hierop minimaal is, is het belangrijk dit te benoemen en ongerustheid weg te nemen. Dit blijft maatwerk, waarbij bijvoorbeeld de voorafkans op de desbetreffende aandoening, de achtergrond van de patiënt en de overtuigingskracht van de huisarts een rol kunnen spelen.

Een belangrijk onderdeel van de behandeling van somatisch onvoldoende verklaarde duizeligheid betreft het verminderen van herstelbelemmerende factoren, zoals die eerder aan de hand van het SCEGS-acroniem naar voren kwamen. Als een somatische aandoening het herstel belemmert, probeert de huisarts deze te behandelen (dan wel de bestaande behandeling te optimaliseren). Het palet van de huisarts kan daarbij zeer divers zijn, zoals behandeling van een comorbide slaapstoornis, vervanging van een alfablokker door bekkenbodemtherapie bij benigne prostaathypertrofie of verwijzing naar de opticien voor correctie van de visus. Indien sprake is van negatieve gedachten die het herstel van de duizeligheid in de weg zitten, probeert de huisarts de patiënt te helpen om deze gedachten te vervangen door alternatieve gedachten. Zo hebben patiënten met duizeligheid vaak het idee dat ze het herstel van hun klacht niet kunnen beïnvloeden, terwijl onderzoek juist laat zien dat training van het evenwichtsorgaan ('vestibulaire rehabilitatie', zie ▶ par. 8.6 Verwijzing) bij veel patiënten zorgt voor afname van de duizeligheid, zelfs als sprake is van niet-vestibulaire onverklaarde duizeligheid. Indien sprake is van ongerustheid, angst of somberheid, legt de huisarts uit dat deze emoties de klacht duizeligheid kunnen versterken. Bij de behandeling van angst en depressie kan de huisarts zich laten leiden door de NHG-Standaarden *Angst* en *Depressie*. Bij aanhoudende ongerustheid, vaak uitgedrukt als 'er moet iets zijn, mijn lichaam geeft dit signaal niet voor niets', probeert de huisarts erachter te komen wat de oorzaak van de ongerustheid is en op welke manier de patiënt gerustgesteld kan worden. Bij ongerustheid over een specifieke aandoening legt de huisarts uit waarom de aanwezigheid van die aandoening onwaarschijnlijk is. Indien de huisarts gedragsmatige factoren identificeert die het herstel van de duizeligheid belemmeren, geeft hij uitleg over het nadelige effect en doet een voorstel voor verandering van dit gedrag. Zo hebben veel duizelige patiënten de neiging om situaties die duizeligheid opwekken te vermijden, terwijl uit onderzoek naar voren komt dat vermijding juist bijdraagt aan een ongunstig beloop van de duizeligheid (klachten duren langer en de ervaren beperking neemt toe). Soms zijn er factoren binnen het gezin die het herstel van de duizeligheid nadelig beïnvloeden, zoals onjuiste aannames wat betreft de oorzaak van de klacht of de manier waarop de klacht moet worden behandeld. Het is dan zinvol dat de huisarts dit met de patiënt bespreekt, indien gewenst ook samen met het desbetreffende gezins- of familielid. Indien de situatie op het werk bijdraagt aan de duizeligheid of er sprake is van verzuim, kan het nuttig zijn dat de huisarts contact zoekt met de bedrijfsarts.

Omdat er tot op heden geen wetenschappelijke onderbouwing is voor de behandeling van somatisch onvoldoende verklaarde duizeligheid met antivertigineuze medicatie (zoals betahistine of cinnarizine), wordt het gebruik van deze middelen afgeraden.

Voor monitoring tijdens vervolgconsultaties kan het nuttig zijn om – naast de terugkerende SCEGS-inventarisatie – gebruik te maken van een gevalideerde vragenlijst gericht op duizeligheid. Een veelgebruikte vragenlijst is de Dizziness Handicap Inventory (DHI). Deze vragenlijst (25 items, score 0–100) vertelt iets over de mate van ervaren beperking als gevolg van de duizeligheid.

> **Casus 58-jarige vrouw met duizeligheid (deel 2)**
>
> Ondanks de behandeling nemen de klachten van patiënte alleen maar toe, waarbij vermijding (van situaties die duizeligheid oproepen) steeds meer op de voorgrond komt te staan. Tevens klaagt patiënte over een toename van haar buik- en rugklachten. De huisarts verricht nogmaals een uitgebreide anamnese en lichamelijk onderzoek, wat geen aanknopingspunten oplevert voor een onderliggende aandoening. Om meer inzicht te krijgen in de stemming van patiënte, besluit de huisarts de 4DKL af te nemen. Hieruit komt naar voren dat patiënte veel stress ervaart als gevolg van de klachten, maar dat de kans op een onderliggende angst- of stemmingsstoornis relatief klein is. Omdat er geen aanknopingspunten zijn voor onderliggende pathologie, de klachten inmiddels meer dan twee maanden bestaan, patiënte ernstig wordt beperkt door haar klachten en sprake is van drie klachtenclusters, vermoedt de huisarts dat het om SOLK gaat. De huisarts bespreekt

dit met patiënte en geeft uitgebreid informatie aan de hand van de NHG-Standaard *SOLK*. Samen komen ze tot de conclusie dat er diverse herstelbelemmerende factoren zijn, namelijk somatisch (verergering chronische lumbago en IBS), cognitief (ongerustheid over neurologische aandoening), emotioneel (angst tijdens duizeligheid) en gedrag (vermijding situaties die duizeligheid kunnen veroorzaken). De huisarts behandelt de lumbago en IBS conform de desbetreffende NHG-Standaarden. Daarnaast gaat hij uitgebreid in op de ongerustheid van patiënte. Zij vertelt dat ze vooral ongerust is over een hersentumor, omdat de klachten toenemen door bewegingen van het hoofd. De huisarts legt uit dat dit juist typisch is voor vestibulaire duizeligheid en dat de kans op een hersentumor bij duizeligheid zonder neurologische verschijnselen verwaarloosbaar klein is. Omdat de angst en vermijding nauwelijks verbeteren, verwijst de huisarts patiënte hiervoor naar de POH-GGZ. Daarnaast komt patiënte één keer per vier weken bij de huisarts om het beloop van de klachten te bespreken, waarbij met name aandacht wordt besteed aan het verminderen van herstelbelemmerende factoren. In de loop van een paar maanden vermindert de duizeligheid (en de bijbehorende ervaren beperking), zonder dat deze helemaal verdwijnt.

8.6 Verwijzing

Wanneer herstel uitblijft en de huisarts toch twijfelt over de aanwezigheid van een onderliggende somatische aandoening (of de patiënt daar ongerust over blijft), kan hij de patiënt verwijzen naar een medisch specialist zoals neuroloog, KNO-arts of – bij ouderen – naar een klinisch geriater of specialist ouderengeneeskunde. Met name de laatstgenoemde kan vaak goede suggesties doen om de ervaren beperking als gevolg van de duizeligheid te verminderen ('impairment reduction'). Bij twijfel over de aanwezigheid van een psychiatrische aandoening, zoals een depressie of een somatisatiestoornis in engere zin, kan de huisarts verwijzen naar POH-GGZ, psycholoog of GGZ. Als huisarts en patiënt gezamenlijk besluiten tot een diagnostische verwijzing, is het belangrijk van tevoren te bespreken wat de volgende stap is indien er geen oorzaak van de duizeligheid wordt gevonden. Wanneer de duizeligheid interfereert met het werk of indien er vanuit het werk factoren zijn die de duizeligheid onderhouden, overlegt de huisarts met de bedrijfsarts.

Wanneer de behandeling van de somatisch onvoldoende verklaarde duizeligheid niet effectief is, of wanneer er te veel herstelbelemmerende factoren zijn, kan de huisarts eveneens overwegen de patiënt te verwijzen. Gezien het gevarieerde verwijsaanbod is het belangrijk de verschillende mogelijkheden gezamenlijk te bespreken en af te stemmen op de wensen van de patiënt. Hierbij kan in eerste instantie gedacht worden aan de GGZ, zoals de POH-GGZ, psychotherapeut of cognitief gedragstherapeut. Patiënten met aanhoudende draaiduizeligheid kunnen verwezen worden naar een fysiotherapeut die gespecialiseerd is in vestibulaire rehabilitatie (VR). Bij VR volgt de patiënt een dagelijks oefenprogramma van 20–30 minuten gedurende zes tot twaalf weken, gericht op training van het evenwichtsorgaan door middel van gecontroleerde bewegingen van oog, hoofd en lichaam. Hoewel VR oorspronkelijk is ontwikkeld voor patiënten met een aandoening van het evenwichtsorgaan, is er toenemend wetenschappelijk bewijs dat VR ook effectief kan zijn bij onverklaarde duizeligheid.

Als de klachten niet binnen drie maanden verbeteren of als er ernstige functionele belemmeringen zijn en SOLK op meerdere domeinen, kan de huisarts overwegen gespecialiseerde hulpverlening in de tweede of derde lijn in te schakelen (bijvoorbeeld een multidisciplinair behandelcentrum gespecialiseerd in SOLK).

8.7 Beloop en chroniciteit

Hoewel duizeligheid niet zomaar leidt tot een levensbedreigende situatie, kan de klacht blijvende beperkingen veroorzaken in het dagelijks functioneren. Duizeligheid blijkt onder andere geassocieerd met depressie en sociale isolatie. Bij ouderen is duizeligheid een belangrijke risicofactor voor vallen, fracturen en opname in ziekenhuis of verpleeghuis. Voorspellers van een ongunstig beloop van duizeligheid bij volwassenen zijn onder andere afname van activiteit als gevolg van de duizeligheid, vermijding van situaties die duizeligheid uitlokken, duizeligheid als gevolg van een psychiatrische oorzaak en de aanwezigheid van drie of meer chronische ziekten.

Uit onderzoek in de huisartsenpraktijk kwam naar voren dat bij 60 % van de duizelige ouderen sprake was van significante beperking als gevolg van de duizeligheid. Na zes maanden was bij 34 % van de ouderen nog steeds sprake van blijvende beperking als gevolg van de duizeligheid. De meest krachtige voorspeller van een ongunstig beloop van duizeligheid bij ouderen was de mate van ervaren beperking als gevolg van de duizeligheid. Andere ongunstige voorspellers waren onder andere langdurige duizeligheid (> 6 maanden), de aanwezigheid van een angst- of stemmingsstoornis, verminderde functionele mobiliteit en valneiging als begeleidende klacht.

Leesadvies

Dros J, Maarsingh OR, Windt DA van der, Oort FJ, Riet G ter, Rooij SE de, et al. Functional prognosis of dizziness in older primary care patients: a prospective cohort study. J Am Geriatr Soc. 2012;60(12):2263–9.
McDonnell MN, Hillier SL. Vestibular rehabilitation for unilateral peripheral vestibular dysfunction. Cochrane Database Syst Rev. 2015;1:CD005397.
Olsson MU, Hansson EE, Ekdahl C, Midlov P, Jakobsson U, Kristensson J. Fighting for control in an unpredictable life – a qualitative study of older persons' experiences of living with chronic dizziness. BMC Geriatr. 2014;14:97.

Websites

Folder SOLK Thuisarts.nl: ▶ http://www.thuisarts.nl/onvoldoende-verklaarde-lichamelijke-klachten.
Folder Duizeligheid Thuisarts.nl: ▶ http://www.thuisarts.nl/duizeligheid/ik-ben-duizelig.
NHG-Standaard Duizeligheid: ▶ https://www.nhg.org/standaarden/samenvatting/duizeligheid.
NHG-Standaard SOLK: ▶ https://www.nhg.org/standaarden/samenvatting/somatisch-onvoldoende-verklaarde-lichamelijke-klachten-solk.
Patient Health Questionnaire- 9 (PHQ- 9): ▶ www.phqscreeners.com/overview.aspx.
Vierdimensionale Klachtenlijst (4DKL): ▶ www.emgo.nl/researchtools/4dsq.asp.

Hoofdpijn en SOLK

F. Dekker

Samenvatting

In dit hoofdstuk staat hoofdpijn zonder specifieke oorzaak, ook wel spanningshoofdpijn genoemd, centraal. Het onderscheid met andere vormen van hoofdpijn komt eveneens aan bod, zowel in de diagnostiek als in het beleid. Ook wordt het beleid bij medicatieovergebruikshoofdpijn beschreven, omdat spanningshoofdpijn in 50 % de aanleiding is voor medicatieovergebruikshoofdpijn. Medicatieovergebruikshoofdpijn kent een duidelijke verklaring en is daarmee geen SOLK in engere zin.

9.1 Inleiding – 85

9.2 Hoofdpijn en SOLK: spanningshoofdpijn – 85

9.3 Epidemiologie hoofdpijn – 87

9.4 Beloop en chroniciteit – 88

9.5 Klachten – 88

9.6 Diagnostiek – 88

9.7 Differentiële diagnostiek bij spanningshoofdpijn – 90

9.8 SCEGS bij hoofdpijn – 91
9.8.1 Somatische dimensie – 91
9.8.2 Cognitieve dimensie – 92
9.8.3 Emotionele dimensie – 92
9.8.4 Gedragsmatige dimensie – 92
9.8.5 Sociale dimensie – 93

© Bohn Stafleu van Loghum, onderdeel van Springer Media B.V. 2017
H.E. van der Horst, N.J. de Wit (Red.), *Somatisch Onvoldoende verklaarde Lichamelijke Klachten*,
Praktische huisartsgeneeskunde, DOI 10.1007/978-90-368-0639-8_9

9.9 Beleid bij spanningshoofdpijn – 93

9.10 Medicamenteuze therapie – 94

9.11 Verwijzing voor behandeling – 95

Leesadvies – 96

9.1 Inleiding

Hoofdpijn is in veel gevallen een somatisch onvoldoende verklaarde lichamelijke klacht (SOLK). Als er geen specifieke oorzaak voor de hoofdpijn wordt gevonden, wordt ook vaak de term spanningshoofdpijn gebruikt. Bij een deel van de patiënten met spanningshoofdpijn is er echter wel een verklarend mechanisme, zoals bij cervicogene hoofdpijn. Ook bij andere hoofdpijnsoorten zoals migraine en medicatieovergebruikshoofdpijn is er een verklaring voor de klachten. Bij alle hoofdpijnsoorten wordt een relatie met stress verondersteld, maar bij spanningshoofdpijn, migraine en medicatieovergebruikshoofdpijn is de rol van stress in het ontstaan van hoofdpijn vaak niet duidelijk. De indeling van spanningshoofdpijn wordt vooral bepaald door de frequentie. De laagfrequente vormen van spanningshoofdpijn (<1 dag/maand) worden als een veelvoorkomend, en normaal verschijnsel beschouwd, waarmee mensen zelden naar de arts gaan en waarvoor geen interventie nodig is. Bij spanningshoofdpijn met hoge frequentie (1–15 dagen per maand) wordt geadviseerd klachten te inventariseren aan de hand van de vijf SCEGS-dimensies. Bij frequente hoofdpijn en chronische hoofdpijn (>15 dagen/maand) zijn wel interventies aanbevolen. Hoe hoger de ziektelast, hoe actiever de benadering van de huisarts. Hiervoor kan de huisarts globaal de stappen van het algemene beleid bij SOLK volgen.

> **Casus Mevrouw Beaufort**
>
> Mevrouw Beaufort, 36 jaar oud, is ziekenverzorgster. Zij klaagt over heftige hoofdpijn, die dagen aanhoudt en vanuit de nek via de schedel naar het voorhoofd trekt. Ze heeft een zwaar gevoel in haar oogleden, rechts erger dan links. Ze zit wat krampachtig met het hoofd naar voren voor u en houdt haar hoofd een beetje scheef naar rechts. U stelt haar enkele vragen, die ze niet goed kan beantwoorden: ze heeft er niet op gelet hoe vaak de hoofdpijn komt en hoe lang het duurt. Ze heeft gewoon beroerd veel hoofdpijn. U geeft haar een medicatieadvies (paracetamol) en geeft uitleg over maximaal gebruik ervan. U vraagt haar gedurende een aantal weken een hoofdpijndagboek bij te houden. U nodigt haar uit voor een vervolggesprek. Zij komt na zes weken terug met een ingevuld hoofdpijndagboek. U vraagt aan mevrouw Beaufort of haar zelf iets is opgevallen bij het zien van het ingevulde dagboek (◘ fig. 9.1). Ze kan er geen patroon in ontdekken. U ziet dat ze hoofdpijn heeft op bijna de helft van het aantal dagen per maand en ook u kunt er geen patroon in ontdekken. De hoofdpijn duurt soms kort, soms dagen achtereen, met een gemiddelde pijnscore van 6 (schaal 1–10). Paracetamol tegen hoofdpijn heeft ze soms gebruikt en dat helpt haar een beetje; het haalt de scherpe kantjes er af, maar gaat er niet mee weg. Haar vraag is hoe nu verder?

9.2 Hoofdpijn en SOLK: spanningshoofdpijn

Hoofdpijn is een veelvoorkomende klacht en heeft vele verschijningsvormen. In de meeste gevallen wordt er geen specifieke verklaring voor hoofdpijn gevonden. In dat geval spreekt men van spanningshoofdpijn, hoewel een relatie met spanning lang niet altijd aan te tonen is.

Hoofdpijndagboek　　　　　　　　Naam:

Huisartsenpraktijk

Datum (maand/jaar):...............
- Vul deze lijst voor twee maanden in.
- Uitleg op *www.thuisarts.nl/hoofdpijn/hoofdpijndagboek*.
- Alleen op die dagen iets invullen wanneer u hoofdpijn heeft, anders open laten.
- Geef de ingevulde lijsten aan uw huisarts en bespreek deze samen.

Datum	Ernst cijfer	Medicatie tegen hoofdpijn?	Resultaat medicatie	Overig/ aantekening	Soort hoofdpijn
	1-10	Naam, sterkte, aantal			S / M / HH / ?
1					
2					
3					
4					
5					
6					
7					
8					
9					
10					
11					
12					
13					
14					
15					
16					
17					
18					
19					
20					
21					
22					
23					
24					
25					
26					
27					
28					
29					
30					
31					

Kenmerken hoofdpijn
- ☐ Bonzend of kloppend
- ☐ Misselijk
- ☐ Braken
- ☐ Aura
- ☐ Overgevoelig voor geluid/licht
- ☐ Aan één kant van het hoofd
- ☐ Aan beide kanten van het hoofd
- ☐ Verergering bij inspanning

Soort hoofdpijn
- S = Spanningshoofdpijn
- M = Migraine
- HH = Hoofdpijn door medicatie
- ? = Onbekend/weet niet

◘ **Figuur 9.1**　Hoofdpijndagboek

De definitie van spanningshoofdpijn is volgens de internationale hoofdpijnclassificatie (ICHD) als volgt:

» Hoofdpijn, meestal bilateraal, met een drukkend of strak gevoel van het hoofd, van milde tot matige intensiteit, aanwezig gedurende 30 minuten tot 7 dagen. De pijn verergert niet bij normale fysieke inspanning (wandelen, traplopen) en gaat niet vergezeld van misselijkheid of braken. Fotofobie of fonofobie kunnen wel aanwezig zijn.

Spanningshoofdpijn wordt ingedeeld in drie categorieën:
1. Incidentele spanningshoofdpijn houdt in dat hoofdpijn gemiddeld op minder dan één dag per maand optreedt.
2. Frequente spanningshoofdpijn houdt in dat hoofdpijn op één tot veertien dagen per maand optreedt gedurende gemiddeld >3 maanden.
3. Chronische spanningshoofdpijn houdt in dat hoofdpijn op meer dan vijftien dagen per maand voorkomt en gedurende langer dan drie maanden optreedt.

Deze indeling vormt de basis voor het beleid van de huisarts: geen of amper interventie bij weinig frequente spanningshoofdpijn tot een intensieve interventie bij chronische spanningshoofdpijn. Bij de ernstigere gevallen, met veel ziektelast, is het beleid conform de NHG-Standaard *SOLK*.

Bij andere vormen van hoofdpijn is er wel een duidelijke verklaring, zoals bij migraine en medicatieovergebruikshoofdpijn. Deze vormen hebben vaak ook een hoge ziektelast, en worden, ondanks dat ze een lagere prevalentie in de bevolking hebben, toch vaker dan spanningshoofdpijn bij de huisarts gepresenteerd.

9.3 Epidemiologie hoofdpijn

Er zijn maar weinig mensen die nooit hoofdpijn hebben; meer dan 90 % heeft ooit wel eens hoofdpijn gehad. Sommige onderzoekers rapporteren lagere getallen, maar dat komt omdat dan sommige hoofdpijnvormen, zoals hoofdpijn bij een 'kater' en hoofdpijn als bijwerking van geneesmiddelen, niet worden meegeteld.

Ongeveer 60–70 % van de bevolking heeft wel eens spanningshoofdpijn. Migraine komt globaal bij 10 % van de bevolking voor; 15 % van de vrouwen en 5 % van de mannen.

Van de patiënten die met de klacht hoofdpijn op het spreekuur komen, heeft ongeveer 50–60 % migraine en 30 % spanningshoofdpijn. Slechts 20–30 % van de mensen die last hebben van spanningshoofdpijn komt ooit op het spreekuur van de huisarts met deze klacht, van de patiënten met migraine komt 50–60 % ooit op spreekuur. Andere hoofdpijnsoorten komen minder vaak voor. Medicatieovergebruikshoofdpijn komt ongeveer bij 3-4 % van de volwassenen in de praktijk voor. Nog minder vaak komt hoofdpijn voor als bijwerking van geneesmiddelen. Ouderen gebruiken vaker geneesmiddelen dan jongeren, zodat hoofdpijn als bijwerking vaker bij ouderen het geval is (zie ook ►par. 9.7).

Aangezichtspijn, i.e. trigeminusneuralgie en clusterhoofdpijn, komen nog minder frequent voor, gemiddeld een paar gevallen per praktijk.

In de specialistische praktijk ligt dat anders. Door een gericht verwijspatroon van de huisarts zien veel neurologen nauwelijks of nooit spanningshoofdpijn. Bij de patiënten die naar een hoofdpijncentrum worden verwezen, is er tot in ongeveer 50 % van de gevallen sprake van medicatieovergebruikshoofdpijn. Bij de rest van de populatie van hoofdpijncentra is er sprake van migraine en aangezichtspijn, inspanninggerelateerde hoofdpijn en dergelijke. Spanningshoofdpijn komt daar in een minderheid van de gevallen voor.

9.4 Beloop en chroniciteit

Hoofdpijn is vooral manifest in de 'werkzame' periode van het leven.

Chronisch dagelijkse hoofdpijn is in de huisartsenpraktijk een veelvoorkomend probleem en treft 4 % van de volwassenen.

Chronische spanningshoofdpijn duurt vaak jaren, maar veel gegevens zijn daar niet over. Ook zonder interventie is er sprake van een fluctuerend beloop met periodes met veel en met weinig klachten. Spanningshoofdpijn komt voor vanaf de leeftijd van 20–30 jaar en de prevalentie neemt weer af vanaf 50–60 jaar. Na die leeftijd komt hoofdpijn als bijwerking van medicatie weer vaker voor.

Migraine komt bij jongens voor vanaf 6–7 jaar en bij meisjes vanaf de menarche en kent een top zo rond de 35 jaar. Daarna wordt de frequentie minder, waarbij vrouwen soms nog een vervelende opleving hebben tijdens de overgangsjaren. Zowel voor mannen als vrouwen geldt vervolgens vanaf het 50e jaar een snelle daling. Een kleine groep blijft ook na het 50e jaar dezelfde frequentie van aanvallen houden, maar meestal geldt hoe ouder hoe minder aanvallen.

Medicatieovergebruikshoofdpijn heeft een ander beloop. Een deel van de patiënten met medicatieovergebruikshoofdpijn komt er zelf weer vanaf. Bij triptanen is dat soms tot een kwart per jaar van de aangedane populatie, bij andere middelen waarschijnlijk minder. Evenzo komen er jaarlijks weer eenzelfde aantal patiënten bij. Stoppen onder begeleiding is waarschijnlijk ook op lange termijn effectief, maar het recidief percentage is 30–40 %.

Spanningshoofdpijn en medicatieovergebruikshoofdpijn kunnen tot op oudere leeftijd voorkomen, evenals hoofdpijn als bijwerking van geneesmiddelen.

9.5 Klachten

In tegenstelling tot wat vaak gedacht wordt, is spanningshoofdpijn een aanvalsgewijze aandoening. De aanvalsduur varieert van 30 minuten tot 7 dagen. Spanningshoofdpijn is meestal tweezijdig. Bij spanningshoofdpijn is er sprake van een drukkend of bandgevoel om het hoofd, op de ogen of in het voorhoofd. De hoofdpijn kan uitstralen tot in de nek, soms komt de hoofdpijn daar juist vandaan (cervicogene hoofdpijn). Spanningshoofdpijn kan zich ook uiten als pericraniële gevoeligheid.

De hoofdpijn is niet bonzend of met de hartslag pulserend. De intensiteit is mild tot matig ernstig, variërend van 4–7 (schaal 1–10). De klachten nemen niet toe bij lichamelijke activiteit en er is geen sprake van misselijkheid of braken. Soms kunnen patiënten licht of geluid niet goed verdragen.

9.6 Diagnostiek

De diagnostiek bij hoofdpijn is gebaseerd op de anamnese, desgewenst met gebruik van een hoofdpijndagboek. Er zijn geen testen of beeldvormende technieken die spanningshoofdpijn kunnen aantonen of onderscheiden van migraine of medicatieovergebruikshoofdpijn.

Algoritmes of zelftesten bieden geen duidelijkheid. Een goede anamnese levert weliswaar de grootste bijdrage aan de diagnostiek, maar leidt ook niet altijd meteen tot de juiste diagnose.

De differentiële diagnose is soms lastig. Mengbeelden van spanningshoofdpijn en migraine komen frequent voor en zijn vaak alleen te herkennen op basis van een hoofdpijndagboek. 60 % van de mensen heeft wel eens spanningshoofdpijn en 10 % migraine, maar 5 % van de bevolking heeft beide.

Voor de patiënt is het vaak verwarrend om te horen dat er sprake is van twee soorten hoofdpijn tegelijk. Die patiënt heeft immers in de eigen beleving gewoon 'hoofdpijn'. Pas als de patiënt de twee hoofpijnsoorten leert onderscheiden, kan een passende aanpak worden gekozen.

Bij hoofdpijn op meer dan vijftien dagen per maand (chronisch) is het vaak moeilijk om frequente spanningshoofdpijn te onderscheiden van medicatieovergebruikshoofdpijn. Hierbij is het aantal dagen waarop medicatie wordt gebruikt doorslaggevend en biedt een hoofdpijndagboek uitkomst, mits dagelijks ingevuld, liefst gedurende twee maanden. Hoewel het gebruik van een hoofdpijndagboek niet echt gevalideerd is (er zijn geen 'test'kenmerken van bekend zoals sensitiviteit en specificiteit), wordt het breed toegepast in de praktijk.

Een goed hoofdpijndagboek moet gemakkelijk in te vullen zijn. Het heeft geen zin om allerlei vermeende oorzaken in een dagboek op te nemen. Die vragen passen beter op het spreekuur. Het is voor patiënten niet leuk elke dag weer te moeten invullen of men misselijk is en aan welke kant het zit.

Het dagboek moet per dag de belangrijkste vragen beantwoorden. Aanvullende vragen of klachten kunnen over de periode als geheel worden beantwoord (zie ook dagboek op ▶www.thuisarts.nl).

De kernvragen die per dag in het dagboek worden geregistreerd, zijn:
- hoofdpijn (bij aanwezigheid een vink, bij afwezigheid openlaten);
- cijfer voor ernst van de hoofdpijn (schaal 1–10);
- gebruikte pijnstillende medicatie met beschrijving effect;
- een open vak, waarin de patiënt voor hem of haar belangrijke dingen kan noteren.

Zo krijgt men zicht op het hoofdpijnpatroon. Een patroon van ernstige aanvallen van hooguit één tot twee dagen wijst op migraine. Een wisselend patroon met minder ernstige aanvallen wijst op spanningshoofdpijn. Hoofdpijn op meer dan vijftien dagen per maand is chronisch, en kan in combinatie met gebruik van medicatie op meer dan vijftien dagen per maand (en langer dan 3 maanden) wijzen op medicatieovergebruikshoofdpijn.

Bij alle hoofdpijnsoorten is er sprake van verhoogde psychische comorbiditeit. Bij spanningshoofdpijn geldt dat vooral bij de frequente chronische vorm. Migrainepatiënten kampen iets vaker met depressie en daar weer een deel van is waarschijnlijk te verklaren door een gemeenschappelijke genetische achtergrond.

In voorkomende gevallen is nadere diagnostiek geïndiceerd, bijvoorbeeld met behulp van de 4DKL-vragenlijst.

Als er bij hoofdpijn tevens sprake is van een depressie of angststoornis, is een behandeling van die stoornis in eerste instantie geïndiceerd.

Bij medicatieovergebruikshoofdpijn komt comorbiditeit frequent voor (50 %). Dit betreft zowel psychische als somatische comorbiditeit. Bij de somatische comorbiditeit gaat het om maag-darmklachten, astma, spier- en gewrichtsklachten. Bij psychische klachten gaat het om uiteenlopende psychische klachten, zoals aanpassingsstoornissen, persoonlijkheidsproblematiek, maar ook om depressie en angst.

Beeldvormende diagnostiek bij spanningshoofdpijn, migraine en medicatieovergebruikshoofdpijn wordt afgeraden. Het heeft medisch gezien geen meerwaarde en het leidt niet tot geruststelling (hooguit kortdurend, zie NHG-Standaard *Hoofdpijn*).

Bij begeleidende neurologische symptomen die mogelijk op een hersenaandoening wijzen, zal uiteraard verwijzing dienen te volgen voor nadere diagnostiek. In de NHG-Standaard *Hoofdpijn* staat een tabel met acute alarmerende klachten of symptomen, waarbij direct dient te worden verwezen. Deze lijst bevat onder andere (per)acuut ontstane heftige hoofdpijn, nekstijfheid, (focale) neurologische symptomen, toename van hoofdpijn na trauma capitis, hoofdpijn met atypische aura, hoofdpijn met aura in begin van OAC-gebruik, hoofdpijn derde trimester van de zwangerschap, hoofdpijn bij CO-intoxicatie. Daarnaast zijn er ernstige vormen van hoofdpijn waarbij verwijzing niet acuut, maar wel op korte termijn dient plaats te vinden: hoofdpijn onder de 6 jaar, voor het eerst optredende hoofdpijn boven de 50 jaar, hoofdpijn met visusproblemen (niet zijnde aura) zoals dubbelzien, nieuwe hoofdpijn bij patiënten met kanker, hiv en/of immunodeficiëntie, progressieve hoofdpijn in de loop van weken, hoofdpijn met persoonlijkheidsverandering.

9.7 Differentiële diagnostiek bij spanningshoofdpijn

Het klachtenpatroon van spanningshoofdpijn kan per patiënt sterk verschillen, maar het beleid is hetzelfde. De andere hoofdpijnsoorten hebben een meer consistent klachtenpatroon.

Enige differentiaaldiagnostische overwegingen:

Migraine is een acute, heftige hoofdpijn, terwijl spanningshoofdpijn langzaam ontstaat en minder heftig wordt ervaren. Voor de praktijk kan de ernst van de hoofdpijn behulpzaam zijn: aanvalsgewijze hoofdpijn met een ernst van 4–7 (schaal van 1–10) is meestal spanningshoofdpijn en aanvalsgewijze hoofdpijn met een ernst van 7–9 is meestal migraine. In tegenstelling tot spanningshoofdpijn verergert migraine wel bij lichamelijke inspanning. Migraine duurt nooit langer dan 72 uur, spanningshoofdpijn kan wel langer aanhouden, maar dat is vaak niet het geval.

Menstruatiegerelateerde hoofdpijn is meestal migraine, waarbij de aanvallen langer kunnen duren dan 72 uur. Migraine kan ook gepaard gaan met heftige pijn in de nek. Dat is dan een migrainevariant en niet cervicogene hoofdpijn.

Medicatieovergebruikshoofdpijn is hoofdpijn die optreedt op meer dan vijftien dagen per maand bij minstens drie maanden overgebruik van analgetica of triptanen. Het gaat hierbij niet om het aantal tabletten per maand, maar om het aantal dagen dat medicatie wordt genomen, zelfs al is dat maar één pijnstiller per dag (zie ◘ tab. 9.1). Door de dagelijks gebruikte aanvalsbehandeling wordt men steeds gevoeliger voor hoofdpijn, ook wel aangeduid als sensitisatie. Dan is er meestal ook dagelijks hoofdpijn. Het hoofdpijnpatroon bij medicatieovergebruik is wisselend, soms zijn er kenmerken van spanningshoofdpijn, maar er kunnen ook pieken met bonzend karakter optreden zoals bij migraine.

Cervicogene hoofdpijn heeft overlappende symptomen met spanningshoofdpijn en dan vooral de variant met pericraniële gevoeligheid. Cervicogene hoofdpijn wordt veroorzaakt door een aandoening van de cervicale wervelkolom, zoals artrose of een aandoening van tussenwervelschijven en/of weke delen en gaat vaak gepaard gaat met nekpijn. Cervicogene hoofdpijn valt niet onder SOLK in engere zin.

Bijwerkingen van geneesmiddelen in de vorm van hoofdpijn is eveneens een veelvoorkomend probleem. Een scala aan middelen kan hoofdpijn geven. Dit probleem neemt toe met de leeftijd. Niet omdat oudere leeftijd tot meer hoofdpijn leidt, maar omdat geneesmiddelgebruik

Tabel 9.1 Vragen bij medicatieovergebruikshoofdpijn

1.	Denkt u dat u het gebruik van hoofdpijnmedicatie niet meer onder controle heeft?
2.	Maakt het vooruitzicht een dosis van de medicatie te missen u angstig of bezorgd?
3.	Maakt u zich zorgen over het gebruik van uw hoofdpijnmedicatie?
4.	Wilt u ermee stoppen?
5.	Hoe moeilijk zou u het vinden om te stoppen?

stijgt met de leeftijd. Geneesmiddelen die hoofdpijn kunnen veroorzaken zijn parkinsonmiddelen, calciumantagonisten, ACE-remmers, NSAID's, inhalatiemiddelen bij astma en COPD, metformine, nitraten, dipyridamol, hormoonhoudende spiraal, orale anticonceptie (kan ook hoofdpijn doen verdwijnen) en nog vele andere.

Dan is er nog een aantal andere aandoeningen die hoofdpijn kunnen veroorzaken:

Bij sinusitis is hoofdpijn geen kernsymptoom, hoewel veel patiënten dat wel denken. In de praktijk worden de klachten van migraine vaak voor sinuspijn aangezien.

Patiënten met hoofdpijn zijn vaak bang voor *hersentumoren of andere hersenziekten*. Hoewel huisartsen alert moeten blijven, treedt hoofdpijn maar zelden op in het beginstadium van hersentumoren. Als hoofdpijn optreedt bij een hersentumor, is dat veelal pas in een gevorderde ziektefase. Focale neurologische symptomen vormen veel vaker de eerste presentatie van hersentumoren (zie ook de NHG-Standaard *Hoofdpijn*).

Hoofdpijn als bijwerkingen van *anticonceptie* komt op het spreekuur vaak ter sprake. In een review hierover blijkt de orale anticonceptiepil hoofdpijn-neutraal te zijn, dat wil zeggen dat er net zoveel vrouwen zijn die hoofdpijn krijgen van de pil als vrouwen die juist minder hoofdpijn hebben door gebruik van de pil. Die laatste groep ziet u veelal niet op het spreekuur. Ingeval van hoofdpijn bij OAC kan drie maanden op proef stoppen met orale anticonceptie duidelijkheid geven of er een samenhang is. Ook bij de hormoonhoudende spiraal komt, zeker in de eerste maanden, meer hoofdpijn voor dan bij de koperhoudende spiraal.

9.8 SCEGS bij hoofdpijn

Exploreren van de SCEGS-dimensies bij hoofdpijn is vooral zinvol wanneer de hoofdpijn frequent voorkomt en forse impact heeft op het dagelijks functioneren.

Wanneer spanningshoofdpijn weinig frequent voorkomt, wordt volstaan met uitleg en simpele adviezen zoals pijnstilling. Hoe hoger de ziektelast hoe intensiever de aanpak. In de praktijk schrijft de patiënt zelf spanningshoofdpijn vaak toe aan stress. Hoofdpijnpatiënten melden zich op het spreekuur vaak al met: 'het zal wel stress zijn dokter, maar wat kan ik er aan doen?' Stress als monocausale factor komt wel eens voor, maar veelal spelen andere factoren ook een rol. Ook daarom is exploratie van alle dimensies van belang.

9.8.1 Somatische dimensie

Deze dimensie is bij de anamnese al uitgebreid aan bod gekomen (zie ▶par. 9.6).

9.8.2 Cognitieve dimensie

Er zijn veel denkbeelden die het leren omgaan met spanningshoofdpijn in de weg zitten. Sommige patiënten ervaren 'een zo erge pijn, dat er wel iets beschadigd moet zijn'. Vooral wanneer deze cognities leiden tot zich terugtrekken, minder bewegen, inactiviteit, het vermijden van sociale interacties en piekeren, komt de patiënt in een vicieuze cirkel.

9.8.3 Emotionele dimensie

De belangrijkste emotionele dimensie is angst voor een hersentumor. Soms zijn patiënten ongerust door toename van de hoofdpijnfrequentie. Vaak zijn patiënten ook ongerust door de duur ervan. Bij de veelvoorkomende hoofdpijnsoorten spanningshoofdpijn, migraine en medicatieovergebruikshoofdpijn zijn de bijbehorende klachten goed bekend. Er is dan geen reden om aan een 'enge hersenziekte' te denken, omdat het klachtenpatroon daar niet bij past. Ook het beloop, bij de eerste twee aanvalsgewijs en bij de laatste constant, past niet bij een progressieve aandoening van de hersenen.

In de praktijk blijkt het moeilijk om angst voor een hersentumor bij de patiënt weg te nemen. Beeldvormende diagnostiek en verwijzing dragen in het algemeen niet bij aan adequate en langdurige geruststelling, goede uitleg soms wel.

9.8.4 Gedragsmatige dimensie

Doorgaan en 'flink moeten zijn' speelt bij spanningshoofdpijn minder dan bij migraine, omdat, anders dan bij migraine, inspanning de klachten van spanningshoofdpijn niet doet toenemen. Bij migraine leidt dat stoer zijn vaak tot late medicamenteuze interventie bij een aanval, waardoor die interventie minder effectief wordt. Dat geldt minder bij spanningshoofdpijn.

Leren omgaan met triggers bij hoofdpijn, en het vermijden ervan, is controversieel bij spanningshoofdpijn. Er zijn maar weinig wetenschappelijk bevestigde triggers (alcohol en wisselingen in bioritme, zoals op wisselende tijden slapen, zijn wel aannemelijke triggers).

Patiënten kiezen vaak voor voedingsinterventies, en gedrags- en leefstijlverandering. Dat wordt ook nogal eens in voorlichtingsmateriaal van patiëntenverenigingen geadviseerd. Het effect van bijzondere diëten en gebruik van voedingssupplementen is bij spanningshoofdpijn (en migraine) vaak teleurstellend. De huisarts kan hier helpen een patroon van niet-relevante triggervermijding te identificeren of te voorkomen.

Een aantal patiënten neemt, voorafgaand aan een activiteit, waarbij hoofdpijn echt niet wenselijk is, een pijnstiller. Zo is het bijvoorbeeld niet goed mogelijk met migraine te sporten, een bijeenkomst te bezoeken en er actief aan deel te nemen of een goede werkprestatie te leveren. Sommige activiteiten lukken niet goed met hoofdpijn. Patiënten noemen dit gebruik van aanvalsmedicatie zonder dat er hoofdpijn is 'preventie'. Vanuit de optiek van de behandelaars is het onterecht gebruik van aanvalsmedicatie, wat kan leiden tot overgebruik. Het begrip preventie is hier dan onjuist. De term zou voorbehouden moeten zijn aan toepassing van de echt preventieve middelen, die daadwerkelijk het ontstaan van hoofdpijn voorkómen.

Bij ongeveer de helft van de patiënten met medicatieovergebruikshoofdpijn ligt spanningshoofdpijn aan de hoofdpijn ten grondslag. De vragen in ◘tab. 9.1 geven de relevante aandachtspunten weer die in het gesprek met de patiënt aan de orde komen.

9.8.5 Sociale dimensie

Omdat spanningshoofdpijn niet toeneemt bij inspanning, anders dan bij migraine, komt het sociaal functioneren minder in het gedrang. Bij migraine staat de angst voor de volgende aanval vaak zo sterk op de voorgrond, dat allerlei activiteiten al bij voorbaat niet worden ondernomen.

Ook bij spanningshoofdpijn kan echter een ontwijkend c.q. vermijdend mechanisme ontstaan. Blijven werken, deelname aan sociale activiteiten, veel bewegen en sporten spelen een positieve rol bij het leren omgaan met frequente hoofdpijn.

De impact van frequente hoofdpijn kan, net als bij andere aandoeningen met frequent ziekteverzuim, groot zijn: ontevredenheid van werkgevers en collega's en het niet-verlengen van tijdelijke contracten.

9.9 Beleid bij spanningshoofdpijn

De huisarts stelt de patiënt gerust over de aard en de prognose van de hoofdpijn door te wijzen op de gunstige prognose en het normale beloop van de aandoening, en door expliciet te benoemen dat er geen reden is om aan tumoren te denken. De huisarts geeft algemene uitleg en adviezen over wat te doen bij hoofdpijn en hoe de mechanismen die de hoofdpijn in stand houden te doorbreken. Gezond leven, genoeg bewegen en ontspanning zoeken en zorgen voor een goede nachtrust worden vaak aangeraden, maar de waarde ervan lijkt beperkt (zie ook ▶www.thuisarts.nl).

Specifieke niet-medicamenteuze adviezen zijn in het algemeen beperkt aan de orde bij hoofdpijn. Patiënten met veel lichaamsbeweging hebben minder hoofdpijn, maar meer bewegen of sporten en de auto laten staan hebben maar een bescheiden effect op hoofdpijn. Bij kinderen en adolescenten lijkt er een iets groter effect.

De huisarts baseert zijn uitleg en beleid bij voorkeur op de uitkomsten van de SCEGS-exploratie en bespreekt het belang van doorbreken van patronen die klachten in stand houden of veroorzaken. Specifiek SCEGS-gerelateerde elementen die aan bod kunnen komen, zijn:

- oplossen van bestaande problemen (uitspraken, ruzie bijleggen, relatie aangaan of verbreken);
- een modus vinden voor praktische problemen thuis die een belasting vormen (taken herverdelen, anders uitvoeren);
- werkgerelateerde problemen aanpakken (houding en werkplek optimaliseren, uitvoerbaar takenpakket bewerkstelligen, pauzes inlassen en daarbij naar buiten gaan, een maximum stellen aan beeldschermgerelateerde werkzaamheden en zich daar thuis ook aan houden);
- aandacht voor slapen en slaaphygiëne;
- dag-, nacht- en werkritme optimaliseren.

Ongezonde leefstijl, zoals roken, overgewicht en weinig bewegen kan een rol spelen bij hoofdpijn, maar onderzoek laat zien dat niet altijd duidelijk is wat oorzaak en wat gevolg is. Studies naar het effect van roken en alcoholgebruik bij hoofdpijn zijn tegenstrijdig en triggervermijding speelt alleen bij migraine een kleine rol.

Bij medicatieovergebruikshoofdpijn hebben preventieve interventies geen nut meer. Daar is het dan te laat voor. Preventie blijkt de hoeveelheid hoofdpijn niet meer te verminderen. Het overgebruik zelf dient te worden aangepakt, waarbij de patiënt er ook zelf van overtuigd moet zijn dat de medicatie de oorzaak is. De huisarts maakt de patiënt duidelijk dat medicatie

◘ Tabel 9.2 Stop-plan medicatieovergebruik

elementen in stop-plan	toelichting
uitleg wat medicatieovergebruikshoofdpijn inhoudt	frequente medicatie tegen hoofdpijn zorgt voor een toenemende gevoeligheid voor hoofdpijn, waardoor dagelijks hoofdpijn
uitleg over reboundhoofdpijn	bij ontwennen vaak, niet altijd, eerst toename hoofdpijn, soms zeer heftig
voorlichting over duur rebound	1–2 weken
uitleg over wanneer vermindering van hoofdpijn is te verwachten	soms aansluitend aan de reboundfase, verbetering tot twee maanden, een enkele keer duurt het drie maanden
wanneer terugkeer tot 'normaal' hoofdpijnpatroon?	na 2–3 maanden oorspronkelijk hoofdpijnpatroon (spanningshoofdpijn of migraine)

de oorzaak is van de hoofdpijn en legt uit dat zowel spanningshoofdpijn als migraine kan leiden tot medicatieovergebruikshoofdpijn. Vaak gebruiken van pijnstillers leidt tot een steeds meer gevoelig worden voor pijn. De pijndrempel wordt steeds lager, zakt als het ware onder de nullijn, zodat er continue hoofdpijn ontstaat (zie ook ▶www.thuisarts.nl).

Vervolgens maakt de huisarts samen met de patiënt een stop-plan dat uit een aantal elementen bestaat (◘tab. 9.2).

Rebound is een fenomeen dat vaak, maar niet altijd, optreedt bij acuut stoppen met pijnstillersgebruik. Afhankelijk van de pijnstiller die werd gebruikt, duurt het enkele dagen tot twee weken. Patiënten ervaren in die periode een forse toename van hun hoofdpijnklachten en denken dan juist dat de medicijnen wel helpen. Na stoppen met de medicatie verdwijnt de dagelijkse hoofdpijn in één tot twee maanden, afhankelijk van het gebruikte medicament.

De resultaten van huisartsen bij het begeleiden van stoppen met overgebruik zijn redelijk. Een positieve factor daarbij is het bestaan van een goede relatie tussen patiënt en huisarts.

Na het stoppen ontstaat weer een herkenbaar hoofdpijnpatroon, of spanningshoofdpijn of migraine. Wanneer dat oorspronkelijke hoofdpijnpatroon weer terugkomt, wordt een strengere beperking van de hoeveelheid toegestane aanvalsmedicatie aanbevolen: op maximaal vijf dagen per maand. En dan wordt uiteraard weer samen met de patiënt beoordeeld of er een indicatie is voor preventie.

9.10 Medicamenteuze therapie

Bij spanningshoofdpijn is er slechts een beperkte indicatie voor medicatie en dan liefst kortdurend met eenvoudige pijnstillers zoals paracetamol en NSAID's (maximaal op 15 dagen per maand). Dat geldt voor niet-frequente en frequente spanningshoofdpijn. Bij migraineaanvallen wordt direct naar een effectieve behandeling gestreefd, waarbij de effectiviteit van de middelen vergelijkbaar is. De ene patiënt reageert goed op het ene en de ander reageert goed op een ander middel. De vier groepen met middelen die hiervoor worden gebruikt zijn paracetamol, acetylsalicylzuur, NSAID's en triptanen.

De NHG-Standaard adviseert om bij instellen van medicamenteuze therapie voor de primaire hoofdpijnsoorten (migraine en spanningshoofdpijn) meteen te wijzen op de dosis die

◘ **Tabel 9.3** Grenzen voor veilig gebruik van aanvalsmedicatie[a]

<15 dagen/maand	pijnstillers (paracetamol en acetylsalicylzuur)
	NSAID's
<10 dagen/maand	triptanen
	combinatiepijnstillers[b] (o.a. paracetamol-codeïne en tramadol-paracetamol)
<10–15 dagen/maand	combinatie van pijnstillers en triptanen[c]
<5 glazen/dag	koffie of coffeïnebevattende frisdranken[d]

[a] Uitgedrukt in aantal dagen waarop wordt gebruikt.
[b] Gecontraïndiceerd bij hoofdpijn in het algemeen.
[c] Het gebruik in dagen dient bij elkaar te worden opgeteld.
[d] Is eigenlijk geen medicament, maar kan in zeldzame gevallen wel chronische hoofdpijn veroorzaken.

veilig is en niet tot medicatieovergebruikshoofdpijn leidt (◘tab. 9.3). Combinaties van pijnstillers met opiaten kunnen beter worden vermeden, vanwege het relatief snel ontstaan van medicatieovergebruikshoofdpijn.

'Preventief' innemen van aanvalsmedicatie, vooraf aan een activiteit, helpt niet of amper bij triptanen, kan enigszins helpen bij pijnstillers en NSAID's, maar kan bovenal leiden tot medicatieovergebruikshoofdpijn.

9.11 Verwijzing voor behandeling

In de praktijk verwijzen huisartsen bij spanningshoofdpijn vaak naar fysiotherapie. Met nekklachten staat hoofdpijn in de top-10 van door fysio- en/of oefentherapeuten behandelde aandoeningen. De effectiviteit van fysiotherapeutische interventies, inclusief psychosomatische fysiotherapie en manuele therapie, is nog niet duidelijk aangetoond. Er zijn aanwijzingen dat fysiotherapie bij de chronische hoofdpijnvormen meer effect laat zien dan bij de kortdurende vormen.

Psychosomatische fysiotherapeuten zijn in staat achterliggende factoren die hoofdpijn in stand houden, op te sporen en passende interventie toe te passen. Het verdient aanbeveling om in het kader van de SOLK-aanpak bij verwijzing naar fysiotherapie de relevante SCEGS-elementen te vermelden, zodat de fysiotherapeut die uitkomsten in zijn behandelplan kan meenemen. Ook manuele therapie kan zinvol zijn.

Bij medicatieovergebruikshoofdpijn kan, indien de aanpak in de eerste lijn niet mogelijk is of geen effect heeft, de patiënt naar een neuroloog met hoofdpijn als aandachtsgebied worden verwezen of naar een hoofdpijncentrum. Vaak worden in hoofdpijncentra hoofdpijnverpleegkundigen ingeschakeld bij de begeleiding van het stoppen met pijnstillers.

Leesadvies

Boisselle C, Guthmann R, Cable K. Clinical inquiry. What clinical clues differentiate migraine from sinus headaches? Pulsatile quality, duration of 4 to 72 hours, unilateral location, nausea or vomiting, and disabling intensity. J Fam Pract. 2013;62(12):752–4.

Burch RC, Loder S, Loder E, Smitherman TA. The prevalence and burden of migraine and severe headache in the United States: updated statistics from government health surveillance studies. Headache. 2015;55(1):21–34.

Chiang CC, Schwedt TJ, Wang SJ, Dodick DW. Treatment of medication-overuse headache: a systematic review. Cephalalgia. 2016;36(4):371–86.

Dekker F, Duijn NP van, Ongering JEP, Bartelink MEL, Boelman L, Burgers J, et al. NHG-Standaard Hoofdpijn (derde herziening). Huisarts Wet. 2014;57(1):20–31.

Dekker F, Wiendels NJ, Valk V de, Vliet C van der, Neven AK, Assendelft WJJ, et al. Triptan overuse in the Dutch general population: a nationwide pharmaco-epidemiology database analysis in 6.7 million people. Cephalalgia. 2011;31(8):943–52.

Frich JC, Kristoffersen ES, Lundqvist C. GPs' experiences with brief intervention for medication-overuse headache: a qualitative study in general practice. Br J Gen Pract. 2014;64(626):e525–31.

Headaches: diagnosis and management of headaches in young people and adults. National Clinical Guideline Centre. 2012.

Kristoffersen ES, Straand J, Vetvik KG, Benth JS, Russell MB, Lundqvist C. Brief intervention for medication-overuse headache in primary care. The BIMOH study: a double-blind pragmatic cluster randomised parallel controlled trial. J Neurol Neurosurg Psychiatry. 2015;86(5):505–12.

Le H, Tfelt-Hansen P, Skytthe A, Kyvik KO, Olesen J. Association between migraine, lifestyle and socioeconomic factors: a population-based cross-sectional study. J Headache Pain. 2011;12(2):157–72.

Lenssinck ML, Damen L, Verhagen AP, Berger MY, Passchier J, Koes BW. The effectiveness of physiotherapy and manipulation in patients with tension-type headache: a systematic review. Pain. 2004;112(3):381–8.

MacGregor EA. Contraception and headache. Headache. 2013;53(2):247–76.

Mesa-Jimenez JA, Lozano-Lopez C, Angulo-Diaz-Parreno S, Rodriguez-Fernandez AL, De-la-Hoz-Aizpurua JL, Fernandez-de-Las-Penas C. Multimodal manual therapy vs. pharmacological care for management of tension type headache: a meta-analysis of randomized trials. Cephalalgia. 2015;35(14):1323–32.

Stam AH, Vries B de, Janssens AC, Vanmolkot KR, Aulchenko YS, Henneman P, et al. Shared genetic factors in migraine and depression: evidence from a genetic isolate. Neurol. 2010 Jan 26;74(4):288–94.

The international classification of headache disorders, (beta version). 3rd ed. Cephalalgia. 2013;33(9):629–808.

Vetvik KG, MacGregor EA, Lundqvist C, Russell MB. A clinical interview versus prospective headache diaries in the diagnosis of menstrual migraine without aura. Cephalalgia. 2015;35(5):410–6.

Wiendels NJ, Haestregt A van, Neven AK, Spinhoven P, Zitman FG, Assendelft WJJ, et al. Chronic frequent headache in the general population: comorbidity and quality of life. Cephalalgia. 2006;26(12):1443–50.

Wiendels NJ, Neven AK, Rosendaal FR, Spinhoven P, Zitman FG, Assendelft WJ, et al. Chronic frequent headache in the general population: prevalence and associated factors. Cephalalgia. 2006;26(12):1434–42.

Websites

Headaches in young people and adults. NICE quality standard. ►https://www.nice.org.uk/guidance/qs42.
NHG-Standaarden SOLK en Hoofdpijn. ►www.nhg.org.
►www.thuisarts.nl.

Maag-darmklachten en SOLK

N.J. de Wit

Samenvatting

Buikklachten vormen naar schatting 10 % van de op het spreekuur van de huisarts gepresenteerde klachten; bij twee derde van de chronische patiënten wordt geen somatische verklaring gevonden en is sprake van functionele maag-darmklachten. Bij afwezigheid van alarmsignalen is bij een duidelijk klachtenpatroon geen aanvullend endoscopisch onderzoek noodzakelijk. Het beleid is gebaseerd op systematische klachtenexploratie volgens het SCEGS-model. Eventuele stemmingsstoornissen dienen te worden uitgesloten. Begeleiding is vooral gebaseerd op goede voorlichting, geruststelling en leefstijladviezen. In geval van aanwijzingen voor een somatische darmziekte, of in geval van persisterende onzekerheid bij de patiënt, is het verstandig toch een endoscopie te laten plaatsvinden. Medicamenteuze behandeling is in het algemeen weinig effectief bij functionele maag-darmklachten, maar soms is symptomatische behandeling met zuurremmende medicatie of analgetica noodzakelijk. Voor patiënten bij wie de klachten een onevenredige impact op hun dagelijks leven hebben is psychologische behandeling, zoals cognitieve gedragstherapie of hypnotherapie, het meest zinvol.

10.1   Begripsbepaling en klachten – 99

10.2   Epidemiologie – 100

10.3   Anamnese – 100

10.4   Lichamelijk onderzoek – 102

10.5   Differentiële diagnostiek en aanvullend onderzoek – 102

10.6	**Therapeutisch beleid bij aangetoonde maag-darmziekten – 103**	
10.7	**Beleid bij functionele buikklachten – 103**	
10.7.1	Medicamenteuze behandeling – 105	
10.8	**Verwijzing – 106**	
10.8.1	Psychologische behandeling – 106	
10.8.2	Gastro-enteroloog – 106	
10.8.3	Gespecialiseerd behandelcentrum – 106	

Leesadvies – 109

Casus 1 Dhr. Mohammed

Dhr. Mohammed is 43 jaar en bezoekt uw spreekuur, omdat hij weer last van zijn buik heeft. Hij heeft u daar in het verleden wel eens vaker voor geraadpleegd. U kon toen geen duidelijke verklaring vinden en hebt hem gerustgesteld.
U kent dhr. Mohammed en zijn familie goed. Hij heeft een kleine kruidenierszaak, waar hij van 's ochtends vroeg tot 's avonds laat te vinden is. Hij heeft een periode van rugklachten gehad en u een aantal keren geconsulteerd in verband met hoofdpijn. Hij heeft vijf kinderen, van wie met name de jongste zoon van 15 jaar voor problemen zorgt: spijbelen op school, contact met de politie.
Hij heeft nu last van een drukkend gevoel in zijn bovenbuik. Het is geen echte pijn, soms is hij er misselijk bij. Zijn eetlust is ook minder, hij maakt zich zorgen over de achtergrond van de klachten. Hij heeft geen last van brandend maagzuur en zijn ontlasting is regelmatig. Bij lichamelijk onderzoek geeft hij een beetje drukpijn in epigastrio aan. U hoort normale peristaltische geruisen, voelt geen weerstanden, merkt geen tekenen van een geprikkelde buik en de lever en milt zijn niet vergroot.
Zijn vorige episode met buikklachten was drie jaar geleden. Toen heeft u de feces laten testen op *Helicobacter pylori*; de uitkomst was negatief en hematologisch onderzoek en leverfuncties bleken normaal. Uiteindelijk heeft er ook een gastroscopie plaatsgevonden, waarbij een normaal slijmvlies van maag en slokdarm werd aangetroffen.
U besluit dat er ook dit keer sprake is van functionele buikklachten.

10.1 Begripsbepaling en klachten

In het maag-darmstelsel kan een breed scala aan klachten optreden: vaak staat buikpijn op de voorgrond, maar het kan ook gaan om brandend maagzuur, een opgeblazen gevoel, of krampen in de boven- of onderbuik, diarree en obstipatie. Vaak, maar niet altijd, hangen de klachten samen met de spijsvertering, met de inname van voedsel of met de ontlasting. Het uiten van buikklachten lijkt deels cultureel bepaald: in Angelsaksische landen spreken patiënten vooral over pijn en in veel mediterrane landen staat een opgeblazen of een onaangenaam gevoel (*abdominal discomfort*) veel meer op de voorgrond. Maag-darmklachten komen veel voor in de algemene bevolking. Het merendeel is passagère en slechts een minderheid van de patiënten consulteert de huisarts. Toch gaat het in naar schatting één op de tien consulten bij de huisarts over klachten van het maag-darmkanaal. Bij twee derde van de patiënten is er geen organische verklaring voor maag-darmklachten. De laatste groep is het SOLK-cluster op het gebied van de gastro-enterologie, onverklaarde maag-darmklachten, vaak ook functionele buikklachten genoemd. Functioneel betekent dat er weliswaar sprake is van klachten die te herleiden zijn tot (delen van) het maag-darmstelsel, maar dat bij endoscopisch onderzoek geen anatomische afwijkingen worden gevonden. Onverklaarde maag-darmklachten zijn ten behoeve van uniformiteit bij wetenschappelijk onderzoek volgens de Rome-criteria onderverdeeld in subgroepen. De twee in de huisartsenpraktijk meest voorkomende vormen zijn onverklaarde bovenbuiksklachten (functionele dyspepsie) en het prikkelbaredarmsyndroom.

10.2 Epidemiologie

Maag-darmklachten komen frequent voor in de algemene bevolking. Het gaat vooral om buikpijn, brandend maagzuur, misselijkheid, verandering van de stoelgang. Het merendeel van de klachten is passagère en vormen geen aanleiding voor consultatie Zo blijkt 10-30 % van de Nederlandse bevolking incidenteel wel eens klachten van obstipatie te hebben, maar naar schatting heeft maar 3 % structureel klachten. Onder ouderen kan die prevalentie oplopen tot 24 %. De prevalentie van bovenbuiksklachten in de eerste lijn is 3-4 %, waarbij 25 % van de patiënten refluxziekte heeft, 5 % ulcuslijden en minder dan 1 % een carcinoom. De rest, 60-70 %, heeft functionele dyspepsie. Bij de patiënten die met onderbuiksklachten op het spreekuur komen, is er bij naar schatting 7 % sprake van een organische darmziekte; het gaat dan om inflammatory bowel disease (IBD, M. Crohn of colitis ulcerosa), diverticulitis of colorectaal carcinoom.

De rest van de klachten blijft onverklaard. Het gaat voornamelijk om constipatie waarbij de nadruk op een veranderd ontlastingspatroon ligt, en om het prikkelbaredarmsyndroom (PDS), waarbij pijn op de voorgrond staat. De populatieprevalentie van PDS is tussen de 15 en 20 % voor vrouwen en tussen de 5 en 15 % voor mannen. Het komt vooral voor op de leeftijd van 15 tot 65 jaar, en blijkt bij het merendeel van de patiënten een aantal jaren aan te houden.

Bij 60-70 % van de patiënten met persisterende maag-darmklachten is dus er sprake van SOLK, veelal gaat het om onverklaarde maagklachten(dyspepsie), prikkelbaredarmsyndroom of een combinatie van beide. PDS kan op alle leeftijden voorkomen, met een piek bij de jongvolwassenen. Op de kinderleeftijd spreekt men van *functional abdominal pain* (FAP) of peuterbuikpijn. Kinderen met FAP hebben een verhoogde kans om als volwassene last van PDS te krijgen. Patiënten met persisterende onverklaarde buikklachten hebben vaak een sterk verhoogde consultatiefrequentie, twee keer zo vaak bij psychiatrische klachten of een recent 'major life event', en een twee tot drie keer hogere frequentie van andere SOLK, zoals onbegrepen pijn, moeheid of gewrichtsklachten. Er is tevens sprake van familiaire patronen: uit onderzoek in het Zweedse populatieregister bleek, dat de ouders en kinderen van PDS-patiënten twee keer zo vaak PDS hadden als mensen zonder PDS. Het feit dat ook partners 50 % meer kans op PDS bleken te hebben laat zien dat de achtergrond van functionele klachten deels genetisch, maar deels ook door de omgeving wordt bepaald.

10.3 Anamnese

Het belangrijkste doel van het diagnostisch beleid van de huisarts is in een vroeg stadium zo goed mogelijk onderscheid te maken tussen patiënten met organische en patiënten met functionele buikklachten. Daartoe maakt de huisarts in eerste instantie een individuele risico-inschatting aan de hand van patiëntenkarakteristieken, anamnese en lichamelijk onderzoek. Als er een verhoogd risico op organische ziekte bestaat (op basis van alarmsymptomen, belaste voorgeschiedenis of familieanamnese), wordt aanvullend onderzoek verricht, bijvoorbeeld laboratorium-, endoscopisch of echografisch onderzoek.

Patiëntenkarakteristieken bepalen in belangrijke mate de 'voorafkans' op ziekte. Veelal heeft de huisarts die informatie al, soms moet er specifiek naar geïnformeerd worden. Leeftijd en geslacht zijn de belangrijkste: maag- en dikkedarmkanker komen voor het 50e levensjaar maar zeer sporadisch voor, diverticulitis en galstenen komen vooral voor bij vrouwen van middelbare leeftijd, de kans op refluxziekte hangt nauw samen met overgewicht, en ulcus-

Tabel 10.1 Rome-IV-criteria voor functionele maag-darmklachten

Functionele maagklachten (functional dyspepsia) een of meer van de volgende klachten:

a. hinderlijk vol gevoel na de maaltijd

b. vroege verzadiging

c. pijn in de maagstreek

d. brandend gevoel in de maagstreek

Prikkelbare darmsyndroom (PDS)

Terugkerende buikpijn tenminste 1 dag per week in de afgelopen drie maanden, met twee of meer van de volgende kenmerken:

a. gerelateerd aan de ontlasting

b. geassocieerd met een verandering in de ontlastingsfrequentie

c. geassocieerd met een verandering in de consistentie van de ontlasting

De klachten moeten tenminste drie maanden aan bovengenoemde beschrijving voldoen en tenminste 6 maanden voor het stellen van de diagnose voor het eerst zijn opgetreden

ziekte komt tegenwoordig vooral voor onder NSAID-gebruikers en bij patiënten met een hoge kans op *H.pylori*-infectie (migranten, Oost-Europeanen).

De volgende stap in de individuele risicoprofilering is de anamnese. Er zijn geen 'typische' klachten voor organische of functionele abdominale ziekten, maar er zijn wel klachten die meer voorkomen bij bepaalde aandoeningen. Zuurgebonden klachten (brandend maagzuur, nachtelijk maagzuur) zijn pathognomonisch voor refluxziekte. Patiënten met ulcusziekte hebben vaak intermitterend pijn in epigastrio, soms rond de maaltijd. Symptomatisch galsteenlijden manifesteert zich vaak door koliekpijnen die vanuit de rechterbovenbuik uitstralen. IBD presenteert zich vaak (maar niet altijd) met diarree, soms met bloed- of slijmbijmenging. Diverticulitis uit zich vooral door continue pijn in de linkeronderbuik. Voor PDS is pijn in combinatie met veranderingen in de stoelgang kenmerkend.

Alarmsymptomen zijn geassocieerd met ernstige (maligne) aandoeningen. Rectaal bloedverlies is geassocieerd met CRC en IBD, en bloedbraken met een bloedend ulcus in de maag. Een obstructiegevoel tijdens het slikken kan op een slokdarmcarcinoom wijzen (maar een globusgevoel is juist een typische SOLK- manifestatie).

In de huisartsenpraktijk komen alarmsymptomen veel voor, maar de meeste patiënten hebben geen kanker. Slechts 3 % van de patiënten met rectaal bloedverlies in de huisartsenpraktijk bleek dikkedarmkanker te hebben, tegen 30 % van de patiënten met rectaal bloedverlies bij de maag-darm-leverarts. De voorspellende waarde van alarmsymptomen is dus beperkt, maar desondanks is het uitvragen ervan een belangrijk aandachtspunt in de NHG-Standaarden.

Functionele aandoeningen hebben vaak een aspecifiek klachtenpatroon. Veel patiënten met functionele dyspepsie klagen over een drukkend of opgeblazen gevoel in epigastrio, soms gepaard gaand met misselijkheid, en veel minder over pijn. Buikpijn samenhangend met klachten over de defecatie is het kernsymptoom van PDS. Diagnostische criteria voor PDS en FD, zoals de Manning- of Rome-criteria (tab. 10.1), zijn arbitrair door experts vastgesteld, en hebben in de huisartsenpraktijk vaak maar een beperkte diagnostische waarde voor het vaststellen van PDS.

Er zijn geen tekenen van organische afwijkingen bij gastroscopie die de klachten zou kunnen verklaren. De klachten moeten ten minste drie maanden aan de hiervoor gegeven beschrijvingen voldoen en ten minste zes maanden voor het stellen van de diagnose voor het eerst zijn opgetreden.

10.4 Lichamelijk onderzoek

Lichamelijk onderzoek hoort bij de diagnostische 'work-up' van patiënten met buikklachten, maar in de meeste gevallen zullen de resultaten weinig bijdragen aan de differentiële diagnostiek. Lichamelijk onderzoek begint met een snelle visuele indruk van gelaatskleur, voedingstoestand, slijmvliezen (anemie) en oogwit (icterisch). Het is goed om patiënten nog eens precies (met de vinger) te laten aanwijzen waar de pijn zit, en waar die naartoe trekt. Palpatie- en loslaatpijn kunnen peritoneale prikkeling, zoals bij een diverticulitis, uitsluiten. Palpatie in de bovenbuik kan een vergroting van lever, milt of aorta aan het licht brengen, terwijl palpatie in de onderbuik vooral gericht is op het uitsluiten van een ruimte-innemend proces. Auscultatie kan de huisarts via souffles op het spoor zetten van vasculaire oorzaken van buikklachten, ook al zijn die zeldzaam. Bij onderbuiksklachten, zeker als er sprake is van bloedverlies of anale klachten, wordt het lichamelijk onderzoek afgesloten met een rectaal toucher.

Bij een sterk vermoeden van functionele buikklachten wordt het lichamelijk onderzoek vaak achterwege gelaten. Dat is onterecht. Voor een succesvol vervolgbeleid is het belangrijk dat de patiënt het gevoel heeft dat de huisarts somatische aandoeningen voldoende heeft uitgesloten en daarvoor is – ook in de beleving van de patiënt – gericht lichamelijk onderzoek nodig.

10.5 Differentiële diagnostiek en aanvullend onderzoek

Op basis van karakteristieken, anamnese en onderzoek maakt de huisarts een eerste inschatting van de achtergrond van de buikklachten. Is er sprake een substantieel verhoogd risico op een organische oorzaak, dan is dat volgens de NHG-Standaarden *Maagklachten* en *PDS* reden tot vervolgonderzoek. Dat moet dan vooral gericht zijn op het zo efficiënt mogelijk uitsluiten van de betreffende aandoening, dat will zeggen snel, en met zo min mogelijk belasting voor de patiënt.

Volgens de NHG-Standaard *Maagklachten* is het als de huisarts aan ulcusziekte denkt zinvol om een *H. pylori*-test op de feces uit te voeren. Als de patiënt geen NSAID gebruikt en de *Helicobacter*-test negatief is, is de kans op een ulcus minimaal en is een ulcus voldoende uitgesloten. Is er anamnestisch verdenking op galsteenkolieken dan is er reden om bloed te prikken op leverfuncties en ontstekingsparameters, eventueel gevolgd door echografie om de stenen te visualiseren. Bij passagestoornisssen, ernstige refluxklachten of bloedbraken is er volgens de NHG-Standaard *Maagklachten* een indicatie voor gastroscopie, eventueel via urgente verwijzing, bij verdenking op IBD of colorectaal kanker is er reden voor coloscopie. Bloedonderzoek draagt in die gevallen niet bij aan de differentiële diagnostiek en kan beter achterwege gelaten worden. Bij diverticulitis is het soms zinvol de ernst en het beloop van de ontsteking te monitoren aan de hand van ontstekingsparameters, zoals BSE of CRP, eventueel via 'point of care'-bepaling op de praktijk (NHG-Standaard *Diverticulitis*). Recent is gebleken dat calprotectine, een ontstekingsmarker, een goede indicator van het ontstekingsproces in de darm is. De 'calprotectine feces'-test kan ook in de huisartsenpraktijk gebruikt worden om de ziekteactiviteit van IBD te monitoren.

Soms dient ook een aantal meer zeldzame organische oorzaken van buikklachten te worden uitgesloten, alvorens een 'veilige' diagnose functionele buikklachten te kunnen stellen. Hierbij valt te denken aan parasitologisch onderzoek van de feces op *Giardia lamblia* (vooral als er sprake is van vage bovenbuikklachten met brijige ontlasting) of onderzoek op antichamen op coeliakie bij glutenallergie.

10.6 Therapeutisch beleid bij aangetoonde maag-darmziekten

Wordt bij aanvullend onderzoek een organische verklaring gevonden voor de buikklachten, dan verdient deze adequate behandeling, conform de betreffende NHG-Standaard. Meestal kan dat in de huisartsenpraktijk. Een *Helicobacter*-gerelateerd ulcus geneest door een combinatie van gerichte antibiotische behandeling en zuurremming. Refluxziekte reageert in het algemeen goed op zuurremmende medicatie. In geval van diverticulitis is, gezien de gunstige prognose, een afwachtend beleid in de huisartsenpraktijk geïndiceerd, onder zorgvuldige monitoring van dreigende complicaties. Antibiotica zijn daarbij niet geïndiceerd.

In sommige gevallen, zoals bij galstenen, IBD en bij verdenking op een maligniteit, zijn specialistische diagnostiek en behandeling noodzakelijk.

> **Casus 2 Truus van der Heiden**
>
> Truus van der Heiden is 17 jaar, en klaagt sinds een jaar over aanvallen van krampende pijn in de onderbuik. De klachten treden wekelijks op en gaan vaak samen met periodes van moeizame stoelgang. Ze is niet misselijk, valt niet af en heeft bij gebruik van OAC geen gynaecologische klachten.
> U kent Truus vanaf jonge leeftijd. Ze is de tweede in een gezin van drie, waarvan de ouders gescheiden zijn toen ze 12 jaar was. Ze woont nu bij haar moeder, met wie ze een gespannen relatie heeft. Truus zit in de laatste klas van het vwo, en wil volgend jaar geneeskunde gaan studeren. Dan moet ze haar examen wel met goede cijfers halen.
> Bij lichamelijk onderzoek vindt u geen afwijkingen, behalve een gevoelig coecum. Oriënterend bloedonderzoek brengt geen afwijkingen aan het licht. Een behandeling met laxantia gaf geen klachtenverlichting. U besluit dat hier sprake is van prikkelbaredarmsyndroom.

10.7 Beleid bij functionele buikklachten

De behandeling van onverklaarde of functionele buikklachten is bij uitstek het domein van de huisarts. Adequate behandeling vergt immers een integrale benadering vanuit een persoonlijke context en een langdurige behandelrelatie. Voorwaarde voor succes is wel dat patiënt en huisarts overeenstemming hebben dat een organische oorzaak onwaarschijnlijk is, en dat beiden geen reden meer zien voor verder onderzoek. Zolang de patiënt daarover twijfels houdt, is succesvolle begeleiding door de huisarts weinig kansrijk. Dan kan het in sommige gevallen verstandig zijn toch maar een keer endoscopisch onderzoek te laten verrichten, of de patiënt te verwijzen voor een eenmalig specialistisch advies. Uiteraard wel met een gerichte vraagstelling, en met reden omkleed (*we doen dit om u gerust te stellen*), zodat patiënt na deze 'expert opinion' weer terugkomt bij de huisarts.

Om teleurstelling te voorkomen, is het belangrijk in het beleid bij functionele buikklachten tevoren aan *verwachtingenmanagement* te doen: wat verwacht de patiënt van de aanpak door de huisarts, en is dat realistisch? Maak duidelijk dat begeleiding tijd kost en een aantal consulten vergt. Leg uit dat klachten vaak niet helemaal verdwijnen, en zeker niet meteen. Benadruk ook dat een oplossing van de klachten samenwerking tussen patiënt en huisarts vereist, maak de patiënt partner in plaats van slachtoffer.

De eerste stap in de begeleiding bij functionele buikklachten is systematische *inventarisatie van de achtergronden* en de *klachtenperceptie* volgens het SCEGS-model.

De *somatische dimensie* kan dan worden aangevuld met een snelle inventarisatie van andere SOLK-gerelateerde klachten, zoals moeheid, hoofdpijn of klachten van het bewegingsapparaat. Bij exploratie van de *cognitieve dimensie* vraagt de huisarts naar ideeën die de patiënt met buikklachten heeft over zijn/haar klachten, zoals oorsprong, beïnvloedbaarheid en prognose. Aannames omtrent de klacht die bijvoorbeeld kunnen interfereren met het herstel, zijn: 'er moet iets in mijn buik zitten' of 'als ik bepaalde zaken eet, dan gaat het weer mis' of 'dit gaat nooit meer over, ik hou altijd een gevoelige buik'. Bij exploratie van de *emotionele dimensie* informeert de huisarts naar de samenhang van de klachten met emoties, zoals angst en spanning, en naar de gevolgen van de buikklachten, zoals stemmingsstoornissen, moedeloosheid of ongerustheid bij betrokkene of bij familie. Uit onderzoek in de huisartsenpraktijk blijkt dat stemmingsstoornissen bij patiënten met functionele buikklachten twee keer zo vaak voorkomen. Daarom verdient het aanbeveling bij elke patiënt met persisterende buikklachten een korte screening te doen op psychiatrische problemen. Bij exploratie van de *gedragsmatige dimensie* vraagt de huisarts naar de gevolgen van de klacht, zoals vermijding van bepaald voedsel, aangepast toiletgedrag. Ook is het van belang te informeren naar strategieën die de patiënt toepast om de buikpijn te verminderen. Bij exploratie van de *sociale dimensie* informeert de huisarts naar de sociale gevolgen, zoals de reactie van partner en familie, de deelname aan sociale activiteiten en het werkverzuim. Sommige patiënten met ernstige PDS blijken altijd een toilet in de buurt te willen hebben uit angst voor een krampaanval, of blijken zeer frequent te moeten verzuimen van het werk.

Het gebruik van vragenlijsten, thuis door de patiënt zelf in te vullen, kan behulpzaam zijn bij deze inventarisatie. Met de *4DKL* kunnen somatisatie en stemmingsstoornissen in kaart worden gebracht, met de *Bristol stool scale* (◉fig. 10.1) kan de patiënt de consistentie van de ontlasting visualiseren, met de Nederlandse vertaling van de *IBSQOL* (bijlage) kan de impact van PDS op de psychosociale en fysieke aspecten van de kwaliteit van leven in kaart worden gebracht en een *VAS* helpt om de ervaren ernst van de pijn in kaart te brengen.

Als de huisarts zich aan de hand hiervan een beeld van de klachten heeft gevormd, is de volgende stap in het beleid *rationalisatie* van de klachtenperceptie en het ziektegedrag, aan de hand van adequate uitleg over de achtergrond, het benadrukken van het goedaardige karakter en de prognose van de functionele buikklachten. Eenvoudige formuleringen en begrijpelijke verklaringen kunnen de patiënt helpen te begrijpen wat er aan de hand is. Een voorbeeld van zo'n uitleg bij functionele dyspepsie is: '*iedereen heeft zijn gevoelige punten. U hebt een gevoelige maag, die snel reageert op allerhande spanning. Als u zich zorgen maakt dan slaat dat op uw buik en wordt u misselijk.*' Of bij een patiënt met prikkelbaredarmsyndroom: '*uw darmen zijn gevoelig en reageren krampachtig in tijden van drukte en stress. Door die krampen in uw darmen voelt u pijn. Bovendien schuift de ontlasting niet goed door, waardoor de krampen kunnen toenemen.*'

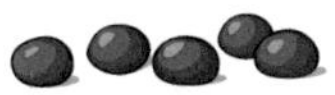	Type 1: verschillende kleine harde keuteltjes, worden moeizaam uitgescheiden. De ontlasting heeft een behoorlijke tijd in de darm doorgebracht en is uitgedroogd
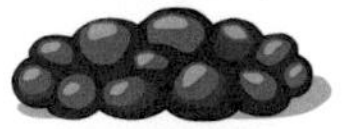	Type 2: de ontlasting heeft de vorm van een enkele keutel, maar hard, klonterig en bobbelig
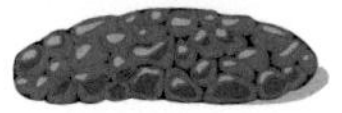	Type 3: de ontlasting heeft de vorm van een worstachtige keutel, met barsten aan het oppervlak
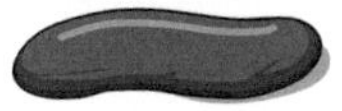	Type 4: de ontlasting heeft de vorm van een gladde slangachtige keutel. Dit is normale ontlasting. Deze zal met weinig druk worden uitgescheiden
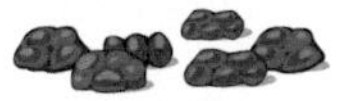	Type 5: zachte ontlasting in meerdere kleinere zachte keutels, die eveneens gemakkelijk uitgescheiden wordt
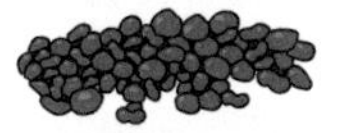	Type 6: brijachtige, zachte ontlasting met enkele hardere stukjes erin
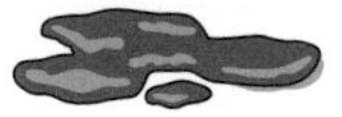	Type 7: waterige, volledig vloeibare stoelgang

◘ **Figuur 10.1** Schaal voor consistentie van de ontlasting (gebaseerd op de Bristol stool scale)

Met deze uitleg wordt beoogd de patiënt gerust te stellen door een verklaring te bieden en aanknopingspunten te geven voor een andere, minder catastroferende benadering van de klachten. Vaak, maar niet altijd, leidt dat tot acceptatie, vermindering van de spanning als gevolg van de klachten en aanpassing van het vermijdingsgedrag. Om de patiënt ook daadwerkelijk actief deelgenoot te maken van dit proces, verdient het aanbeveling te wijzen op informatieve websites (►www.thuisarts.nl), lotgenotencontact (PDS-patiëntenvereniging) en om actief een klachtendagboek bij te houden. Dat verhoogt het zicht op de eigen klachten en kan ondersteunend zijn in de contacten met de huisarts.

10.7.1 Medicamenteuze behandeling

Medicatie speelt een zeer beperkte rol in het beleid bij functionele buikklachten, en richt zich dan vooral op kortdurende bestrijding van de meest hinderlijke symptomen. Zuurgebonden klachten kunnen met antacida of met een korte behandeling met protonpompremmers worden bestreden. Pijn bij PDS kan met paracetamol worden bestreden, van spasmolytica is nauwelijks meerwaarde aangetoond. Als een ontregeld ontlastingpatroon bij PDS op de voorgrond staat, bijvoorbeeld obstipatie of diarree, dan kunnen eenvoudige laxantia of loperamide uitkomst brengen. In geval van hinderlijke misselijkheid kan domperidon tijdelijk uitkomst brengen, alhoewel zeker bij kinderen en ouderen rekening moet worden gehouden met de mogelijke bijwerkingen. Is er er volgens de NHG-Standaarden sprake van een angststoornis of depressie dan is behandeling met anxiolytica of antidepressiva soms zinvol. Soms worden laaggedoseerde antidepressiva ook gebruikt vanwege hun pijnmodulerend effect bij PDS, maar het grote risico is dat obstipatie optreedt.

10.8 Verwijzing

Mocht deze aanpak door de huisarts onvoldoende effect ressorteren door persisterende mispercepties of blokkerende gedachten, of de klachten zelf of de psychosociale belasting ervan een te grote impact op de patiënt hebben, dan kan het zinvol zijn de patiënt te verwijzen. De eerste keuze is dan psychologische behandeling.

10.8.1 Psychologische behandeling

Van een aantal behandelingen is aangetoond dat ze een positief effect hebben op de symptomen, perceptie en kwaliteit van leven van patiënten met functionele buikklachten. Dat geldt met name voor cognitieve gedragstherapie (CBT) en hypnotherapie. Eenvoudige CBT uitgevoerd door een verpleegkundige in de huisartsenpraktijk bleek te leiden tot vermindering van PDS-klachten en werkverzuim, ook nog na een jaar. Individuele psychotherapie bleek te leiden tot een vermindering van klachten. Hypnotherapie bleek uiterst effectief in de behandeling van volwassenen met functionele dyspepsie en PDS. Het effect blijkt aan te houden, ook in langetermijn follow-up. Bovendien blijkt hypnotherapie ook bij kinderen met onbegrepen buikpijn effectief.

De vorm waarin de psychologische behandeling wordt aangeboden lijkt minder relevant; zowel in groepsbehandeling, internetbehandeling als in zelfmanagementvorm lijkt de behandeling een positieve invloed op de klachten te hebben. Psychologische behandeling kan in de eerste lijn worden gegeven, door de POH-GGZ, of de eerstelijnspsycholoog.

10.8.2 Gastro-enteroloog

Verwijzing naar een maag-darm-leverarts is vooral zinvol als twijfel bestaat bij patiënt of huisarts of de persisterende klachten niet toch worden veroorzaakt door een somatische aandoening die over het hoofd gezien is. Voor de patiënt is het doel dan vooral geruststelling, voor de huisarts het uitsluiten van meer zeldzame aandoeningen, zoals vasculaire darmklachten, vlokatrofie, eosinofiele colitis.

10.8.3 Gespecialiseerd behandelcentrum

Bij sommige patiënten hebben functionele buikklachten een zeer complexe psychologische achtergrond, of ze hebben een ernstige impact op hun sociaal functioneren: ze raken geïsoleerd of hebben extreem werkverzuim. In die gevallen kan de huisarts iemand verwijzen naar een multidisciplinair behandelteam, waar – veelal tijdens opname – met een integrale behandelaanpak, de somatische, psychische en sociale aspecten van de buikklachten worden benaderd. Dat vereist vaak langdurige behandeling.

Uw kwaliteit van leven

Wilt u aankruisen wat voor u van toepassing is?

1. Ik voel mij hulpeloos door mijn darmklachten
   - ☐ helemaal niet
   - ☐ een beetje
   - ☐ gemiddeld
   - ☐ behoorlijk
   - ☐ heel erg

2. Ik schaam mij voor de geur die door mijn darmklachten veroorzaakt worden
   - ☐ helemaal niet
   - ☐ een beetje
   - ☐ gemiddeld
   - ☐ behoorlijk
   - ☐ heel erg

3. Ik maak me zorgen over de hoeveelheid tijd die ik op het toilet doorbreng
   - ☐ helemaal niet
   - ☐ een beetje
   - ☐ gemiddeld
   - ☐ behoorlijk
   - ☐ heel erg

4. Ik voel me vatbaar voor andere ziekten door mijn darmklachten
   - ☐ helemaal niet
   - ☐ een beetje
   - ☐ gemiddeld
   - ☐ behoorlijk
   - ☐ heel erg

5. Ik voel mij dik door mijn darmklachten
   - ☐ helemaal niet
   - ☐ een beetje
   - ☐ gemiddeld
   - ☐ behoorlijk
   - ☐ heel erg

6. Ik heb het gevoel de controle over mijn levente verliezen door mijn darmklachten
   - ☐ helemaal niet
   - ☐ een beetje
   - ☐ gemiddeld
   - ☐ behoorlijk
   - ☐ heel erg

7. Ik heb het gevoel dat ik minder van mijn leven geniet door mijn darmklachten
   - ☐ helemaal niet
   - ☐ een beetje
   - ☐ gemiddeld
   - ☐ behoorlijk
   - ☐ heel erg

8. Ik voel mij ongemakkelijk als ik over mijn darmklachten praat
   - ☐ helemaal niet
   - ☐ een beetje
   - ☐ gemiddeld
   - ☐ behoorlijk
   - ☐ heel erg

9. Ik voel mij gedeprimeerd over mijn darmklachten
   - ☐ helemaal niet
   - ☐ een beetje
   - ☐ gemiddeld
   - ☐ behoorlijk
   - ☐ heel erg

10. Ik voel mij geïsoleerd van anderen door mijn darmklachten
    - ☐ helemaal niet
    - ☐ een beetje
    - ☐ gemiddeld
    - ☐ behoorlijk
    - ☐ heel erg

11. Ik moet letten op hoeveel ik eet door mijn darmklachten
    - ☐ helemaal niet
    - ☐ een beetje
    - ☐ gemiddeld
    - ☐ behoorlijk
    - ☐ heel erg

12. Door mijn darmklachten is seksuele activiteit moeilijk voor mij
    - ☐ helemaal niet
    - ☐ een beetje
    - ☐ gemiddeld
    - ☐ behoorlijk
    - ☐ heel erg

13. Ik ben boos over het feit dat ik darmklachten heb
    - ☐ helemaal niet
    - ☐ een beetje
    - ☐ gemiddeld
    - ☐ behoorlijk
    - ☐ heel erg

14. Ik ben bang dat ik anderen irriteer door mijn darmklachten
    - ☐ helemaal niet
    - ☐ een beetje
    - ☐ gemiddeld
    - ☐ behoorlijk
    - ☐ heel erg

15. Ik maak me er zorgen over dat mijn darmklachten erger zullen worden
    - ☐ helemaal niet
    - ☐ een beetje
    - ☐ gemiddeld
    - ☐ behoorlijk
    - ☐ heel erg

16. Ik voel mij prikkelbaar door mijn darmklachten
    - ☐ helemaal niet
    - ☐ een beetje
    - ☐ gemiddeld
    - ☐ behoorlijk
    - ☐ heel erg

17. Ik maak me er zorgen over dat mensen denken dat ik mijn darmklachten overdrijf
    - ☐ helemaal niet
    - ☐ een beetje
    - ☐ gemiddeld
    - ☐ behoorlijk
    - ☐ heel erg

	helemaal niet	een beetje	gemiddeld	behoorlijk	heel erg
18. Ik heb het gevoel dat ik minder gedaan krijg door mijn darmklachten	☐	☐	☐	☐	☐
19. Ik moet stressvolle situaties vermijden door mijn darmklachten	☐	☐	☐	☐	☐
20. Mijn darmklachten verminderen mijn zin in seks	☐	☐	☐	☐	☐
21. Mijn darmklachten beperken mij in wat voor soort kleding in kan dragen	☐	☐	☐	☐	☐
22. Ik moet inspannende activiteiten vermijden door mijn darmklachten	☐	☐	☐	☐	☐
23. Ik moet opletten op wat voor soort voedsel ik eet door mijn darmklachten	☐	☐	☐	☐	☐
24. Door mijn darmklachten heb ik problemen met het omgaan met mensen die ik niet zo goed ken	☐	☐	☐	☐	☐
25. Ik voel mij traag door mijn darmklachten	☐	☐	☐	☐	☐
26. Ik voel mij niet schoon door mijn darmklachten	☐	☐	☐	☐	☐
27. Lange reizen zijn moeilijk voor mij door mijn darmklachten	☐	☐	☐	☐	☐
28. Ik voel me gefrustreerd dat ik niet kan eten wat ik wil door mijn darmklachten	☐	☐	☐	☐	☐
29. Het is belangrijk om in de buurt van een toilet te zijn door mijn darmklachten	☐	☐	☐	☐	☐
30. Mijn leven draait om mijn darmklachten	☐	☐	☐	☐	☐
31. Ik maak me er zorgen over dat ik de controle over mijn ontlasting verlies	☐	☐	☐	☐	☐
32. Ik ben bang dat ik niet in staat ben om ontlasting te hebben	☐	☐	☐	☐	☐
33. Mijn darmklachten hebben invloed op mijn relatie met naasten	☐	☐	☐	☐	☐
34. Ik heb het gevoel dat niemand mijn darmklachten begrijpt	☐	☐	☐	☐	☐

De vragenlijst is ontwikkeld door: D.L. Patrick, D.A. Drossman, I.O. Frederick, J. Dicesare en K.L. Puder, Digestive Diseases and Sciences.1998 February;43(2) en vertaald in het Nederlands door: E. de Winter en C.E. Flik

Leesadvies

Berger MY, Wit NJ de, Vogelenzang R, Wetzels RV, Rijn-van Kortenhof NMM van, Opstelten W. NHG-Standaard Diverticulitis. Huisarts Wet. 2011;54(9):492–9.

Ford AC, Quigley EM, Lacy BE, Lembo AJ, Saito YA, Schiller LR, Soffer EE, Spiegel BM, Moayyedi P. Effect of antidepressants and psychological therapies, including hypnotherapy, in irritable bowel syndrome: systematic review and meta-analysis. Review. Am J Gastroenterol. 2014;109(9):1350–65; quiz 1366. ►doi:10.1038/ajg.2014.148. Epub 2014 Jun 17. PubMed PMID: 24935275.

Horst HE van der, Wit NJ de, Quartero O, Muris J, Berger M, Bijkerk R, Geijer R, Woutersen-Koch H. NHG-Standaard Prikkelbaredarmsyndroom. Huisarts Wet. 2012;55(5):204–9.

Numans ME, Wit NJ de, Dirven JAM, Heemstra-Borst CG, Hurenkamp GJB, Scheele ME, Burgers JS, Geijer RMM, Jongh E de. NHG-Standaard Maagklachten M36 (tweede herziening). Huisarts Wet. 2013;56(1):26–35.

Websites

► http://www.nice.org.uk/guidance/cg184.
► http://pathways.nice.org.uk/pathways/irritable-bowel-syndrome-in-adults.
► http://www.romecriteria.org/assets/pdf/19_RomeIII_apA_885-898.pdf.

Moeheid

M.A. van Bokhoven

Samenvatting

Moeheid is jaarlijks voor bijna 1 % van de patiënten de reden voor een bezoek aan de huisarts. Bij 20 % van deze patiënten wordt uiteindelijk een somatische diagnose gesteld, het meest frequent een luchtweginfectie. Moeheid is de meest frequent voorkomende somatisch onvoldoende verklaarde lichamelijke klacht. De differentiële diagnose is breed, waardoor geen goed onderbouwde, algemeen geldende adviezen te geven zijn voor anamnese en lichamelijk onderzoek, anders dan de voor onvoldoende verklaarde klachten algemeen geldende tweesporenbenadering. Minder dan 10 % van de patiënten met moeheid heeft een aandoening die met bloedonderzoek is op te sporen. Cognitieve gedragstherapie en 'graded activity' zijn bewezen effectieve behandelingen voor chronische onverklaarde moeheid. Ter preventie van chroniciteit zijn aandacht voor voldoende lichaamsbeweging, vermijden van overgewicht en het bewaken van een goede werk-privébalans zinvol.

11.1 Definitie en begripsbepaling – 113

11.2 Epidemiologie – 113

11.3 Klacht/anamnese – 113

11.4 Lichamelijk onderzoek – 114

11.5 Aanvullend onderzoek – 114

11.6 Differentiële diagnose – 116

11.7 Beleid bij somatisch onvoldoende verklaarde moeheid – 117

© Bohn Stafleu van Loghum, onderdeel van Springer Media B.V. 2017
H.E. van der Horst, N.J. de Wit (Red.), *Somatisch Onvoldoende verklaarde Lichamelijke Klachten*,
Praktische huisartsgeneeskunde, DOI 10.1007/978-90-368-0639-8_11

11.8 Verwijzing – 118

11.9 Prognose – 118

Leesadvies – 119

11.3 · Klacht/anamnese

> **Casus Mevrouw Akkermans**
>
> Mevrouw Akkermans is een 41-jarige secretaresse met een blanco probleemlijst. Zij is getrouwd en heeft twee kinderen in de basisschoolleeftijd. Zij komt op het spreekuur, omdat ze zich al een aantal weken moe voelt. Ze kan de hele dag slapen, is traag op het werk en slaapt 's nachts onrustig. Naast de moeheid klaagt ze over duizeligheid en spierpijn. Ze geeft aan dat haar leidinggevende haar heeft aangesproken op haar werktempo, dat de laatste tijd lager ligt. Daarom werkt ze 's avonds thuis door. Voor haar wekelijkse hardlooptraining en andere vrijetijdsbesteding heeft ze geen energie meer.
> Exploratie van de klachten en een oriënterend lichamelijk onderzoek leveren geen aanwijzingen voor een somatische oorzaak op. Monique vraagt of het zin heeft eens uitgebreid bloed te laten onderzoeken om bloedarmoede en andere ziekten uit te sluiten.

11.1 Definitie en begripsbepaling

Moeheid is een gebrek aan energie als gevolg van lichamelijke of mentale inspanning of als gevolg van ziekte. Als moeheid langer dan zes maanden continu of recidiverend aanwezig is, spreekt men van chronische vermoeidheid. Van het chronischevermoeidheidssyndroom (CVS) is sprake als voor de chronische vermoeidheid geen verklaring wordt gevonden, de klachten samengaan met andere symptomen zoals geheugenklachten, niet (goed) uitgerust zijn na slaap, pijn of algehele malaise en de klachten leiden tot ernstige beperkingen in het dagelijks functioneren. Sommige alternatieve benamingen zoals myalgische encefalopathie (ME) suggereren een anatomisch substraat. Omdat een dergelijk substraat nooit wetenschappelijk is aangetoond, is in Nederland afgesproken alleen de term CVS te hanteren.

11.2 Epidemiologie

Moeheid is een veel voorkomende klacht. Als het volwassenen rechtstreeks wordt gevraagd, geven één op de vier mannen en twee op de vijf vrouwen aan dat ze recent moe waren. De meesten gaan hiermee echter niet naar de huisarts. In een norm huisartsenpraktijk komt per jaar naar schatting één op de tien ingeschreven patiënten een keer op het spreekuur met moeheid als belangrijkste klacht. In bijna driekwart van die patiënten blijft het bij een eenmalig consult. Slechts tien procent consulteert langer dan zes maanden voor vermoeidheid. Van de mensen die op het spreekuur komen zijn twee op de drie vrouw. Moeheid komt op alle leeftijden ongeveer even vaak voor, maar boven de 75 stijgt het aantal nieuwe episodes snel.

11.3 Klacht/anamnese

Bij de anamnese is het allereerst van belang uit te diepen wat de patiënt bedoelt met 'moe'. Dit kan bijvoorbeeld betekenen: sneller moe worden bij inspanning dan voorheen, niet uitgerust wakker worden, meer slaapbehoefte en verminderde concentratie hebben, trager zijn in gedrag of een sombere stemming hebben. In het Engels maakt men nog een gradueel onderscheid tussen 'tiredness', 'fatigue' en 'exhaustion', respectievelijk minder energie, vermoeidheid en uitputting, die een opklimmende mate van ernst weergeven. Ook de duur van de klachten voorafgaand aan de eerste presentatie bij de huisarts is relevant. Als de klachten langer dan vier weken bestaan, is dat een risicofactor voor een chronisch beloop. Bij kortdurende klachten is de kans op een onderliggende somatische aandoening groter, vaak zijn er dan ook andere klachten.

Vervolgens komen begeleidende symptomen, alarmsignalen en psychosociale factoren aan de orde. Moeheid staat bijna nooit op zichzelf en heeft een brede differentiële diagnose. Begeleidende symptomen en alarmsignalen kunnen daarom de verschillende tractus betreffen. Als het verhaal van de patiënt niet snel leidt in de richting van één tractus, kan het nodig zijn ze één voor één na te lopen. Veelvoorkomende begeleidende symptomen zijn pijnklachten, kortademigheid, hartkloppingen, duizeligheid, hoesten en koorts. Patiënten denken bij moeheid regelmatig aan anemie. Anemie blijkt echter net zo frequent voor te komen bij mensen met als zonder moeheid. Bij het uitdiepen van psychosociale factoren zijn allereerst stressfactoren van belang, op het werk of in de privésfeer. Daarnaast komen angst- en depressieve klachten vaak voor, dus is exploreren van angst, vermijding, sombere stemming, dagschommeling en vitale kenmerken zoals slapen, eten en libido nodig. Een discrepantie tussen de inschatting van de patiënt en die van de huisarts van de ernst van de klachten en sterk aandringen op aanvullende diagnostiek of verwijzing kunnen een aanwijzing zijn voor grote ongerustheid bij de patiënt. Die discrepantie bespreekbaar maken kan eventuele ongerustheid dus boven tafel brengen. Soms lukt het ook de coping, ook in relatie tot anderen in de omgeving van de patiënt, te bespreken: 'Lukt het u gemakkelijk om hulp te vragen?' 'Als u met anderen samenwerkt, hoe stelt u zich dan op?'

11.4 Lichamelijk onderzoek

Lichamelijk onderzoek draagt bij slechts 2 % van de patiënten met moeheid op het spreekuur bij aan het stellen van een specifieke diagnose. In de NHG-Standaardwerkgroep SOLK en de commissie voor de multidisciplinaire richtlijn *SOLK* was er consensus dat het doen van gericht lichamelijk onderzoek belangrijk is om de patiënt het signaal te geven dat de klachten grondig worden geanalyseerd. Welk deel van het lichamelijk onderzoek dan relevant is, hangt erg af van de begeleidende symptomen. Een onderbouwd advies voor een uniform lichamelijk onderzoek is niet te geven. Veel huisartsen zullen in ieder geval de slijmvliezen inspecteren en nagaan of er sprake is van vergrote lymfklieren, vergrote lever en milt of palpabele schildklierafwijkingen, om een somatische oorzaak uit te sluiten dan wel aan te tonen.

11.5 Aanvullend onderzoek

Bij aanvullend onderzoek is het van belang de balans te bewaken tussen enerzijds terechte diagnostiek in verband met een verhoogd risico op somatische pathologie en anderzijds het vermijden van overdiagnostiek. De kans om bij patiënten met moeheid met bloedonderzoek een onderliggende somatische aandoening op te sporen is kleiner dan 10 %. Het gaat dan om aandoeningen met een lage incidentie, die vaak naast moeheid andere klachten geven (zie ◘tab. 11.1). Bij patiënten met alleen moeheid is het risico op fout-positieve testuitslagen relatief hoog. De werkgroep van de Landelijke Eerstelijns Samenwerkingsafspraak Laboratoriumdiagnostiek adviseert op basis van consensus het bloedonderzoek te beperken tot bezinking (BSE),

11.5 · Aanvullend onderzoek

Tabel 11.1 Met laboratoriumdiagnostiek opgespoorde somatische aandoeningen bij patiënten met onvoldoende verklaarde moeheid (N = 173) (Vampire-studie)

aandoening	aantal	percentage
diabetes mellitus	4	(2,3 %)
anemie	3	(1,7 %)
mononucleosis infectiosa	3	(1,7 %)
hypothyreoïdie	1	(0,6 %)
huisstofmijtallergie	1	(0,6 %)
HbE-thalassemie	1	(0,6 %)
vitamine B12-deficiëntie	1	(0,6 %)
geen afwijkingen	159	(91,9 %)

hemoglobine (Hb), schildklierstimulerend hormoon (TSH) en glucose, aangevuld met creatinine (bij ouderen) en alanineaminotransferase (ALAT). Bij jongeren kan aanvullend nog diagnostiek naar epstein-barrvirus worden overwogen. Daarbij moeten voor- en nadelen tegen elkaar worden afgewogen. Enerzijds vragen (ouders van) patiënten nogal eens om deze diagnostiek en kan het vaststellen van een recente infectie voorkómen dat mensen blijven zoeken naar een verklaring. Anderzijds heeft de helft van de vijfjarigen al antistoffen ontwikkeld na een meestal symptoomloze EBV-infectie en zijn bij het bereiken van de volwassenleeftijd bij 90 % van de bevolking antistoffen aantoonbaar. De kans dat er sprake is van een recente infectie die de moeheid verklaart is dus uitermate klein, zeker als er geen klinische tekenen van EBV zijn. Uitbreiding van het aantal diagnostische tests levert vooral extra fout-positieve uitslagen op, maar draagt niet bij aan een betere diagnosestelling.

Pas als de klachten chronisch worden, wordt in richtlijnen, op basis van consensus, aanbevolen een uitgebreidere set aanvullende diagnostiek aan te vragen, ter uitsluiting van onderliggende somatische problematiek. Deze set is samengevat in het kader. Aanvullende diagnostiek die niet in de set vermeld staat, hoeft alleen te worden verricht als anamnese en lichamelijk onderzoek daartoe aanleiding geven. Er zijn geen tests die CVS kunnen aantonen.

Laboratoriumdiagnostiek bij patiënten verdacht van CVS ter uitsluiting van somatische pathologie (aanbevolen in multidisciplinaire richtlijn Chronisch Vermoeidheidssyndroom)

- hemoglobine; hematocriet; leukocytenaantal en -differentiatie; bezinkingssnelheid erytrocyten; ferritine; schildklierstimulerend hormoon en fT4; glucose; creatine; alanineaminotransferase; bilirubine; gammaglutamyltransferase; alkalische fosfatase; urine op leukocyten, eiwit en erytrocyten
- bij jongeren aangevuld met coeliakieserologie, immunoglobuline A, natrium, kalium, calcium en albumine
- bij volwassenen aangevuld met een röntgenfoto van de thorax en een elektrocardiogram

11.6 Differentiële diagnose

Na een eerste consult blijft 20-60 % van alle aan de huisarts gepresenteerde klachten in het algemeen onverklaard. Dat geldt ook voor het merendeel van de patiënten met moeheid. De differentiële diagnose bestaat uit een groot aantal aandoeningen. Bij 20 % van de mensen die zich met de klacht moeheid bij de huisarts melden, wordt een somatische diagnose gesteld en bij 15 % van de patiënten met moeheid wordt een psychosociale of psychiatrische diagnose gesteld. Bij 5 % is sprake van een combinatie van somatische en psychosociale diagnoses of een syndroomdiagnose, zoals fibromyalgie, CVS of prikkelbare darm en bij de overige 60 % stelt de huisarts geen ziekte- maar een symptoomdiagnose.

Pas als de klachten meer dan een half jaar aanhouden, dat betreft ongeveer 8 % van de patiënten met moeheid, is het zinvol om te bepalen of de patiënt voldoet aan de criteria voor het chronischevermoeidheidssyndroom (CVS). Een voorwaarde is dat andere diagnoses afdoende zijn uitgesloten (zie kader). Op basis van internationale consensus heeft de multidisciplinaire richtlijncommissie CVS vastgesteld, dat voor de diagnose CVS de klachten ten minste zes maanden moeten duren en moeten leiden tot forse beperkingen. Bij kinderen moet al eerder, bijvoorbeeld na drie maanden, uitvoerig onderzoek gedaan worden om eerder gericht beleid te kunnen inzetten.

Definitie chronischevermoeidheidssyndroom volgens Fukuda uit 1994, aangevuld met de exclusiecriteria van Reeves uit 2003

Hoofdcriteria
Klinisch geëvalueerde chronische vermoeidheid die onverklaarbaar is, continu aanwezig is, of herhaaldelijk terugkeert, die nieuw is, of een duidelijk begin heeft (niet het hele leven al aanwezig), die niet het resultaat is van voortdurende belasting en niet duidelijk minder wordt door rust en die een aanzienlijke afname van het vroegere activiteitenniveau op het gebied van werk, studie, sociale of persoonlijke activiteiten tot gevolg heeft.

Nevencriteria
Ten minste vier van de volgende symptomen, die allemaal een periode van minstens zes achtereenvolgende maanden aanhouden of gedurende deze periode steeds weer terugkeren en niet reeds hebben bestaan voor de vermoeidheid begon: verminderd kortetermijngeheugen of concentratievermogen, zo ernstig dat het een aanzienlijke vermindering van het vroegere activiteitenniveau op het gebied van werk, studie, sociale of persoonlijke activiteiten tot gevolg heeft; keelpijn; gevoelige cervicale of axillaire lymfeklieren; spierpijn, pijn in verschillende gewrichten zonder zwelling of roodheid; hoofdpijn die qua vorm, patroon en ernst nieuw is; slaap waar de patiënt niet van uitrust en malaisegevoel na inspanning dat langer dan 24 uur aanhoudt.

Precisering van exclusiecriteria
Voorbeelden van uitsluitdiagnoses zijn: orgaanfalen (hart, long, lever, nier), chronische infecties (aids, hepatitis B of C), reumatische en systeemziekten, chronisch inflammatoire aandoeningen, neurologische aandoeningen (multipele sclerose, neuromusculaire ziekten, epilepsie, beroerte), ziekten die systemische behandeling vereisen (orgaan- of beenmergtransplantatie, chemotherapie, radiotherapie van hersenen, borst, buik of bekken, endocrinologische aandoeningen (hypopituïtarisme, bijnierschorsinsufficiëntie), primaire slaapstoornissen (slaapapneu, narcolepsie).

> **Casus Mevrouw Akkermans (vervolg)**
>
> De huisarts vraagt een beperkt bloedonderzoek aan (Hb, BSE, TSH en glucose), dat geen afwijkingen laat zien. De huisarts bespreekt dat er geen sprake is van bloedarmoede, de verklaring waar patiënte aan dacht. Vervolgens bespreekt de huisarts dat er sprake lijkt van een vicieuze cirkel van klachten, die leidt tot verminderd werktempo, extra lang doorwerken, geen energie meer voor ontspanning en via slecht slapen weer tot meer klachten. Patiënte herkent zich hier wel in en kan zich vinden in het voorstel van de huisarts om haar te verwijzen naar een psychosomatisch fysiotherapeut.

11.7 Beleid bij somatisch onvoldoende verklaarde moeheid

Onverklaarde moeheid kan zich in verschillende vormen voordoen. Parallel aan de indeling van SOLK is een indeling in milde, matige en ernstige onverklaarde moeheid te maken, waarin klachten gradueel overgaan van enkele weken bestaand (mild), enkele maanden met andere verschijnselen (matig) en CVS (ernstig).

In de richtlijnen wordt aangeraden om bij somatisch onvoldoende verklaarde moeheid een 'stepped care'-benadering te kiezen, afhankelijk van de ernst van de klachten.

Een eerste voorwaarde om te komen tot succesvolle behandeling, is consensus tussen behandelaar en patiënt over de probleemdefinitie. Die consensus is in de zorg voor mensen met onverklaarde moeheid niet altijd vanzelfsprekend. Een brede exploratie van de klachten tijdens de diagnostische fase is dus belangrijk en onderdeel van succesvol beleid.

Ook voorlichting is een vast onderdeel van de 'stepped care'-benadering voor alle patiënten. Bij milde klachten (stap 1) is voorlichting zelfs de belangrijkste component van de behandeling door de huisarts. Ter preventie van moeheid zijn vooral algemene leefstijladviezen zinvol: beweging en voedselinname volgens de aanbevolen landelijke normen, niet roken, matig alcoholgebruik en een goede slaaphygiëne. Voorlichtingsmateriaal over de verschillende aandoeningen die gepaard kunnen gaan met moeheid is te vinden op de website thuisarts.nl van het Nederlands Huisartsen Genootschap, via het trefwoord 'moeheid'.

Bij matig-ernstige moeheid, dat is moeheid met enige beperking in functioneren, klachten uit enkele klachtenclusters en/of een langere duur dan was verwacht (stap 2), zijn er verschillende mogelijkheden. Ten eerste kan men binnen de huisartsenpraktijk verwijzen naar de praktijkondersteuner GGZ of binnen de eerste lijn naar de eerstelijnspsycholoog.

Van twee behandelmethoden is aangetoond dat ze effectief zijn bij patiënten met chronische onverklaarde moeheid: cognitieve gedragstherapie en 'graded activity'-therapie, ook wel 'graded exercise'-therapie genoemd. Beide kunnen in de eerste lijn worden toegepast door een daartoe opgeleide POH-GGZ of eerstelijnspsycholoog.

Cognitieve gedragstherapie richt zich op het opsporen en ombuigen van irrationele gedachten die leiden tot disfunctioneel gedrag. Bijvoorbeeld: 'mijn moeheid is een signaal dat er een ontsteking zit in mijn lichaam. Bij een ontsteking moet je rust houden, dus ik vermijd inspanning.' De gedachten worden door de therapeut getoetst aan de realiteit. Bijvoorbeeld: 'Als er sprake is van een ontsteking, dan waren er ontstekingsverschijnselen in het bloed. Aangezien de tests in orde waren, is er nu geen sprake van ontsteking.' Vervolgens worden de irrationele gedachten vervangen door meer rationele gedachten en worden klachten toegeschreven aan iets anders dan een lichamelijke oorzaak (reattributie). Bijvoorbeeld: 'Moeheid is een signaal dat de balans tussen in- en ontspanning verstoord is. Door in kaart te brengen welke activiteiten energie kosten en welke energie opleveren, is de balans te herstellen.'

De kern van de 'graded activity'-benadering is het vaststellen van een activiteitenniveau dat zeker haalbaar is, ook op minder goede dagen. Vervolgens wordt de activiteit stapsgewijs opgebouwd, onafhankelijk van de klachten: een tijdcontingente benadering. Een tijdcontingente benadering blijkt beter te werken dan een klachtcontingente benadering, waarin patiënten vaak tegen hun ervaren beperkingen aanlopen. Een tijdcontingente benadering houdt in: op goede dagen niet meer doen dan is afgesproken en op slechte dagen niet minder.

Een tweede mogelijkheid is verwijzing naar een psychosomatisch fysio- of oefentherapeut. Deze therapeuten hebben een aanvullende, door de beroepsvereniging erkende post-hbo-opleiding gevolgd. De klachten moeten dan wel een relatie hebben met het bewegingsapparaat, bijvoorbeeld onverklaarde pijn aan het bewegingsapparaat of met beperkte inspanningstolerantie.

11.8 Verwijzing

Bij somatisch onvoldoende verklaarde moeheid die gepaard gaat met veel beperkingen, langer duurt dan drie maanden en/of waarbij begeleidende klachten uit alle clusters optreden (ernstige groep), is verwijzing de laatste stap in de 'stepped care'-benadering. Bij deze groep is behandeling door een multidisciplinair team aangewezen. Een aantal GGZ-instellingen en revalidatiecentra bieden deze multidisciplinaire aanpak. Verschillende behandelaars hebben zich verenigd in het Netwerk Onvoldoende Verklaarde Lichamelijke Klachten (NOLK). Het netwerk verzorgt onder andere een sociale kaart van aanbieders en organiseert tweejaarlijks een congres.

> **Casus Mevrouw Akkermans (vervolg)**
>
> De psychosomatisch fysiotherapeut nam de vicieuze cirkel als uitgangspunt. Hij bepaalde tijdens de eerste consulten het inspanningsvermogen en stelde vervolgens een oefenprogramma met mevrouw Akkermans op, bestaande uit dagelijks ingeplande lichamelijke activiteit, die in vaste stappen, onafhankelijk van de klachten, werd uitgebreid. Daarnaast bekeek hij met haar de mogelijkheden om rust en geconcentreerd bezig zijn op het werk beter af te wisselen en op tijd naar huis te gaan. Op zijn advies besprak ze de vicieuze cirkel ook met haar leidinggevende. Deze gaf haar de ruimte om de tijd te nemen voor herstel die ze nodig vond. Bovendien stelde de leidinggevende voor om samen naar mevrouw Akkermans takenpakket te kijken. Ze benoemde ook haar perfectionistische werkstijl. Samen met de bedrijfsarts werden er oplossingen gezocht voor het takenpakket en de werkstijl.

11.9 Prognose

Na vier weken is 85 % van de episodes met moeheid als ingangsklacht voorbij en na een half jaar 96 %. Dat patiënten niet meer met de klachten op het spreekuur komen, betekent echter niet dat zij klachtenvrij zijn. Meer dan 40 % rapporteert na een jaar nog klachten, soms na een wisselend beloop en vaak met een slechte kwaliteit van leven, vooral als er naast de

> **Tabel 11.2** Herstel van verzuim bij moeheid: bevorderende en belemmerende factoren

bevorderend:
– werk zelf flexibel kunnen inrichten
– ervaren steun vanuit het werk
– lage werkdruk
– milde klachten
– patiënt denkt zelf aan psychische oorzaak van de klachten
– goede algemene gezondheid

belemmerend:
– emotionele en lichamelijke werkbelasting (bij mannen)
– conflicten op het werk (bij vrouwen)
– verstoorde werk-privébalans
– objectieve werkbelasting (ploegendienst)
– ernstige klachten
– comorbiditeit in de vorm van een chronische ziekte
– angst
– weinig bewegen en overgewicht

moeheid sprake is van klachten van het bewegingsapparaat. Toch slagen de meesten van hen er zelf in een manier te vinden om met hun klachten om te gaan. Een paar procent van de patiënten ontwikkelt ernstige klachten met een hoge medische consumptie en veel werkverzuim tot gevolg. Bij werknemers zijn de risicofactoren voor het langdurig bestaan van klachten onderzocht. Deze worden samengevat in ▶tab. 11.2. Mensen met ernstige vermoeidheid hebben een twaalf maal hogere kans op arbeidsongeschiktheid dan mensen die geen vermoeidheid rapporteren.

Leesadvies

Balen JAM van, Suijlen J van, Rutten W, et al. Landelijke Eerstelijns Samenwerkingsafspraak: rationeel aanvragen van laboratoriumdiagnostiek. Actualisering van het landelijk model van het probleemgeoriënteerd aanvraagformulier. Utrecht: Nederlands Huisartsen Genootschap, Nederlandse Vereniging voor Klinische Chemie, Samenwerkende Artsenlaboratoria Nederland. (2006).
Bastiaanssen MHH, Loo MAJM, Terluin B, Vendrig AA, Verschuren CM, Vriezen JA. Landelijke Eerstelijns Samenwerkingsafspraak overspanning en burn-out. Huisarts Wet. 2011;54:10-S11–6.
CBO. Richtlijn Diagnose, behandeling, begeleiding en beoordeling van mensen met het chronisch vermoeidheidssyndroom (CVS). Utrecht: CBO; 2013. Geraadpleegd 2 maart 2015 via ▶www.diliguide.nl/document/3435/file/pdf.
Koch H, Bokhoven MA van, Riet G ter, Alphen-Jager JT van, Weijden T van der, Dinant GJ, et al. Ordering blood tests for patients with unexplained fatigue in general practice: what does it yield? Results of the VAMPIRE trial. Br J Gen Practice. (2009);59:e93–100.
Nijrolder I, Horst H van der, Windt D van der. Prognosis of fatigue; a systematic review. J Psychosomatic Res. (2008);200:(64):335–49.
olde Hartman TC. Blankenstein AH, Molenaar AO, Berg DB van den, Horst HE van der, Arnold IA, Burgers JS, Wiersma Tj, Woutersen-Koch H. NHG-Standaard Somatisch Onvoldoende verklaarde Lichamelijk Klachten (SOLK). Huisarts Wet. (2013);56(5):222–30.

Websites

De Oefentherapeut ▶http://www.vvocm.nl/Portals/1/Documents/Folders/Folder%20Psychosomatische%20oefentherapie.pdf Folder van beroepsvereniging De Oefentherapeut Cesar-Mensendieck over psychosomatische oefentherapie.

Fonds Psychische Gezondheid ► http://www.psychischegezondheid.nl/cognitievegedragstherapie?gclid=-CP3amtfpisQCFY_MtAodGHsAtA. Uitleg over cognitieve gedragstherapie met oefeningen.

Nederlandse Vereniging voor Fysiotherapie volgens de psychosomatiek. ► http://www.psychosomatischefysiotherapie.nl Informatieoverpsychosomatischefysiotherapie.

Nederlands Huisartsen Genootschap ► https://www.thuisarts.nl/moeheid. Patiëntenvoorlichting. Trefwoord: moeheid. Via deze pagina kan worden doorgelinkt naar met moeheid samenhangende onderwerpen, zoals SOLK, slaapproblemen, bloedarmoede, overspannen en leefstijl.

Thoracale klachten en SOLK

F. Rutten

Samenvatting

De huisarts ziet minimaal één keer per dag een patiënt met thoracale pijnklachten op het spreekuur, ten minste 20 % betreft somatisch onvoldoende verklaarde lichamelijke klachten (SOLK). Bij een deel van de mensen die enkele jaren geleden het label SOLK kregen, wordt nu de diagnose 'waarschijnlijk microvasculaire angina pectoris' gesteld, met name bij vrouwen boven de 60 jaar. De cardioloog richt zich primair op het uitsluiten van een cardiale verklaring. In geval van niet-cardiale thoracale klachten wordt de patiënt in het algemeen teruggestuurd naar de huisarts. Vooralsnog is de begeleiding/behandeling van mensen met 'thoracale SOLK' niet anders dan bij andere uitingsvormen van SOLK. Er is echter nauwelijks onderzoek naar de specifieke behandeling van deze groep patiënten gedaan, terwijl juist bij thoracale pijn de relatie met angst vaak heel sterk is. Aandacht voor de emotionele beleving is daarom van groot belang.

12.1 Begripsbepaling en mogelijke verklaring van de klachten – 123
12.1.1 Pijn op de borst en angst – 123

12.2 Epidemiologie – 124

12.3 Anamnese – 125

12.4 Lichamelijk onderzoek – 126

12.5 Aanvullend onderzoek – 127

12.6 Microvasculaire angina pectoris als verklaring voor thoracale pijnklachten; een wolf in schaapskleren? – 127

© Bohn Stafleu van Loghum, onderdeel van Springer Media B.V. 2017
H.E. van der Horst, N.J. de Wit (Red.), *Somatisch Onvoldoende verklaarde Lichamelijke Klachten*,
Praktische huisartsgeneeskunde, DOI 10.1007/978-90-368-0639-8_12

12.7 Beleid bij aspecifieke thoracale pijn (thoracale SOLK) – 128
12.7.1 Medicamenteuze behandeling – 129

12.8 Verwijzing – 130
12.8.1 Psychologische behandeling – 130
12.8.2 Gespecialiseerd behandelcentrum – 130

Leesadvies – 130

Casus 1 Mevrouw Peters

Mevrouw Peters is 68 jaar oud en bezoekt uw spreekuur, omdat zij weer last heeft van een drukgevoel op de borst en verhoudingsgewijs snel buiten adem is, al bij geringe inspanning. Zij heeft u hiervoor reeds enkele malen geraadpleegd.
U kent mevr. Peters goed. Zij woont alleen. Haar echtgenoot, schipper op de grote vaart tijdens zijn werkzame leven, is vijf jaar geleden overleden aan longkanker. Zij heeft de rouwperiode goed doorstaan, maar gebruikt nog af en toe slaaptabletten.
Zij heeft verder een periode gekend met rugklachten, heeft 'een gevoelige' buik en is al jarenlang bekend met hypertensie. Zij heeft twee getrouwde kinderen die al jaren het huis uit zijn.
Bij navraag blijkt dat het vooral gaat om een drukkend gevoel, het gevoel niet goed door te kunnen ademen, met name bij traplopen en zware voorwerpen tillen. De pijn straalt niet uit. Soms ervaart ze ook misselijkheid, maar zonder boeren of zuurbranden. Ze is toch wel bang dat het van haar hart komt.
Ze heeft ongeveer tien pakjaren gerookt, maar is vijftien jaar geleden gestopt met roken. Ze heeft moeite met alleen zijn en ze maakt zich zorgen om haar dochter. Bij lichamelijk onderzoek vindt u dat ze overgewicht (BMI 29 kg/m^2) en een verhoogde bloeddruk (152/92 mmHg) heeft. U vindt verder geen afwijkingen.
Twee maanden geleden hebt u haar verwezen naar de cardioloog voor nadere analyse, met de vraag of er sprake was van angina pectoris. Deze vond echter geen verklaring op cardiaal gebied na een elektrocardiogram in rust, inspanningstest en echocardiografie. De cardioloog beschouwde het als onverklaarde, functionele thoracale klachten.

12.1 Begripsbepaling en mogelijke verklaring van de klachten

Thoracale pijn of druk gaat vaak gepaard met een gevoel van kortademigheid, maar vaak ook met verminderde inspanningstolerantie en/of vertraagd herstel na inspanning én een angstig gevoel. Dit angstige gevoel kan ongeacht de oorzaak van de thoracale pijn ontstaan en patiënten kunnen dit op meerdere manieren aangeven: het gevoel dood te gaan, bang zijn te weinig zuurstof te krijgen of als een 'unheimliches gefühl'.

12.1.1 Pijn op de borst en angst

Het hart is een 'emotioneel beladen orgaan' voor de patiënt, maar ook voor de arts. Veel huisartsen zijn bang een hartinfarct te missen. Uit gegevens van huisartsenposten blijkt dat een gemist hartinfarct tot de top 3 van calamiteiten behoort, terwijl slechts één op de tien patiënten die door de huisartsenpost verwezen wordt naar het ziekenhuis op verdenking van een acuut coronair syndroom (ACS) ook werkelijk een hartinfarct blijkt te hebben.

Het 'angstig gevoel' heeft bij dreigende ernstige aandoeningen als een myocardinfarct of longembolie primair een fysiologische grondslag. Indien er hypoxemie dreigt te ontstaan, volgt activering van de bijnieren met productie van noradrenaline en adrenaline en activering van het sympathisch zenuwstelsel. Via deze neurohormonale activering wordt een extra beroep gedaan op hart en longen om de oxygenatie van het lichaam, vooral van de vitale organen hart, nieren en brein, te handhaven. Er ontstaat dan een complex aan vegetatieve verschijnselen, zoals bleek zien (en in enstige situaties zelfs grauw zien), transpireren met klam aanvoelen ('koud zweet'), misselijkheid en soms ook braken. Daarnaast treedt een versnelling van de hartslag en ademhaling op.

Angst en stress kunnen echter ook zonder dat er sprake is van dreigende hypoxemie leiden tot lichamelijke reacties zoals *'fight, fright, flight'*, inclusief de genoemde vegetatieve verschijnselen, maar over het algemeen minder heftig en daardoor veelal zonder het grauw zien of klam aanvoelen.

De kennis over het *gevaar van pijn op de borst* ligt opgeslagen in de hersenschors en die staat in verbinding met het limbisch systeem (met gebieden zoals hippocampus en amygdalakernen), dat op zijn beurt gedrag en emoties aanstuurt. Zo kunnen via cognitie emoties, zoals in dit geval angst, aan klachten 'gekoppeld' worden. Het limbisch systeem staat echter ook in verbinding met de hersenstam.

Angst bij dreigende hypoxemie doorloopt een 'onbewuste' weg via de hersenstam naar het limbisch systeem. De hersenstam is van belang voor de aansturing van basale lichamelijke functies die nodig zijn om te overleven zoals ademhaling, bloedsomloop (hartslag, vaatwandspanning en bloeddruk), spijsvertering, vochthuishouding, stofwisseling en hormoonhuishouding. Dit gebeurt via het vegetatief-autonome zenuwstelsel: de sympathicus en parasympathicus.

Het limbisch systeem kan men zien als 'adaptatiecentrum' tussen mentale activiteit en de 'viscerale toestand'.

Een van de theoretische concepten waarmee we het ontstaan van somatisch onvoldoende verklaarde lichamelijke klachten (SOLK) pathofysiologisch proberen te verklaren is dat ontregelingen in het limbisch systeem effecten hebben op het vegetatief-autonome zenuwstelsel (overheersen van de sympathicus), maar ook op corticale functies (inclusief negatieve cognities, moeite met concentratie en vergeetachtigheid) en dat deze ontregelingen gepaard gaan met angst en/of stress.

12.2 Epidemiologie

Thoracale pijn komt vaak voor en betreft ongeveer 4 % van alle nieuwe episodes in de huisartsenpraktijk. Dat is één consult per normpraktijk per dag. Bij 10–15 % van de patiënten met thoracale pijn is er sprake van een cardiale oorzaak, veelal obstructief coronair lijden op basis van atherosclerose (coronair sclerose). Ook andere cardiale aandoeningen (zoals pericarditis, coronair spasme, acute exacerbatie hartfalen, hartritmestoornissen en hartklepproblemen), longproblemen (pneumonie, longembolie) en gastro-intestinale aandoeningen (refluxziekte) kunnen thoracale pijnklachten geven. Bij de verwezen patiënten met thoracale pijn vindt de cardioloog bij de helft een cardiale oorzaak voor de klachten.

In een, enigszins gedateerd, onderzoek uit 2001, werd door middel van dossieronderzoek in 25 Vlaamse huisartsenpraktijken bij 320 volwassenen met pijn op de borst nagegaan wat de oorzaak hiervoor was. Bij 13,2 % betrof het een cardiale oorzaak, bij 3,5 % een longaandoening en bij 9,9 % slokdarm/maagproblematiek. De overige classificaties waren: 20,6 % musculoskeletaal, 8,4 % intercostaal neuralgie, 10,0 % 'hartneurose', 7,1 % psychopathologie, 10,0 % anders en de overige 17,3 % 'onbekend'.

Er is weinig bekend over mensen met *recidiverende* pijn op de borst. We weten dat mensen met stabiele angina pectoris die meerdere malen per jaar bij de huisarts komen, slechts een beperkt risico lopen (1–2 % per jaar) op een myocardinfarct of een cardiovasculaire oorzaak voor overlijden. Mensen met een tienjaars CVRM-risico van 10–20 % op cardiovasculaire morbiditeit of mortaliteit, gebaseerd op de systolische bloeddruk, de cholesterolspiegel, rookstatus en het geslacht hebben dus een vergelijkbaar risico.

Niet alleen mensen met angina pectoris, ook mensen met somatisch onverklaarde thoracale pijn blijven de huisarts bezoeken. De schatting is dat bij zeker één op de drie patiënten met chronisch recidiverende thoracale pijn sprake is van somatisch onvoldoende verklaarde klachten.

12.3 Anamnese

Voor de huisarts is het van belang in een vroeg stadium zo goed mogelijk een onderscheid te maken tussen 'organische' en 'functionele' thoracale pijn. Men gaat na of klachten kunnen passen bij somatische aandoeningen, zoals stabiele angina pectoris, hartritmestoornissen, een hartklepgebrek, long- of maag/slokdarmaandoeningen of aandoeningen van het bewegingsapparaat. Als dat niet het geval is, dan is er mogelijk sprake van lichamelijk onvoldoende verklaarde (SOLK) thoracale pijnklachten, soms aangeduid met een somatisch aandoene medische term, zoals syndroom van Tietze of intercostaal neuralgie.

Bij een eerste acute presentatie van thoracale pijn zal de huisarts de optie 'functionele' klachten meestal niet meteen overwegen, zeker niet bij patiënten met een hoog cardiovasculair risico. Pas als ernstige organische aandoeningen, zoals een (dreigend) myocardinfarct of longembolie afdoende zijn uitgesloten en de klachten zich herhalen, komt de werkhypothese SOLK in beeld. Bij patiënten met een (erg) laag risico op een cardiale oorzaak (jong, niet rokend, atypische klachten) zal de huisarts een functionele achtergrond wel eerder overwegen, zeker als het patiënten zijn die vaker op het spreekuur komen met klachten waarvoor de huisarts geen verklaring kan vinden.

Bij niet-acute of recidiverende thoracale pijnklachten wordt eerst een individuele risico-inschatting gemaakt aan de hand van patiëntkarakteristieken (inclusief de voorgeschiedenis), anamnese en lichamelijk onderzoek.

Van belang zijn *patiëntkarakteristieken* als leeftijd, geslacht, etniciteit en gewicht. De kans op een cardiale oorzaak neemt toe met de leeftijd. Die kans is onder de 40 jaar heel klein. Tot 85-jarige leeftijd treft een acuut coronair event vaker mannen dan vrouwen, daarna is het omgekeerd. De kans op refluxziekte is hoger bij overgewicht en ulcusziekte komt tegenwoordig vooral voor onder NSAID-gebruikers en bij mensen met een hoge kans op *H. pylori*-infectie (migranten, Oost-Europeanen).

Bij het afnemen van de *anamnese* vraagt de huisarts naar specifieke klachten die op een organische ziekte wijzen, zoals het typische klachtenpatroon van een acuut coronair syndroom: pijn op de borst in rust, uitstralend naar de kaken en linkerarm, of naar zuurgebonden klachten optredend bij liggen, zoals bij refluxziekte.

In tegenstelling tot acute pijn op de borst heeft men bij thoracale klachten van uren tot dagen geleden meer tijd voor de anamnese. Hier zijn dan vele oorzaken voor, en het is uiteraard verstandig ook in geval van niet-acute presentatie eerst de ernstigste oorzaken uit te sluiten. Men vraagt eerst de pijn/het onaangename gevoel op de borst uit (zie ook de NHG-Standaard); aard van de pijn, duur, moment van optreden, wat verergert de klachten, wat verlicht, ernst ervan, eventuele uitstraling, zit de pijn vast aan de ademhaling, wat doet u als u de pijn ervaart? Gaat het gepaard met andere verschijnselen, zoals kortademigheid, gevoel minder lucht te krijgen, transpireren, misselijkheid, braken, bleek zien, of juist met hoesten, slijm opgeven? Hebt u last van boeren of zuur, pijn/onbestemd gevoel in het bovenste deel van de buik en zo ja, op welke momenten?

Hartkloppingen en (bijna) wegrakingen of syncope kunnen doen denken aan hartritmestoornissen, maar thoracale pijn als gevolg van ischemie ontstaat pas bij hoge hartfrequenties (>130-150/min). Van de hartklepproblemen is het vooral aortaklepstenose die thoracale pijn kan geven, mogelijk angineus van aard door subendocardiale ischemie van de linker hartkamer.

Thoracale pijn na het eten en 's nachts of na bukkende werkzaamheden, veelal brandend van aard met boeren en zuur en soms misselijkheid doet denken aan refluxklachten.

Er bestaat veel onduidelijkheid over de rol van de borstkas zelf als mogelijke oorzaak van thoracale pijn. Bij het syndroom van Tietze zou er sprake zijn van lokale drukpijn op de costosternale overgang door een 'ontsteking' in dit gewricht. Hetzelfde geldt voor intercostaal neuralgie en het hyperventilatiesyndroom. In feite zijn dit verlegenheidsdiagnoses bij somatisch onvoldoende verklaarde thoracale pijn, waarbij onrust en angst vaak op de voorgrond staan. Soms worden ook de termen 'hartneurose' en angststoornis (met of zonder hyperventilatie) gebruikt.

De anamnese is waarschijnlijk het meest betrouwbare diagnosticum voor het stellen van de diagnose angina pectoris, maar kent ook beperkingen. Een groot probleem bij het gebruik van angina pectoris als diagnostische test is het feit dat daarbij het coronair angiogram als 'gouden standaard' dient. Hiermee wordt echter slechts 15 % van het totale coronaire arteriële vaatbed in beeld gebracht. Daarmee is het slechts een 'anatomisch plaatje' van het epicardiaal gelegen macrovasculaire deel van de coronairen. Vijfentachtig procent, inclusief de microcoronaire circulatie is hierbij niet zichtbaar. Het cor angio geeft dus geen adequaat beeld van de *functionele* macrovasculaire coronaire vaatvernauwing en helemaal geen informatie over het microvasculaire arteriële coronaire vaatstelsel (noch anatomisch, noch functioneel), dat gedeeltelijk in het myocard zelf gelegen is. Het coronair angiogram is dus een niet-valide 'gouden standaard'.

Volgens de NHG-Standaard is er sprake van *typische* angina pectoris bij pijn/druk/beknelling/snoerend gevoel op de borst, dat uitgelokt wordt door inspanning en binnen vijftien minuten verdwijnt met rust of nitraten sublinguaal. Indien twee van de drie kernsymptomen aanwezig zijn, is er sprake van atypische angina pectoris. Bij nul of één kernsymptoom spreekt men van aspecifieke thoracale pijn. Met de beschrijving van de aard van de pijn, in combinatie met leeftijd en geslacht kan men de kans op een coronaire macrovasculaire vernauwing van meer dan 50 % met coronairangiografie voorspellen. Bij mevr. Peters, met aspecifieke klachten, is deze kans 17 %. In de herziene NHG-Standaard wordt geadviseerd om bij een kans >20 % verder onderzoek te doen.

12.4 Lichamelijk onderzoek

Het lichamelijk onderzoek begint met een snelle visuele indruk van gelaatskleur, huid (klam, grauw), oogwit/nagelbed (anemie) en snelheid en gelijkmatigheid van de ademhaling. Vervolgens vraagt men de patiënt de pijn aan te geven. Doet de patiënt dit d.m.v. een vuist op de borst, dan past dit bij ischemie van het hart (Levine's sign). Kan de patiënt de pijn met één vinger aanwijzen dan past dat meer bij thoracale klachten. Vervolgens voelt men de pols (snel? regelmatig? equaal?) en meet de bloeddruk, eventueel ook in staande houding (met de arm ondersteund om orthostase te kunnen vaststellen). Hierna onderzoekt men in rugligging de thorax en het hart in stappen. Is er drukpijn op de costosternale overgang of elders op de borstkas? Vervolgens voelt men de ictus en gaat na of deze binnen of buiten de midclaviculairlijn ligt. Daarna volgt auscultatie van het hart (souffles, pericardwrijven?). Vervolgens vraagt men de patiënt in 60 graden linker zijligging te gaan liggen en palpeert men de ictus (verbreed/heffend?) opnieuw, gevolgd door auscultatie (een holosystolisch geruis met voorgeleiding naar de oksel past bij mitralisklepinsufficiëntie). Hierna volgt percussie van de longen (laagstaande longgrenzen, demping?), auscultatie van de longen (piepen? rhonchi? links/rechts verschil? pleurawrijven?). Indien men aan intercostaal neuralgie denkt dan kan men de patiënt de handen onder de kin in elkaar laten haken en dan met de ellebogen verend naar links en vervolgens naar rechts laten bewegen, terwijl hij/zij met de voeten recht naar voren blijft staan. Deze mechanische provocatie is bij 'echte' intercostaal neuralgie pijnlijk en beperkt.

12.5 Aanvullend onderzoek

Aanvullend onderzoek is gericht op het uitsluiten van een somatische oorzaak van thoracale pijnklachten en uiteraard afhankelijk van de werkdiagnose van de huisarts.

Bij de werkdiagnose stabiele angina pectoris kan dat bestaan uit een inspannings-ECG of beeldvorming gericht op myocardischemie of coronairstenose.

Bij hartritmestoornissen kunnen een rust-ECG en eventrecorder of Holter worden ingezet en bij verdenking op hartklepgebreken of pericarditis echocardiografie. Bij longaandoeningen kan men denken aan een bloedbepaling met CRP en leukocytenaantal, een X-thorax en spirometrie. Bij zuurgebonden klachten kan een proefbehandeling met antacida of protonpompremmers worden overwogen of eventueel een gastroduodenoscopie of zelfs 24 uur pH-registratie laten plaatsvinden.

12.6 Microvasculaire angina pectoris als verklaring voor thoracale pijnklachten; een wolf in schaapskleren?

Bij een deel van de patiënten die in het verleden de 'diagnose' onverklaarde thoracale pijnklachten kregen, blijkt volgens nieuw inzicht sprake van microvasculaire angina pectoris. De klachten op basis van de anamnese zijn typisch voor angina pectoris, maar de inspanningstest en nucleaire scan (single-photon-emission computerized tomography (SPECT-)scan zijn meestal normaal, beide onderzoeken kunnen *ischemie* van het hart 'in beeld brengen' en het coronairangiogram laat veelal niet meer dan wat wandonregelmatigheden zien of obstructies, <50 % in de macrovasculaire epicardiale coronairarteriën (*anatomie*). Het is dus voor de cardioloog vaak een diagnose per exclusionem. Naar huidige inzichten is bij 10 % van de mensen met angina pectoris (dus toch weer die anamnese!) sprake van microvasculaire coronaire problematiek zonder belangrijke macrovasculaire obstructie bij coronairangiografie. De prognose (kans op hartinfarct of cardiovasculair overlijden) is nagenoeg gelijk aan die van mensen met angina pectoris die een vernauwing >50 % in een van de epicardiale coronairarteriën hebben. Het komt het meest voor bij vrouwen na de overgang en staat pas sinds het begin van deze eeuw in de belangstelling. Daarvoor en nu ook nog wel worden de klachten van deze patiënten vaak geclassificeerd als 'aspecifieke thoracale klachten' door de cardioloog.

Wat betreft de behandeling is het laatste woord nog niet gezegd. Momenteel krijgen patiënten met (of verdacht van) microvasculaire angina pectoris behandeling als mensen met angina pectoris en een macrovasculaire obstructie, maar veelal met minder effect op de klachten.

Er spelen waarschijnlijk andere mechanismen een rol: endotheeldisfunctie en mogelijk (bloed)lekkage en niet zozeer atherosclerose in de kleine microcoronaire vaatjes.

> **Casus 2 Dhr. Van der Last**
>
> Dhr. Van der Last is 44 jaar oud en bezoekt uw spreekuur regelmatig met pijn op de borst, niet duidelijk inspanningsgebonden, nu eens stekend, dan weer drukkend van aard. Zijn conditie is in de laatste jaren achteruit gehold. Er spelen waarschijnlijk verschillende factoren een rol. Hij is werkeloos na 'mega-uren draaien in de ICT', heeft diverse blessures opgelopen met sporten en is kilo's aangekomen door het slikken van antidepressiva en 'doorlopend eten'. Hij rookt niet, hart- en vaatziekten komen niet voor in de familie. Hij is gescheiden en heeft een tien jaar jongere vrouw ontmoet met wie hij samenwoont. Zij wil graag een kind, maar dit lukt niet. Ruim een jaar geleden is hij tweemaal met spoed naar de cardioloog verwezen via de huisartsenpost. De eerste maal werd de diagnose 'mogelijke' pericarditis gesteld. Bij de tweede cardiologische opname was de ontslagdiagnose 'atypische thoracale pijn' bij adipositas en 'deconditionering'. Al het aanvullend onderzoek bleek bij herhaling normaal en hij werd hierna terugverwezen naar de huisarts. Hij was hier erg verbaasd over. Op zijn vraag: 'wat heb ik nu eigenlijk?' antwoordde de cardioloog 'overleg maar met de huisarts, het is in ieder geval niet van het hart.'
> Nog eens de anamnese uitdiepend, blijkt dat hij geen last heeft van maagpijn, geen last heeft van boeren of zuurbranden en een regelmatige dagelijkse stoelgang heeft. Ook ontbreken klachten zoals hoesten, slijm opgeven. Bij lichamelijk onderzoek valt het overgewicht op: 130 kg (BMI 43 kg/m^2), een normale bloeddruk 124/74 mmHg, pols 76 regulair en equaal, aan het hart geen souffles en alle keren dat u hem gezien hebt, hebt u ook geen pericardwrijven gehoord. Over de longen hoort u normaal vesiculair ademgeruis.
> U ziet hem maandelijks op het spreekuur, en probeert hem inzicht te geven hoe de klachten ook anders te duiden zijn, namelijk door verkrampte spieren, gespannen ademhaling, etc. Tevens wordt de rol van emoties en gedrag bij de klachten geduid zoals machteloosheid en opgekropte boosheid. Hij vindt de diagnose SOLK moeilijk te accepteren en blijft vragen of de pericarditis niet opnieuw opspeelt en schade kan veroorzaken.

12.7 Beleid bij aspecifieke thoracale pijn (thoracale SOLK)

De specialist is vooral gericht op het aantonen dan wel uitsluiten van een somatische verklaring voor de klachten. Voorwaarde voor aansluitend succesvolle begeleiding door de huisarts is dat patiënt en huisarts het eens zijn dat een organische oorzaak onwaarschijnlijk is en dat daarom afgezien wordt van verder onderzoek. Zolang de patiënt daarover twijfels houdt, is adequate begeleiding niet goed mogelijk. Een integrale benadering vanuit een persoonlijke context is belangrijk. Voor een adequaat beleid is het van belang tevoren de verwachtingen te bespreken: wat verwacht de patiënt van de aanpak en is dat realistisch? Er is samenwerking tussen patiënt en huisarts nodig, maar dan wel met de patiënt als partner, niet als slachtoffer. Dit valt in het geval van de heer Van der Last niet mee.

Conform de NHG-Standaard is thoracale SOLK in drie stadia in te delen (licht, matig en ernstig), met bijpassende beleidsstappen. Bij de eerste stap is het belangrijk te komen tot een gezamenlijke probleemdefinitie met bijbehorend tijdcontingent plan. Hiervoor is het belangrijk dat alle klachtdimensies zijn geïnventariseerd volgens het acroniem SCEGS (somatische, cognitieve, emotionele, gedragsmatige en sociale dimensie).

Bij de *somatische dimensie* gaat de huisarts de klacht samen met de patiënt nog eens gedetailleerd na; naast aard, duur, ernst ook het patroon ervan. Door dit samen te doen maakt u de heer Van der Last duidelijk dat u zijn klachten serieus neemt. Het is dan tevens van belang

12.7 · Beleid bij aspecifieke thoracale pijn (thoracale SOLK)

te inventariseren of er andere SOLK-gerelateerde klachten zijn, zoals buikklachten die doen denken aan IBS, verspringende spier- en gewrichtsklachten, rug- en nekpijn, en klachten zoals moeheid, hoofdpijn, duizeligheid en concentratie/geheugenstoornissen.

Bij de exploratie van de *cognitieve dimensie* vraagt u naar ideeën die de heer Van der Last heeft over het ontstaan en voortbestaan van zijn klacht. Hier sluit bij aan: welke invloed denkt hij er zelf op te hebben en wat verwacht hij van u als huisarts. Hiermee kan men herstelbelemmerende opvattingen vinden, zoals 'ik heb maar één hart, daar wil ik voorzichtig mee omgaan', 'bij een kennis van me zeiden ze ook dat het niet iets ernstigs met zijn hart was, maar een dag later was hij dood', 'het is zo'n bedreigend gevoel, die steken op de borst en die benauwdheid, dat moet wel een signaal van het lichaam zijn dat er iets ergs is'.

Wat betreft de *emotionele dimensie* ervaart de heer Van der Last vooral moedeloosheid en wordt hij wanhopig van de klacht. 'Ik durf me dan nauwelijks lichamelijk in te spannen, ga dan nog meer eten en wordt zo nog dikker.' Inmiddels is hij niet meer zo angstig ('het gaat tenslotte al meer dan een jaar goed, althans, ik heb geen hartinfarct gehad'), maar het versterkt wel zijn depressieve gevoelens.

Bij exploratie van de *gedragsmatige dimensie* vraagt de huisarts naar de gevolgen van de klacht, zoals vermijden van inspanning. Maar ook naar gedrag waarmee de klacht erger wordt of juist minder erg. Bezoekt hij nog andere hulpverleners (inclusief alternatieve)?

Bij het uitdiepen van de *sociale dimensie* informeert u naar de sociale gevolgen: hoe reageert de partner, wat betekent het voor zijn sociale leven? Als hij nog werk zou hebben: wat voor effect heeft het op zijn werk en op zijn hobby's?

In het geval van de heer Van der Last is het (thuis) laten invullen van de Vierdimensionale Klachtenlijst (4DKL) zinvol om de omvang en ernst van eventueel psychische klachten in kaart te brengen op de vier dimensies: distress, depressie, angst en somatisatie.

De volgende stap is 'rationalisatie' van de klachtenperceptie en het ziektegedrag. Dit kan met adequate uitleg over de achtergrond (hoe kan het ontstaan, wat houdt het in stand), het goedaardige karakter en de gunstige prognose. Indien mogelijk, gebruikt men hierbij beeldspraak die aansluit bij het begrippenkader van de patiënt. 'U hebt een gevoelig hart (groot hart), dat heftig reageert op spanningen.' 'Uw klachten worden niet erger bij inspanning; dat is een teken dat het goed zit met uw hart.'

Met deze uitleg wordt beoogd de heer Van der Last gerust te stellen en aanknopingspunten te geven voor een andere benadering van de klachten. Veel mensen met onverklaarde thoracale pijn hebben de neiging te catastroferen en zien het onvermijdelijke hartinfarct als constante dreiging aan de horizon. Als het rationaliseren lukt dan volgt vaak vanzelf acceptatie met als gevolg minder klachten en aanpassing van het ziektegedrag.

12.7.1 Medicamenteuze behandeling

Medicatie speelt een zeer beperkte rol bij thoracale SOLK. Soms is pijnstilling en kortdurend gebruik van een benzodiazepine te overwegen bij ernstige angstklachten, maar daar kleven wel de gebruikelijke risico's aan en daarom doet men dat liever niet. Nitrospray is ook al geen goed idee. Het heeft een sterk placebo-effect en daarmee een gedragbestendigend effect. Daarnaast kunnen de bijwerkingen van nitraten vervelend zijn: enkele uren bonkende hoofdpijn en collapsneiging door het algemeen vaatverwijdende effect. Voor protonpompremmers geldt hetzelfde: een sterk placebo-effect en vaak een reboundeffect bij staken.

12.8 Verwijzing

Mocht deze aanpak door de huisarts onvoldoende effect hebben, of blokkeren de gedachten, of heeft de psychosociale belasting een te grote impact op de patiënt, dan kan het zinvol zijn de patiënt te verwijzen voor psychologische behandeling. Dat is alleen zinvol als de arts en de patiënt het erover eens zijn dat een somatische, lees een cardiale, oorzaak van de klachten afdoende is uitgesloten en de patiënt enig inzicht heeft in (mis)percepties. Mocht blijken dat de patiënt de diagnostische fase nog niet heeft afgerond dan is het zinvol daarover het gesprek aan te gaan en af te spreken welke diagnostische stappen nodig zijn om die overtuiging wel voor elkaar te krijgen. Zelfs al betekent dat soms toch een herhaald bezoek aan de cardioloog, dan is dat toch zinvol, omdat alleen zo de weg wordt gebaand voor een ander perspectief op de klachten.

12.8.1 Psychologische behandeling

Psychologische behandeling kan bestaan uit cognitieve gedragstherapie (CBT) of een andere vorm van psychotherapie. Tot op heden is er weinig onderzoek gedaan naar de effecten van psychologische behandeling van het thoracale SOLK-cluster, zeker in vergelijking met andere SOLK-clusters.

12.8.2 Gespecialiseerd behandelcentrum

Indien thoracale SOLK gepaard gaat met veel beperkingen en angst, kan in ultimo verwijzing naar een multidisciplinair behandelteam worden overwogen. Een integrale behandelaanpak van de somatische, psychische en sociale aspecten, vaak langdurig en in een klinische setting, is voor deze patiënten dan een mogelijkheid.

Leesadvies

Baart JC, Klaver MM. Het limbische systeem, een mogelijke verklaring voor onbegrepen lichamelijke klachten. Huisarts Wet. 2003;11:611–3.
Buntinx F, Knockaert D, Bruyninckx R, Blaey N de, Aerts M, Knottnerus JA, Delooz H. Chest pain in general practice or in the hospital emergency department: is it the same? Fam Pract. 2001;18:586–9.
Diamond GA, Forrester JS. Analysis of probability as an aid in clinical diagnosis of coronary artery disease. N Engl J Med. 1979;300:1350–8.
Genders TS, et al. A clinical prediction rule for the diagnosis of coronary artery disease: validation, updating, and extension. Eur Heart J. 2011;32(11):1316–30.
Maas AH. Genderverschillen bij cardiale klachten. Ned Tijdschr Geneeskd. 2015;159:A8976.
Montalescot G, Sechtem U, Achenbach S, Andreotti F, Arden C, Budaj A, et al. ESC guidelines on the management of stable coronary artery disease: the task force on the management of stable coronary artery disease of the European Society of Cardiology. Eur Heart J. 2013;34:2949–3003.
Olde Hartman TC, Blankenstein AH, Molenaar AO, et al. NHG-Standaard Somatisch onvoldoende verklaarde lichamelijke klachten. Huisarts Wet. 2013;5:222–30.
Rutten FH, Bohnen AM, Schreuder BP, Pupping MDA, Bouma M. NHG-Standaard Stabiele angina pectoris (Tweede herziening). Huisarts Wet. 2004;47:83–95.

Chronische bekkenpijn

A.L.M. Lagro-Janssen en D. Teunissen

Samenvatting

Het begrip chronische bekkenpijn omvat een scala van klachten en aandoeningen die per definitie langer dan zes maanden bestaan en benigne van aard zijn. Indien er geen duidelijke oorzaak voor de klachten gevonden kan worden, spreekt men van een chronisch bekkenpijnsyndroom, waarbij de klachten van gynaecologische, urologische, gastro-intestinale en/of myogene aard kunnen zijn. De huisarts is de aangewezen persoon voor de behandeling en begeleiding van patiënten met dit syndroom. Behandeling van het chronische bekkenpijnsyndroom is echter complex en vraagt veel tijd. Eerst dient de huisarts door middel van een uitgebreide anamnese en lichamelijk onderzoek een specifieke aandoening uit te sluiten. Daarnaast moet er aandacht zijn voor gevolgen van de klachten voor de patiënt en de ideeën die de patiënt heeft over de klachten. Een gezamenlijke probleemdefinitie vormt de basis voor de verdere aanpak, die grotendeels in de huisartsenpraktijk of in de eerste lijn kan plaatsvinden.

13.1   Inleiding – 133

13.2   Klachten en anamnese – 134
13.2.1 Anamnese – 134
13.2.2 Gynaecologisch terrein – 135
13.2.3 Urologisch terrein – 136
13.2.4 Gastro-intestinaal terrein – 137
13.2.5 Het terrein van het bewegingsapparaat – 137
13.2.6 Seksueel misbruik en partnergeweld, en vrouwenbesnijdenis – 138

13.3   Lichamelijk onderzoek – 139
13.3.1 Het onderzoek bij de vrouw – 140
13.3.2 Het onderzoek bij de man – 140

© Bohn Stafleu van Loghum, onderdeel van Springer Media B.V. 2017
H.E. van der Horst, N.J. de Wit (Red.), *Somatisch Onvoldoende verklaarde Lichamelijke Klachten*,
Praktische huisartsgeneeskunde, DOI 10.1007/978-90-368-0639-8_13

13.4 Aanvullend onderzoek en verwijzing – 140

13.5 Behandeling – 141

Leesadvies – 143

> **Casus Janneke**
>
> Janneke Klaasen, 25 jaar oud, zit voor u. Drie maanden geleden veranderde ze van huisarts, omdat ze vond dat haar vorige huisarts haar klachten te weinig serieus nam. Bij het doornemen van haar dossier valt u een groot aantal (gemiddeld acht) consulten per jaar op, in hoofdzaak pijn in de onderbuik, vaginale fluor, slaapproblemen en moeheid. Diverse malen heeft haar vorige huisarts aanvullend bloedonderzoek laten doen, waar niets uitkwam. De kweken voor fluor bevatten geen pathologische flora, wel soms een *Candida*. Deze *Candida* werd, omdat ze vaginale tabletten niet prettig vond, behandeld met orale medicatie. U vindt naast deze kweekuitslag geen informatie over specifieke informatie over een gynaecologisch onderzoek in het dossier. Omdat naar haar mening de afscheiding door de pil was verergerd, is de orale anticonceptie zes maanden geleden vervangen door een progesteronhoudend IUD. Ze komt nu met pijn in de onderbuik. Ze heeft al jaren buikpijn, maar de pijn is de laatste weken verergerd. Ze vindt haar buik opgezet en kan 's avonds haar broek of rok niet goed meer dicht krijgen. Ze wil nu eindelijk eens weten waar de pijn vandaag komt en wat er aan gedaan kan worden. Eigenlijk wil ze ook van het spiraaltje af, want het heeft aan de afscheiding niets veranderd.

13.1 Inleiding

Chronische bekkenpijn is gedefinieerd als benigne intermitterende of continue pijn, die ervaren wordt in de onderbuik en het bekken en die ten minste zes maanden bestaat. Men spreekt niet van chronische bekkenpijn bij vrouwen als de pijn uitsluitend gerelateerd is aan de menstruatie (dysmenorroe), coïtus (dyspareunie) of optreedt tijdens een zwangerschap, omdat dan specifieke lichamelijke oorzaken een verklaring kunnen zijn voor de pijn. Chronische bekkenpijn komt ook bij mannen voor, maar de term wordt niet gebruikt als de pijn uitsluitend in de voorhuid, bij de erectie of bij de coïtus ervaren wordt. Er wordt in de Europese richtlijn (*EAU Guideline on chronic pelvic pain*), een verdeling gemaakt naar *chronische bekkenpijn door een specifieke ziekte/aandoening* zoals fissura ani, endometriosis en lichen sclerosis en *chronisch bekkenpijnsyndroom* als er geen specifieke oorzaak te vinden is. Het chronisch bekkenpijnsyndroom valt ook onder de overkoepelende term SOLK en daarop willen we ons in dit hoofdstuk richten. Verwarrend is soms dat er bij het chronisch bekkenpijnsyndroom ook weer specifieke pijnsyndromen per orgaan worden onderscheiden zoals het pijnlijk prostaatsyndroom, het pijnlijk blaassyndroom en het prikkelbaredarmsyndroom. Het chronische bekkenpijnsyndroom wordt in de literatuur vaak als overkoepelende term gebruikt.

De klachten kunnen vaak slechts ten dele verklaard worden of er worden wel afwijkingen gevonden, maar dan is het de vraag of ze wel de klachten veroorzaken. Ook komt het regelmatig voor dat het klachtenpatroon gedeeltelijk bij een orgaanspecifiek pijnsyndroom past, maar veel uitgebreider is en ook klachten omvat die lijken uit te gaan van andere organen.

De huisarts ziet met enige regelmaat patiënten met chronische bekkenpijn, maar de exacte frequentie is onbekend, omdat er geen specifieke ICPC-code voor dit syndroom bestaat. Patiënten met chronische bekkenpijn zijn in hoofdzaak vrouwen.

Regelmatig ervaren patiënten behalve bekkenpijn algemene klachten als moeheid, pijnlijke spieren, geïrriteerdheid of slaapstoornissen. De emotionele en sociale gevolgen voor en de impact op de kwaliteit van leven zijn groot. Het merendeel van de patiënten met chronische bekkenpijn geeft aan dat de klachten hun seksuele beleving nadelig beïnvloeden.

De complexiteit van het klachtenpatroon en de soms grote emotionele en sociale gevolgen ervan vragen naast goede communicatieve vaardigheden en het opbouwen van een vertrouwensrelatie met de patiënt, ook het afstemmen van wederzijdse verwachtingen. Het opstellen van een plan van aanpak dat aansluit bij de individuele patiënt en tot stand komt in een gezamenlijk beslissingsproces is uiterst belangrijk. Dit betekent dat meestal meer dan tien minuten nodig zijn om het probleem chronische bekkenpijn te analyseren en behandelen.

13.2 Klachten en anamnese

13.2.1 Anamnese

De anamnese kenmerkt zich door een brede oriëntatie en bestaat uit drie pijlers:
1. Het uitgebreid luisteren naar het verhaal van de patiënt over de pijnklachten (voorgeschiedenis, lokalisatie, duur, verloop, uitstraling, begeleidende verschijnselen, uitlokkende, onderhoudende en verlichtende factoren, etc.). Daarbij dienen ook oorzakelijke interpretaties van de pijn en attributies, ideeën over de eigen mogelijkheden de klacht te beïnvloeden, ondernomen acties; eerder onderzoek en (alternatieve) behandelingen; het omgaan met pijn, het pijngedrag en de sociale, emotionele en seksuele gevolgen van de pijn aan de orde te komen (zie ►H. 3).
2. Het zich oriënteren op eventueel aanwezige alarmsymptomen, die wijzen op mogelijk ernstige aandoeningen die vragen om snel en adequaat handelen van de huisarts (◘tab. 13.1).
3. Het systematisch in kaart brengen van de mogelijke differentiële diagnosen die samenhangen met chronische bekkenpijn (◘tab. 13.2).

De pijnklachten bij chronische bekkenpijn zijn voornamelijk gelokaliseerd in de onderbuik, de klachten kunnen diffuus zijn of vooral suprapubisch gelokaliseerd zijn, gaan vaak gepaard met een opgezet gespannen gevoel, een verhoogde drang tot plassen, frequente mictie, spanningsgevoel van onderen en in het perineum of scrotum, brandende vulva of pijn bij het vrijen. De pijn kan uitstralen naar de hele buik, bovenbenen of rug. De aard van de pijn varieert: zeurend, stekend, brandend, drukkend of snijdend in alle mogelijke variaties. Vaak gaat chronische bekkenpijn ook samen met seksuele problemen, zowel bij mannen (bijvoorbeeld pijnlijk orgasme) als bij vrouwen (bijvoorbeeld dyspareunie).

Het is zinvol een onderscheid te maken naar de verschillende (orgaan)systemen, omdat dat een handvat biedt voor de differentiële diagnose (DD) en de behandeling. De belangrijkste vier zullen we bespreken (◘tab. 13.2): (1) op gynaecologisch terrein staan in de DD endometriosis, pelvic inflammatory disease (PID), adhesies; (2) op urologisch terrein staan in de DD interstitiële cystitis en chronische prostatitis; (3) op gastro-intestinaal terrein staat in de DD het prikkelbaredarmsyndroom (PDS) en (4) op het terrein van het bewegingsapparaat staan tot slot een overactieve bekkenbodem en soms uitstralende (zenuw)pijn vanuit de lumbosacrale wervelkolom in de DD.

Bij een derde tot de helft van de vrouwen hangen bekkenklachten echter samen met seksueel misbruik en partnergeweld, actueel en in de voorgeschiedenis, waaronder we ook de genitale verminking van vrouwen (VGV) scharen. We zullen deze daarom apart bespreken.

13.2 · Klachten en anamnese

◘ Tabel 13.1 Alarmsymptomen in samenhang met chronische bekkenpijnklachten

- bloedverlies anaal (zonder fissuur of hemorroïden) of uit urinewegen (zonder een urineweginfectie): maligniteit darm/blaas/urinewegen
- nieuw ontstane darmklachten bij mensen ouder dan 50 jaar: maligniteit darmen
- voor het eerst pijnklachten postmenopauzaal: gynaecologische maligniteit (ovarium) of maligniteit darmen
- ernstig gewichtsverlies: maligniteit, andere somatische pathologie of anorexia nervosa
- zeer onregelmatige menstruaties (continu vaginaal bloedverlies) en/of postmenopauzaal bloedverlies: gynaecologische maligniteit
- postcoïtaal bloedverlies: cervixcarcinoom of *Chlamydia*/soa
- suïcidegedachten: depressie met suïcidegevaar

◘ Tabel 13.2 Differentiële diagnose van chronische bekkenpijn

tractus	differentiële diagnose	symptomen
gynaecologie	*specifieke aandoening:* PID, adhesies, lichen planus, endometriosis, gynaecologische maligniteiten *orgaanspecifiek pijnsyndroom:* vulvair pijnsyndroom (PVD)	cyclisch klachtenpatroon, klachten van de vulva
urologie	*specifieke aandoening:* prostatitis, blaasfunctiestoornis, blaas-, prostaatcarcinoom *orgaanspecifiek pijnsyndroom:* prostaatpijnsyndroom, blaaspijnsyndroom	klachten gerelateerd aan mictie of klachten van het perineum
gastro-enterologie	*specifieke aandoening:* chronische darmontsteking, proctitis, fissura ani, hemorroïden, maligniteit darmen *orgaanspecifiek pijnsyndroom:* PDS, proctalgia fugax	klachten gerelateerd aan defecatie of klachten van de anus
bewegingsapparaat	*specifieke aandoeningen:* overactiviteit bekkenbodemspieren *orgaanspecifiek pijnsyndroom:* coccygeaal pijnsyndroom	klachten van het perineum, de bekkenbodem of de rug
anders	seksueel misbruik en geweld, vrouwenbesnijdenis	

13.2.2 Gynaecologisch terrein

De anamnese richt zich bij vrouwen eerst op het uitsluiten van alarmsymptomen zoals postmenopauzaal bloedverlies, postcoïtaal bloedverlies en nieuw ontstane bekkenpijn na de menopauze. Daarna wordt, afhankelijk van de leeftijd van de vrouw, gevraagd naar klachten die kunnen passen bij een *endometriosis*. Kenmerkend voor een endometriosis is pijn die vooral aanwezig is tijdens de menstruatie, of continue onderbuikspijn die sterk verergert tijdens de menstruatie en al dan niet gepaard gaat met overvloedige menses. Tevens is er vaak een diepe dyspareunie, en bij een derde tot de helft van de vrouwen infertiliteit. Soms zijn er

Tabel 13.3 Risicofactoren voor chronische bekkenpijn bij vrouwen

factor		OR (99 % BI)
leefstijlfactoren	alcohol en/of drugs	4.81 (1,09–9,38)
gynaecologische factoren	endometriosis	1.93 (1,14–3,27)[a]
	adhesies	2.45 (1,30–4,61)[a]
	miskraam	3.00 (1,27–7,09)[a]
	sectio in de voorgeschiedenis	3.18 (1,91–5,30)[a]
	PID	6.35 (2,66–15,16)
misbruik/psychologische factoren	lichamelijk misbruik kinderleeftijd	2.18 (1,55–3,06)[a]
	seksueel misbruik kinderleeftijd	1.51 (1,16–1,97)[a]
	seksueel misbruik gedurende leven	3.49 (2,51–4,83)[a]
	angststoornis	2.28 (1,41–3,70)[a]
	depressie	2.69 (1,86–3,88)[a]
	psychosomatische klachten	8.01 (5,16–12,44)[a]

p < 0,01; OR > 1,0 is een positieve relatie tussen de factor en chronische buik- en bekkenpijn.

ook klachten van een frequente of pijnlijke mictie. De klachten bestaan meestal al vanaf de menarche. Endometriosis is op basis van het klachtenpatroon moeilijk te onderscheiden van een PID en adhesies. Voor een *(chronische) PID* is het belangrijk om te vragen naar seksueel overdraagbare aandoeningen of PID in de voorgeschiedenis. Vraag ook naar een recente verandering van sekspartner of naar andere soa-klachten. *Chlamydia trachomatis* en *Neisseria gonorrhoeae* zijn de belangrijkste verwekkers. Voor de aanwezigheid van *adhesies* in de buik pleiten operaties (ook sectio's) of bestraling in de voorgeschiedenis, endometriosis of een doorgemaakte PID. Hoewel adhesies in het kleine bekken vaak met chronische buikpijn worden geassocieerd, toont onderzoek aan dat operatieve adhesiolysis geen effect heeft op de pijn. Dit is ook een aanwijzing dat chronische bekkenpijn vaak slechts ten dele te verklaren is door een gevonden afwijking. Endometriosis, PID, adhesies, miskraam, sectio in de voorgeschiedenis worden wel gezien als risicofactoren voor het ontstaan van chronische bekkenpijn (tab. 13.3). Bij klachten gelokaliseerd in de vulva, zoals branderigheid, stekende pijn, irritatie en schraalheid, zonder afwijkingen bij lichamelijk onderzoek, spreken we van vulvodynie. Chronische bekkenpijn komt vaak voor bij vrouwen die besneden zijn. Omdat dit verschillende oorzaken kan hebben en meestal ook met andere SOLK vergezeld gaat, bespreken we de vrouwenbesnijdenis in een aparte paragraaf samen met seksueel misbruik en partnergeweld (►par. 13.2.6).

13.2.3 Urologisch terrein

Allereerst dient de anamnese gericht te zijn op het uitsluiten van mogelijke alarmsymptomen zoals hematurie in afwezigheid van een infectie. Daarna komen de vragen die passen bij klachten van een orgaanspecifiek pijnsyndroom, namelijk interstitiële cystitis ook wel het *pijnlijk blaassyndroom* genoemd (bladder pain syndrome, BPS). Ongeveer de helft van de patiënten met chronische bekkenpijn heeft ook klachten die passen bij het BPS. De pijn zit suprapubisch, is brandend, scherp of drukkend van karakter, en treedt vooral op als de blaas gevuld is. Na het plassen wordt de pijn minder. De pijn moet samengaan met minstens een andere mictieklacht wil men van een BPS spreken. Meestal is dat urge-incontinentie, een verhoogde moeilijk te onderdrukken drang tot mictie, en/of een frequente mictie inclusief nycturie. Een infectie van blaas en ureter/soa moet zijn uitgesloten evenals een blaas- en uretersteen of een maligniteit. De man-vrouwratio in prevalentie is 1 : 5. Een ander orgaan-specifiek pijnsyndroom op urologisch gebied is de chronische prostatitis, ook het *pijnlijk prostaatsyndroom* (PPS) genoemd. Het PPS kenmerkt zich door een chronisch pijnlijke prostaat en/of pijn en onaangenaam gevoel in het perineum gepaard gaand met mictieklachten als urge-incontinentie en met seksuele disfuncties. Erectiele disfunctie bijvoorbeeld komt twee tot drie keer vaker voor bij mannen met PPS dan bij mannen zonder PPS. Voor het stellen van de diagnose PPS dienen infecties of maligniteit uitgesloten te zijn.

13.2.4 Gastro-intestinaal terrein (zie ▶H. 10)

Chronische bekkenpijn met darmklachten die pas na het 50e jaar ontstaan en pijn in aanwezigheid van rectaal bloedverlies zonder een lokale verklaring zijn alarmsymptomen die vragen om verwijzing naar een specialist om een maligniteit uit te sluiten. De helft van de patiënten met chronische bekkenpijn heeft ook klachten die passen bij het PDS, beide syndromen komen dus vaak samen voor. PDS komt bij vrouwen twee tot drie keer vaker voor dan bij mannen. Het is bij chronische bekkenpijn ook van belang apart aandacht te besteden aan de anorectale regio ter uitsluiting van een proctitis, anale fissuren en hemorroïden. Proctalgia fugax, gedefinieerd als aanvalsgewijs optredende zeer heftige krampen in het anusgebied, treedt zelden langer dan een periode van zes maanden op. Tussen de aanvallen is de patiënt meestal vrij van pijn. Men neemt aan dat het om een kramp gaat van de sphincter ani en de bekkenbodemspieren. Waarom deze in een kramp schieten is onbekend. In de literatuur wordt proctalgia fugax tot de chronische bekkenpijn gerekend, maar vanwege de tendens tot spontaan herstel kan in tegenstelling tot de meeste andere bekkenpijnsyndromen volstaan worden met geruststellen en afwachten.

13.2.5 Het terrein van het bewegingsapparaat

Veelvoorkomende klachten samenhangend met het bewegingsapparaat komen voort uit overactiviteit van de bekkenbodemspieren en worden ook wel aangeduid als een *overactieve bekkenbodem*. Een chronisch verhoogde spanning van de bekkenbodemspieren uit zich door chronische pijn in de genitaliën, obstipatie en, als gevolg daarvan, anusfissuren, urge-incontinentie, obstructieve mictieklachten en seksuele disfuncties zoals dyspareunie en vaginistische klachten bij de vrouw en ejaculatiepijn en testikelpijn bij de man. Ook perineale pijn en perianale pijnklachten komen bij patiënten met een overactieve bekkenbodem voor. Overactiviteit van de bekkenbodemspieren komt overwegend bij vrouwen voor. Omdat klachten van een overactiviteit van de bekkenbodem bijna altijd gevolgen hebben voor de seksuele beleving, moet daar expliciet naar gevraagd worden. Ook gerichte vragen naar negatieve seksuele ervaringen, actueel seksueel misbruik of misbruik in het verleden horen thuis in de anamnese, omdat chronische bekkenpijn bij deze condities vaker voorkomt (zie ▶par. 13.2.6). Tot slot kan uitstralende pijn vanuit de *rug* de oorzaak zijn van chronische bekkenpijn. Vaak is

◘ Tabel 13.4 De kans op het ontstaan van somatische en psychiatrische stoornissen na seksueel misbruik

gevolgen	OR (95 % BI)
– psychogene insulten	3.0 (1,12–4,69)
– chronische bekkenpijn	2.7 (1,73–4,30)
– maag-darmstoornissen	2.4 (1,36–4,31)
– aspecifieke chronische pijn	2.2 (1,54–3,51)
– slaapstoornissen	16.1 (2,06–26,76)
– zelfmoordpogingen	4.1 (2,98–5,76)
– angststoornissen	3.0 (2,43–3,94)
– eetstoornissen	2.7 (2,04–6,63)
– depressie	2.7 (2,14–3,30)
– PTSS	2.4 (1,59–3,43)

er dan sprake van slappe buikspieren bij overgewicht en een matige spierconditie. Een verergering van de pijn bij bepaalde bewegingen of houdingen kan op de relatie met de rug en houding wijzen.

13.2.6 Seksueel misbruik en partnergeweld, en vrouwenbesnijdenis

Vrouwen met chronische bekkenpijn melden vaker *seksueel misbruik en geweld* in hun voorgeschiedenis dan vrouwen zonder pijn. Alle uitingsvormen van SOLK komen vaker bij vrouwen met seksueel misbruik en geweld voor (◘tab. 13.4). Ook vrouwen met chronische vermoeidheid en fibromyalgie rapporteren, indien gevraagd, meer seksueel misbruik en geweld dan vrouwen zonder deze klachten. De meeste vrouwen die seksueel misbruik ervaren hebben, zijn bang dat er iets van binnen kapot is gemaakt, dat ze niet meer zwanger kunnen worden en/of ze vrezen een ernstige ziekte. Bij verergering van de klachten laait de latent aanwezige angst op, de vrouw spant de spieren inclusief de bekkenbodemspieren aan, de spierspanning neemt toe en er ontstaat een toename van de pijn. Vaak bestaat er de angst dat inspanningen de pijn zullen verergeren met als gevolg minder lichamelijke activiteit en op den duur conditieverlies. Drugs- en alcoholgebruik, seksueel misbruik, angststoornissen en depressie, al dan niet in samenhang, komen vaker bij vrouwen met chronische bekkenpijn voor (◘tab. 13.4).

Vrouwen uit de gebieden waar *vrouwenbesnijdenis* gebruikelijk is, zoals Somalië, Egypte en Ethiopië/Eritrea, kunnen als gevolg van de besnijdenis, zeker als het een infibulatie betreft, infecties oplopen tijdens de besnijdenis of erna door obstructie van urine en menstruatiebloed. Dat kan leiden tot een chronische PID, adhesies en recidiverende urineweginfecties. Als de infectie leidt tot een PID en infertiliteit, zijn de emotionele gevolgen nog groter. Het trauma van de besnijdenis zelf, het cultureel desastreus ervaren verlies van een onvervulde kinderwens, het trauma van een genitale verminking, die de vrouw eenmaal buiten het land van herkomst vaak pas ervaart, kunnen leiden tot vele lichamelijk onverklaarde klachten, soms in het kader van een posttraumatische stressstoornis. Niet alle vrouwen ervaren lichamelijke of psychische gevolgen van een besnijdenis. Vrouwen uit deze culturen praten over deze intieme zaken niet gemakkelijk met de huisarts. De vrouw presenteert vaak een onschuldige ingangsklacht om te sonderen of zij de huisarts haar vertrouwen zal schenken bij deze voor haar schaamtevolle klachten, waarover ze niet gewend is om te praten. Geduld en vriendelijkheid zijn belangrijke voorwaarden om het gesprek aan te gaan over vragen over een eventuele besnijdenis en de ervaringen daar rondom. Hoe is de besnijdenis verlopen, hoe zat het toen met de pijn, zijn er mictie- en vaginale klachten, hoe verliep de eerste coïtus, hoe verliepen eventuele zwangerschappen en bevallingen, hoe staat het met de huidige seksuele intimiteit, om zo een beeld te krijgen van mogelijk aanwezige andere klachten en problemen naast de vaak al jarenlang bestaande buikklachten.

13.3 Lichamelijk onderzoek

Het lichamelijk onderzoek is bij chronische bekkenpijn, evenals bij andere SOLK cruciaal, omdat de patiënt in aanvang bang kan zijn of zelfs ervan overtuigd is, iets lichamelijks te mankeren. Een zorgvuldig en respectvol onderzoek van buik en genitalia is des te meer van belang, omdat de meeste patiënten vanwege de pijn tegen het onderzoek opzien. De reacties bij het lichamelijk onderzoek geven inzicht in hoe de patiënt zich voelt: erg angstig, schaamtevol of juist opvallend vrij. Goede uitleg over welk lichamelijk onderzoek gaat plaatsvinden en waarom is van groot belang, waarbij expliciet toestemming aan de patiënt gevraagd moet worden voor het inwendig onderzoek, vaginaal en/of rectaal. Dit geldt in het bijzonder bij (vrouwelijke) patiënten met ervaringen van seksueel misbruik, bij wie de huisarts van tevoren moet aangeven dat hij/zij stopt met het onderzoek indien dat te veel nare gevoelens of pijn oproept. Als de patiënt dit onderzoek weigert, wek dan als huisarts niet de indruk dat de patiënt nu de kans op optimale hulp heeft verspeeld, maar ga een volgende keer weer het gesprek aan. Een lege blaas en verwarmd instrumentarium met voldoende glijmiddel maken het onderzoek minder vervelend. Bedenk ook dat het gynaecologisch onderzoek kan beginnen met een vaginaal toucher. Dat geeft een betere beoordeling van de spanning van de bekkenbodem en van de pijnlijkheid dan meteen starten met het speculumonderzoek. Een vaginaal toucher met een vinger geeft minder ongemak, minder spierspanning en de patiënte kan daardoor beter de pijnlijke plekken aangeven. Vaak levert een goed uitgevoerd één-vingertoucher voldoende informatie op. Ook het onderzoek met een smaller speculum dan gebruikelijk kan voldoende zijn voor het beoogde doel, het is goed daarover van tevoren goed na te denken. Moslimvrouwen die geen seksuele relatie hebben en maagd willen blijven, zullen het gynaecologisch onderzoek waarschijnlijk weigeren. Ook het rectaal toucher kan voor moslimvrouwen en -mannen gevoelig liggen en geweigerd worden. Samen met de patiënt zal dan, indien gewenst, naar andere diagnostische mogelijkheden gezocht moeten worden.

De anamnese levert mogelijk aanwijzingen op voor specifieke aandoeningen en heeft ook informatie opgeleverd voor welke aandoeningen de patiënt bang is. Deze beide aspecten bepalen het lichamelijk onderzoek. Bij aanwezige alarmsignalen heeft een gericht lichamelijk onderzoek de prioriteit. Het algemeen lichamelijk onderzoek bij chronische bekkenpijn omvat een algemeen onderzoek van de buik, zo nodig van rug en bekken. Belangrijk bij vrouwen is een volledig gynaecologisch onderzoek en bij mannen een rectaal toucher en genitaal onderzoek naar zichtbare en voelbare afwijkingen van de externe en interne geslachtsorganen.

13.3.1 Het onderzoek bij de vrouw

Bij de vrouw zal uitwendig gelet worden op mogelijke verschijnselen van een vulvitis of een lichen sclerosis. Met een vochtig wattenstokje wordt de pijnlijkheid getest van hyperemische erythemateuze omschreven plekjes (vaak tussen 5 en 7 uur in de fossa vestibularis posterior), die kunnen optreden bij een orgaanspecifiek pijnsyndroom de zogeheten provoked vestibulodynia (PVD). Bij besneden vrouwen wordt zorgvuldig het type besnijdenis gedocumenteerd en wordt gelet op littekens, keloïd, of anatomische vervormingen ten gevolge van doorgemaakte infecties. Bij het vaginale toucher kunnen door onwillekeurige verkrampingen van de bekkenbodem en aanspannen van de adductoren vaginistische reacties optreden. Soms is het onmogelijk een toucher te verrichten. Als er geen sprake is van een vaginistische reactie wordt met het vaginale toucher de spanning van de bekkenbodem beoordeeld door de vrouw te vragen de spieren rond de onderzoeksvinger samen te knijpen en vervolgens te ontspannen. Bij overactiviteit kan dit gevoelig zijn. Vervolgens wordt samen met patiënte gezocht naar waar de pijn precies zit en welke bewegingen van de toucherende vinger en de hand op de buik de pijn erger maken. Bovendien kan het toucher palpabele afwijkingen van de genitalia interna aan het licht brengen. Bij chronische bekkenpijn is het van belang, met het oog op het diagnosticeren van endometriosis, te letten op de aanwezigheid van stugge structuren en verdikkingen in het cavum Douglasi en het ligamentum sacro-uterina. Een verdenking op endometriosis is een van de weinige redenen om bij vrouwen eventueel een rectaal toucher te doen. Het speculumonderzoek is van minder groot belang. Afwijkingen die wijzen op een infectie of maligniteit van de cervix, zijn bij chronische bekkenpijn die zes maanden bestaat, niet te verwachten. Dat neemt niet weg dat, mede ter geruststelling van patiënte, een speculumonderzoek het onderzoek completeert.

13.3.2 Het onderzoek bij de man

Bij de man zal een inspectie van de uitwendige geslachtsorganen bij chronische bekkenpijn niet veel bijdragen aan de speurtocht naar mogelijke oorzaken. De belangrijkste informatiebron bij de man is het rectaal toucher (RT). Het rectaal toucher geeft informatie over de sfincterspanning. Bij een verhoogde spanning van de sfincter voelen bij palpatie de spieren links en rechts van het rectum strak aan en zijn gevoelig. Juist omdat het RT gevoelig kan zijn bij mannen met bekkenpijn en het RT meestal als belastend wordt ervaren, wordt de uiterste zorgvuldigheid betracht bij de uitvoering van het genitale en rectale onderzoek. Tijdens het rectaal toucher wordt de patiënt gevraagd om de spieren rond de onderzoeksvingers samen te knijpen om een inschatting te maken van de spanning van de bekkenbodem. Een verhoogde spanning van de sfincter (soms lukt het rectale toucher niet) en de aanwezigheid van fissuren van het anale slijmvlies wijzen op een overactiviteit van de bekkenbodem. Het rectaal toucher geeft ook een indruk of de prostaat (extreem) pijnlijk is zoals bij een (acute) prostatitis en ook vaak bij het pijnlijk prostaatsyndroom. Tot slot geeft het toucher ook informatie over consistentie (onregelmatig al dan niet met harde noduli bij een carcinoom en week bij een prostatitis) en grootte van de prostaat (hyperplasie).

13.4 Aanvullend onderzoek en verwijzing

Voordat aanvullend onderzoek wordt ingezet, geeft de huisarts een samenvatting van de belangrijkste bevindingen tot dan toe. Er zijn twee redenen om aanvullend onderzoek te verrichten: ofwel de huisarts heeft een niet-pluisgevoel en wil nadere diagnostiek verrichten om bepaalde aandoeningen uit te sluiten, ofwel de patiënt is dermate ongerust dat de huisarts hem/haar niet kan geruststellen. In dat laatste geval bespreken ze samen welk zinvol onderzoek de patiënt gerust kan stellen. Heeft de huisarts geen verdenking op een lichamelijke aandoening en wordt om andere redenen aanvullend onderzoek ingezet dan wordt vooraf besproken dat het doel van dit aanvullend onderzoek is het vermoeden te bevestigen dat er geen ziekte aan de klachten ten grondslag ligt. Afhankelijk van de klachten, het vermoeden op een onderliggende oorzaak of de vraag van de patiënt, kan aanvullend onderzoek ingezet worden: bloedonderzoek, urineonderzoek, kweken, een mictiedagboek of echo-onderzoek. Het bloedonderzoek kan bestaan uit CRP, BSE, leukocyten en differentiatie ter uitsluiting van een infectie. Het urineonderzoek kan bestaan uit een teststrip of een sediment en een urinekweek en een PCR bij mannen voor het testen op soa; bij vrouwen wordt voor het testen op een soa een vaginale swab gebruikt. Een mictiedagboek registreert gedurende drie dagen de vochtintake en frequentie en volume van de mictie dag en nacht (pijnlijk blaas- resp. prostaatsyndroom). Een vaginale echografie brengt de genitalia interna bij vrouwen in beeld en een echo van de onderbuik kan informatie geven over afwijkingen aan de nieren en een residu van de blaas meten. Voor nader onderzoek van blaas (cystoscopie, urodynamisch onderzoek), prostaat (echo, MRI) en genitalia interna (laparoscopie) verwijst men naar een uroloog respectievelijk gynaecoloog.

13.5 Behandeling

Essentieel in de aanpak van elke SOLK, en dus ook van chronische bekkenpijn zonder specifieke oorzaak, is het goed luisteren naar de patiënt. Zijn er mogelijk factoren die herstel in de weg staan? Hanteer daarbij de SCEGS-dimensies (zie ▶H. 3). Bespreek ook de mogelijke invloed van de klachten op de seksuele relatie. Een onderwerp waarnaar de arts dikwijls proactief moet vragen, omdat de patiënt het vaak moeilijk vindt hier zelf over te beginnen.

Sluit tijdens het onderzoek en de uitleg zoveel mogelijk aan bij de ideeën en de bewoordingen van de patiënt. Goede uitleg is van belang en wordt gegeven in begrijpelijke taal over de verschillende aspecten van de klachten (◘fig. 13.1). Eventueel kan een pijndagboek meer inzicht geven in de relatie tussen het soort activiteit en klachten/pijn en gebruik van pijnstillers.

De uitleg moet geloofwaardig zijn, niet de zwakte bij de patiënt leggen, maar de therapeutische relatie bevorderen, beschrijvend zijn en gericht op de oorzaak. Bijvoorbeeld: de echo laat zien dat baarmoeder en eierstokken er normaal uitzien en u hebt geen infecties in de buik of aan de inwendige geslachtsorganen. De klachten die u hebt komen veel voor bij vrouwen, ze worden chronische bekkenpijn genoemd. Het lijkt erop dat de zenuwen van de eierstokken, de baarmoeder en bekkenbodem te scherp zijn afgesteld, een beetje als een versterker van de radio. Hierdoor voelt u normale inwendige sensaties als erg pijnlijk.

Probeer de ongerustheid van de patiënt over een mogelijk specifieke oorzaak van de pijn en de ervaren gevolgen te bespreken. Geef aan dat de prognose goed is, dat de klachten kunnen wisselen in de loop van de tijd en dat het niet schadelijk is om te bewegen. Adviseer zoveel mogelijk actief te blijven en door te gaan met de dagelijkse activiteiten.

Het formuleren van een gezamenlijke probleemdefinitie is een belangrijk startpunt van het beleid en vormt de basis voor het plan van aanpak. Controleafspraken zijn belangrijk om het beloop te kunnen evalueren. Voor de gedragsmatige aanpak kan eventueel een POH-GGZ of een speciaal getrainde eerstelijnspsycholoog ingezet worden. Bij verandering van de klachten dient opnieuw een klachtenexploratie plaats te vinden om een somatische aandoening uit te sluiten.

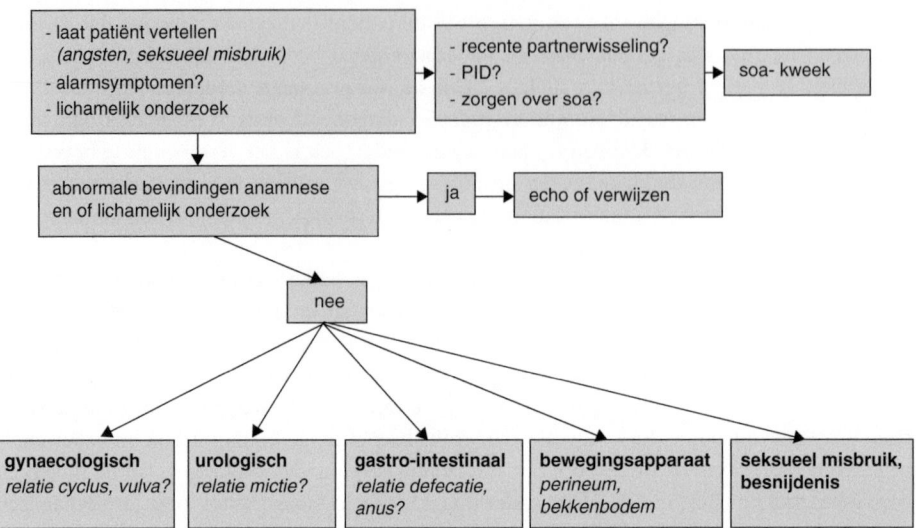

◘ Figuur 13.1   Diagnostisch stroomdiagram bekkenpijn

Als een orgaanspecifiek pijnsyndroom op de voorgrond staat, kan een specifiekere aanpak gericht op het specifieke orgaan overwogen worden, zoals hormonale therapie bij endometriosis, en bekkenfysiotherapie bij een overactieve bekkenbodem. De bekkentherapeut helpt de patiënt meer controle te krijgen over de bekkenbodem, zodat hij of zij in staat is de bekkenbodem aan te spannen, maar ook te ontspannen. Als de patiënt absoluut geen idee heeft hoe de bekkenbodem te gebruiken, kan biofeedback behulpzaam zijn. Door middel van een elektrode in de vagina of de anus kan de mate van aanspanning van de bekkenbodem op een monitor zichtbaar worden. Staan seksuele problemen op de voorgrond dan is verwijzing naar een seksuoloog te overwegen. Ook kan er natuurlijk gekozen worden voor algemene pijnstilling zoals paracetamol in de door patiënt ervaren hinderlijke situaties.

Draagt seksueel misbruik in belangrijke mate bij aan de huidige klachten van chronische bekkenpijn bij een posttraumatische stressstoornis (PTSS) dan is een gerichte verwijzing voor traumatherapie aangewezen. Na traumatische ervaringen (van allerlei aard) ontwikkelen ongeveer 5 % van de mannen en 10 % van de vrouwen PTSS. Wezenlijk is om bij seksueel misbruik een indruk te krijgen van de ernst van het trauma in de context van de persoonlijkheidsontwikkeling. Het trauma is in de regel veel ernstiger als er bijvoorbeeld tevens sprake is (geweest) van fysieke mishandeling, affectieve verwaarlozing en onveiligheid in relaties met belangrijke anderen met als gevolg een verstoorde hechtingsrelatie. De huisarts kan na een globale inschatting van de ernst het beste verwijzen naar een therapeut die deskundig is op het terrein van seksueel misbruik. De kern van de behandeling is dat deze de patiënten in staat stelt over hun ervaringen te praten, erover na te denken, hun zelfbeeld te verbeteren en een nieuwe betekenis aan het trauma te geven. Bij cognitieve therapie en Eye Movement Desensitization and Reprocessing therapie (EMDR) gaat het om herhaalde belevingen in een veilige en veranderde situatie, met als uitgangspunt dat patiënten over een vermogen tot verwerken beschikken. Brief Eclectic Psychotherapy, een vorm van cognitieve therapie gericht op het trauma, en EMDR zijn effectief.

Tot slot, faalt de hiervoor genoemde aanpak dan is een verwijzing naar een multidisciplinair team te overwegen. Een multidisciplinaire benadering die zowel somatische, psychologische als sociale aspecten integreert in de behandeling biedt de mogelijkheid het functioneren op verschillende domeinen te verbeteren. Een intensief fysiek en cognitief-gedragsmatig revalidatieprogramma bevordert dat men weer op een acceptabel activiteitenniveau terugkomt. Bij een multidisciplinaire aanpak kunnen ook langdurige en specifiekere behandelingen worden aangeboden, eventueel als dagbehandeling of in combinatie met opname.

Leesadvies

Bekkenbodem belicht. Themanummer. Bijblijven 2015;9.

Bergen JEAM van, Dekker JH, Boeke AJP, Kronenberg EHA, Spruit R van der, Burgers JS. NHG-Standaard het SOA-consult. Huisarts Wet. 2013;56:450–63.

Burton C, Lucassen P, Aamland A, olde Hartman T. Op weg naar een ideale uitleg. Huisarts Wet. 2015;58(9):468–70.

Chen LP, et al. Sexual abuse and lifetime diagnosis of psychiatric disorders: systematic review and meta-analysis. Mayo Clin Proc. 2010;85:618–29.

Fall M, Baranowski AP, Elneil S, Engeler D, Hughes J, Messelink EJ, Oberpenning F, Williams AC de C. EAU guidelines on chronic pelvic pain. Eur Urol. 2010;57:35–48.

Jarell JF, Vilos GA, Allaire C, Burgess S, Fortin C, Gerwin R. Consensus guidelines for the management of chronic pelvic pain. J Obstet Gynaecol Can. 2005;27:869–910.

Jha S, Parsons M, Toozs-Hobson P. Review painful bladder syndrome and interstitial cystitis. The Obstetrician & Gynaecologist 2007;9:34–41.

Lagro-Janssen ALM. Hulpverlening. In: Fauser BCJM, Lagro-Janssen ALM, Bos AME, Eds. Handboek vrouwspecifieke geneeskunde. Houten: Prelum Uitgevers; 2013.

Lagro-Janssen T, Hummeling T. Huisarts kan meer doen bij vrouwenbesnijdenis. Medisch Contact 2015;5:188–90.

Lagro-Janssen ALM, Verdonk P. Urogenitale klachten. In: Seksespecifieke huisartsgeneeskunde. Practicum huisartsgeneeskunde. Maarssen: Elsevier Gezondheidszorg; 2007.

Latthe P, Mignini L, Gray R, Hills R, Khan K. Factors predisposing women to chronic pelvic pain: systematic review. Br Med J. 2006;332:749–55.

Lo Fo Wong SH. Partnergeweld. In: Fauser BCJM, Lagro-Janssen ALM, Bos AME, Eds. Handboek vrouwspecifieke geneeskunde. Houten: Prelum Uitgevers; 2013.

olde Hartman TC, Blankenstein AH, Molenaar AO, Berg DB van den, Horst HE van der, Arnold IA, Burgers JS, Wiersma Tj, Woutersen-Koch H. NHG-Standaard Somatisch onvoldoende verklaarde lichamelijk klachten (SOLK). Huisarts Wet. 2013;56(5):222–30.

Paras ML, Murad MH, Chen LP, Goranson EN. Sattler AL, Colbenson KM, Elamin MB, Seime RJ, Prokop LJ, Zirakzadeh A. Sexual abuse and lifetime diagnosis of somatic disorders: a systematic review and meta-analysis. JAMA. 2009;302(5):550–61.

The Initial Management of Chronic Pelvic Pain. Guideline No. 41. Royal College of Obstetricians and gynaecologists; 2005.

Weijenborg PTM. Women in pain: the course and diagnostics of chronic pelvic pain. 2009, Doctoral thesis, Leiden University. ISBN 9789090247496.

SOLK bij kinderen: onverklaarde buikpijn

M.Y. Berger

Samenvatting

Somatisch onvoldoende verklaarde klachten, zoals hoofdpijn, gewrichtsklachten zoals kniepijn, buikpijn en vermoeidheid, komen veel voor bij schoolgaande kinderen en jongvolwassenen. Een op de vier kinderen heeft pijnklachten die al langer dan drie maanden bestaan. Slechts een klein deel van de kinderen bezoekt een arts voor deze klachten. De oorzaak van somatisch onvoldoende verklaarde klachten is multifactorieel. Het ontstaan en de prognose worden verklaard door interacties tussen biologische, psychologische en sociale factoren. Somatisch onvoldoende verklaarde klachten kunnen een grote impact hebben op het dagelijks functioneren van kinderen en hun gezin. Het natuurlijk beloop van de klachten is slecht beschreven, maar een deel houdt klachten tot ver in de volwassenheid, waarbij de aard van de klacht kan veranderen. Functionele buikpijn is een veelvoorkomende somatisch onvoldoende verklaarde klacht bij kinderen van schoolgaande leeftijd. Dit hoofdstuk beschrijft differentiaaldiagnostische overwegingen, natuurlijk beloop van en beleid bij functionele buikpijn bij kinderen.

14.1   Inleiding – 147

14.2   Epidemiologie chronisch recidiverende buikpijn – 148

14.3   Klacht – 148

14.4   Alarmsymptomen en -signalen bij chronische buikpijn – 148

14.5   Differentiële diagnose – 151

14.6   Diagnostische criteria voor obstipatie (Rome-III-criteria) – 152

© Bohn Stafleu van Loghum, onderdeel van Springer Media B.V. 2017
H.E. van der Horst, N.J. de Wit (Red.), *Somatisch Onvoldoende verklaarde Lichamelijke Klachten*,
Praktische huisartsgeneeskunde, DOI 10.1007/978-90-368-0639-8_14

14.7 Aanvullend onderzoek – 152

14.8 Etiologie functionele buikpijn – 153

14.9 Prognose – 153

14.10 Prognostische factoren – 153

14.11 Comorbiditeit – 154

14.12 Beleid – 154

14.13 Medicamenteuze behandeling – 156

14.14 Verwijzing – 156

Leesadvies – 156

> **Casus Marc**
>
> Marc, 9 jaar, heeft al bijna een jaar regelmatig last van buikpijn. De buikpijn houdt een dag tot enkele dagen aan, en hij klaagt dan dagelijks over krampende buikpijn. De buikpijn komt en gaat en is soms zo erg dat Mark met opgetrokken knieën op de grond gaat liggen en bleek en zweterig is. Soms is hij er misselijk bij, maar hij spuugt niet. De defecatiefrequentie varieert van één tot vier keer per dag, de ontlasting heeft een normale consistentie. Tussendoor zijn er weken dat hij geen of nauwelijks buikpijn heeft. Marc en zijn moeder consulteren nu voor de tweede keer de huisarts. Marc is al twee dagen niet naar school geweest vanwege de buikpijn. De huisarts neemt een uitgebreide anamnese af en verricht grondig lichamelijk onderzoek, waarbij geen alarmsymptomen worden gevonden.

14.1 Inleiding

Somatisch onverklaarde lichamelijke klachten komen veel voor bij kinderen. De meest voorkomende zijn pijnklachten zoals buikpijn, hoofdpijn en knieklachten en – op iets oudere leeftijd – vermoeidheid. Somatisch onverklaarde lichamelijke klachten hebben een grote impact op het dagelijks functioneren van kinderen. Chronische vermoeidheid komt vanaf een jaar of 8 voor en is de belangrijkste oorzaak van klachtengerelateerd schoolverzuim bij adolescenten. Van de jongeren van 8 tot 18 jaar geeft bijna 10 % van de meisjes en 2,5 % van de jongens aan al langer dan drie maanden ernstig vermoeid te zijn.

Langer dan drie maanden durende pijnklachten komen op alle leeftijden voor vanaf een jaar of 4, maar de prevalentie stijgt met de leeftijd: één op de vijf kinderen van 4 tot 12 jaar en één op de drie ouder dan 12 jaar. Meisjes hebben twee keer zo vaak chronische pijnklachten als jongens, ook de frequentie en intensiteit van de pijn zijn hoger bij meisjes. Tot 8 jaar komt buikpijn het meest voor; op latere leeftijd zijn respectievelijk knieklachten, hoofdpijn, en buikpijn het meest frequent. Twaalf procent van de kinderen met chronische pijn heeft meerder pijnklachten (de combinatie hoofdpijn en buikpijn komt het meest voor).

Kinderen met SOLK hebben vaker een depressie of angstklachten dan hun leeftijdsgenoten zonder deze klachten. De prevalentie van depressie variëert van 4 tot 40 %, afhankelijk van leeftijd, onderzochte populatie, meetinstrument en klacht.

De prognose van SOLK is matig: één op de drie houdt langer dan een jaar na presentatie nog zodanig klachten dat school wordt verzuimd, sportclubs worden afgezegd of medicatie wordt gebruikt.

Het is goed zich als huisarts te realiseren dat, met name jonge kinderen, zelf niet het initiatief (kunnen) nemen om hulp te zoeken. Bij interpretatie van de klachten zal de huisarts dan ook altijd ook het verhaal van de ouders/verzorgers moeten evalueren.

In dit hoofdstuk bespreken we de meest voorkomende vorm, namelijk onverklaarde buikpijn bij kinderen van 4 tot 18 jaar.

14.2 Epidemiologie chronisch recidiverende buikpijn

Chronisch recidiverende buikpijn komt vaak voor op de kinderleeftijd. Kinderen geven zelf buikpijn aan vanaf een jaar of 4. Voor die tijd interpreteren de ouders afwijkend gedrag of huilen van hun kind vaak als buikpijn. Prevalentiecijfers zijn dan ook veelal afkomstig van kinderen in de schoolgaande leeftijd (4 tot 18 jaar) en variëren tussen 0,3 en 19 %, afhankelijk van de gehanteerde definitie, het geslacht en de leeftijd. Een huisarts ziet elf tot veertien kinderen van 4 tot 18 jaar met buikpijn per jaar per normpraktijk. In de kindergeneeskundige praktijk betreft 2–4 % van de consulten (schoolgaande) kinderen met chronische buikpijn.

14.3 Klacht

Op basis van de duur van de buikpijn wordt onderscheid gemaakt tussen acute buikpijn ($\leq$1 week), niet-acute buikpijn (>1 week) en chronische of recidiverende buikpijn (>2 maanden). Buikpijn zonder afdoende somatische verklaring wordt door velen, vooral door kinderartsen, functionele buikpijn genoemd. Functionele buikpijn kan zich presenteren als een acute klacht, uit de anamnese blijkt dan vaak het recidiverende karakter. Bij chronische buikpijn wordt zelden een somatische oorzaak gevonden. In een onderzoek bij schoolgaande kinderen die hun huisarts bezochten met buikpijn, vond de huisarts bij 86 % van de kinderen geen somatische verklaring voor de buikpijn. De helft van de kinderen had klachten die al langer dan drie maanden bestonden. Bij het ontbreken van alarmsymptomen is een somatische oorzaak van de chronische buikpijn erg onwaarschijnlijk. De kans op functionele buikpijn bij kinderen in de huisartsenpraktijk neemt toe naarmate de buikpijn langer aanwezig is of een recidiverend karakter heeft en episodes steeds ongecompliceerd verlopen.

In de kindergeneeskunde maakt men onderscheid naar verschillende buikpijngerelateerde clusters van functionele gastro-intestinale klachten (zie ◘tab. 14.1), de clusters worden gedefinieerd door de zogenaamde Rome-criteria. Omdat er vooralsnog onvoldoende wetenschappelijk bewijs is dat deze 'expert based' classificatie consequenties heeft voor prognose of behandeling, gebruiken we in de huisartsgeneeskunde één term: functionele buikpijn.

14.4 Alarmsymptomen en -signalen bij chronische buikpijn

Met een goede anamnese en lichamelijk onderzoek kunnen somatische oorzaken van chronische buikpijn worden uitgesloten. Somatische oorzaken die in hun presentatie lijken op functionele buikpijn zijn parasitaire infecties, gastro-oesofageale aandoeningen (zoals reflux(ziekte)), liesbreuk, coeliakie en inflammatoire darmziekten (◘tab. 14.2). Bij seksueel actieve meisjes kan gedacht worden aan dysmenorroe, een seksueel overdraagbare aandoening (soa), een pelvic inflammatory disease (PID), extra-uteriene zwangerschap of miskraam (zie kader *alarmsymptomen anamnese*).

14.4 · Alarmsymptomen en -signalen bij chronische buikpijn

Tabel 14.1 De Rome-III-criteria voor functionele buikpijn (overgenomen uit richtlijn *Functionele buikpijn*)

1. functionele dyspepsie (FD): patiënt moet voldoen aan *alle* onderstaande criteria
   1. persisterende of terugkerende buikpijn of discomfort in epigastrio
   2. geen verbetering van de klachten na defecatie of geassocieerd met een veranderd defecatiepatroon, zoals veranderde frequentie of consistentie (zoals bij PDS)
   3. geen aanwijzingen voor inflammatoire, anatomische, metabole of neoplastische aandoeningen die de klachten kunnen verklaren

2. prikkelbaredarmsyndroom (PDS, in Engels: irritable bowel syndrome (IBS)): patiënt moet voldoen aan *beide* onderstaande criteria
   1. buikpijn of discomfort[a] geassocieerd met minimaal 2 van de onderstaande criteria voor minimaal 25 % van de tijd
      a. verbetering na defecatie
      b. klachten zijn geassocieerd met een verandering in defecatiefrequentie
      c. klachten zijn geassocieerd met een verandering in consistentie van de defecatie
   2. geen aanwijzingen voor inflammatoire, anatomische, metabole of neoplastische aandoeningen die de klachten kunnen verklaren

3. abdominale migraine (AM): patiënt moet voldoen aan *alle* onderstaande criteria[b]
   1. paroxismale episodes van intense, acute periumbilicale pijn die minimaal 1 uur aanhoudt
   2. tussenliggend klachtenvrije periodes van weken tot maanden
   3. de pijn belemmert de dagelijkse activiteiten
   4. de pijn is geassocieerd met minimaal 2 van de onderstaande criteria
      a. anorexie
      b. misselijkheid
      c. braken
      d. hoofdpijn
      e. fotofobie
      f. bleekheid
   5. geen aanwijzingen voor inflammatoire, anatomische, metabole of neoplastische aandoeningen die de klachten kunnen verklaren

4. functionele buikpijn (FB, in Engels: functional abdominal pain (FAP)): patiënt moet voldoen aan *alle* onderstaande criteria
   1. episodes van of continue buikpijn
   2. voldoet niet aan criteria van andere vormen van functionele buikpijn
   3. geen aanwijzingen voor inflammatoire, anatomische, metabole of neoplastische aandoeningen die de klachten kunnen verklaren

5. functioneel buikpijnsyndroom (FBS, in Engels: functional abdominal pain syndrome (FAPS)): patiënt voldoet aan de criteria voor functionele buikpijn en in minimaal 25 % van de tijd voldoet patiënt aan *minimaal 1* van onderstaande criteria
   1. beperking van het dagelijks functioneren[c]
   2. bijkomende somatische klachten zoals hoofdpijn, rugpijn of slaapproblemen

[a] 'Discomfort' is een oncomfortabel gevoel, dat niet omschreven wordt als pijn.
[b] Klachten hebben zich *minimaal 2 keer* voorgedaan in de voorgaande twaalf maanden.
[c] Denk bijvoorbeeld aan schoolverzuim en/of verminderde sociale activiteiten.

◘ **Tabel 14.2** Differentiële diagnose van functionele buikpijn: in de eerste lijn te overwegen somatische oorzaken met bijbehorende (alarm)symptomen (aangepast op basis van NHG-Standaard *Buikpijn bij kinderen* en NvK-richtlijn *Functionele buikpijn*)

diagnose	anamnese	lichamelijk onderzoek
coeliakie	eerste- of tweedegraads familielid met coeliakie, verminderde eetlust, 'failure to thrive', krampende pijn, flatulentie, steatorroe, diarree	anemie, dystroof uiterlijk, bolle buik
gastro-oesofageale aandoeningen (reflux(ziekte))	foetor ex ore, heesheid, stridor, hoesten, misselijkheid, braken, ructus, hematemesis, dysfagie, pijn op de borst	anemie, tandglazuurafwijkingen, dystonische nek
inflammatoire darmziekten (IBD)	eerste- of tweedegraads familielid met IBD, gewichtsverlies, krampende pijn, rectaal bloedverlies, diarree	uveïtis, orale aften, artritis, erythema nodosum, pijn in onderbuik, perianale fistels of abcessen, fissura ani
parasitaire infectie	diarree, kramp, opgeblazen gevoel	diffuse buikpijn bij palpatie
dysmenorroe	hoofdpijn, duizeligheid, misselijkheid, braken, cyclische krampende pijn gerelateerd aan de menstruatie, rugpijn	pijn in onderbuik
pelvic inflammatory disease	toename buikpijn rondom menstruatie, tussentijds vaginaal bloedverlies	pijn in onderbuik, défense musculaire
buitenbaarmoederlijke zwangerschap, miskraam	overtijd zijn, vaginaal bloedverlies	afwijkingen vaginaal onderzoek
familiaire mediterrane koorts	afkomstig uit Midden-Oosten of Middellandse Zeegebied, positieve familieanamnese, terugkerende onbegrepen koorts, buikpijn, pijn in benen bij inspanning	koorts, monoartritis (heup, knie, enkel), diffuse buikpijn

Alarmsymptomen anamnese
- ongewild gewichtsverlies
- gastro-intestinaal bloedverlies
- vaginaal bloedverlies
- fors braken (bijvoorbeeld langdurig, gallig, of projectiel braken)
- chronische diarree (≥ 3 keer waterige ontlasting per dag, langer dan 2 weken)
- onverklaarde koorts (passend bij o.a. familiaire mediterrane koorts)
- gewrichtsklachten (passend bij familiaire mediterrane koorts en IBD)
- positieve familieanamnese voor inflammatoire darmziekten (IBD), coeliakie of familiaire mediterrane koorts

Bij het lichamelijk onderzoek hoort een uitgebreid onderzoek van top tot teen. Startend bij de mond, via het abdomen naar genitaal/perianaal gebied en de liezen. Bij IBD kunnen extra-intestinale symptomen als een artritis of uveïtis voorkomen. Ook worden de groeigegevens in kaart gebracht. Bij meisjes die seksueel actief zijn en bij wie er aanwijzingen zijn voor een PID is vaginaal onderzoek geïndiceerd. (zie kader *alarmsymptomen lichamelijk onderzoek*).

> **Alarmsymptomen lichamelijk onderzoek**
> - afbuigende groeicurve
> - erythema nodosum, orale aften, uveïtis, artritis en perianale afwijkingen
> - koorts
> - aanwijzingen liesbreuk
> - aanwezigheid grote palpabele (fecale) massa (scybala) passend bij vermoeden obstipatie

14.5 Differentiële diagnose

Bij kinderen met chronische buikpijn bij wie geen alarmsymptomen worden gevonden bij anamnese en lichamelijk onderzoek is de aanwezigheid van een somatische oorzaak zeer onwaarschijnlijk. Alarmsymptomen komen veel voor bij kinderen met buikpijn. In een cohortonderzoek van schoolgaande kinderen die met buikpijn de huisarts bezochten, had 53 % minimaal één alarmsymptoom. Geen enkel kind kreeg echter een diagnose refluxoesofagitis, coeliakie of IBD. Bij de aanwezigheid van alarmsymptomen moet de huisarts zich dan ook afvragen of er geen andere, niet-alarmerende verklaringen voor het alarmsymptoom kunnen zijn. Rectaal bloedverlies kan vaak verklaard worden door een fissuurtje ontstaan ten gevolge van obstipatie. Bij recidiverende buikpijn die gepaard gaat met diarree kan een parasitaire infectie aanwezig zijn. De meest gevonden parasieten zijn *Giardia lamblia*, *Dientamoeba fragilis* en *Cryptosporidium*. *Giardia lamblia* wordt echter net zo vaak gevonden bij kinderen met als zonder chronische buikpijn en er zijn geen aanwijzingen dat behandeling van deze parasieten de buikpijn doet verbeteren.

Bij een positieve familieanamnese en geen andere verklaringen voor de alarmsymptomen neemt de kans op chronische darmziekten (coeliakie en IBD) aanzienlijk toe.

Onverklaarde groeiachterstand of (ernstig) ongewild gewichtsverlies vraagt altijd om verder onderzoek naar chronische darmziekten bij kinderen met chronische buikpijn.

Familiaire mediterrane koorts (FMF) is een autosomaal recessief erfelijke aandoening die relatief veel voorkomt bij mensen uit het Middellandse Zeegebied en zeer zeldzaam is bij autochtone Nederlanders. Kenmerkend zijn de koortsperioden, die meestal gepaard gaan met buikpijn (peritonitis). Bijkomende klachten zijn gewrichtspijn (synovitis) en exantheem. Negentig procent van de patiënten krijgt een eerste aanval voor het 20e levensjaar, 50 % voor het 10e. De koorts en buikpijnaanvallen gaan vanzelf over en duren meestal één tot vier dagen.

De buikpijn wordt nogal eens toegeschreven aan obstipatie. Functionele buikpijn en obstipatie zonder aanwijzingen voor somatische oorzaken zijn echter verschillende functionele gastro-intestinale aandoeningen. Obstipatie kan (recidiverende) buikpijn veroorzaken, maar ook zonder pijn voorkomen. Aanvullende diagnostiek voor het maken van een onderscheid tussen functionele buikpijn en obstipatie, zoals röntgenonderzoek, wordt niet aanbevolen, omdat aanwezigheid van feces op een buikoverzichtsfoto net zo vaak voorkomt bij kinderen met als zonder obstipatie.

14.6 Diagnostische criteria voor obstipatie (Rome-III-criteria)

Er is sprake van obstipatie bij ten minste twee symptomen:
- defecatiefrequentie ≤2 per week;
- ophouden van ontlasting;
- pijnlijke, harde of keutelige defecatie;
- grote hoeveelheid in luier of toilet;
- grote fecale massa palpabel in abdomen of rectum;
- fecale incontinentie ≥1 episode per week (indien zindelijk).

Bij kinderen met onverklaarde chronische buikpijn wordt geadviseerd om bedacht te zijn op de aanwezigheid van kindermishandeling en met name seksueel misbruik (zie herziene KNMG-gedragscode *Kindermishandeling*). In een onderzoek uit 2010 onder kinderen en adolescenten die mishandeld of verwaarloosd waren bleek, dat twee derde van de slachtoffers van seksueel misbruik onverklaarde buikpijnklachten had. Het is echter niet bekend hoeveel kinderen met functionele buikpijn er mishandeld of misbruikt zijn.

Casus Marc (vervolg)

De huisarts vindt geen alarmsymptomen bij anamnese en lichamelijk onderzoek. Vanwege de ongerustheid van de moeder verricht de huisarts aanvullend onderzoek: 'voor de zekerheid', legt ze uit aan Marc en z'n moeder. Coeliakiescreening, urineonderzoek en fecesonderzoek op parasieten waren alle negatief. Hemoglobinegehalte is conform de leeftijd en het CRP is niet verhoogd. Het beloop van de klacht: recidiverend zonder complicaties, en het ontbreken van alarmsymptomen maken het zeer waarschijnlijk dat Marc functionele buikpijn heeft. Moeder en Marc worden gerustgesteld: 'er is niks ernstigs aan de hand'.

14.7 Aanvullend onderzoek

Bij kinderen met chronische buikpijn bij wie er geen sprake is van alarmsymptomen is aanvullend onderzoek niet geïndiceerd, mede omdat de kans op een fout-positieve bevinding groter is dan de kans op het vinden van een aandoening.

In geval van alarmsymptomen kan gericht aanvullend onderzoek worden gedaan of worden verwezen voor verdere diagnostiek (Hb, CRP of fecaal calprotectine bij verdenking IBD), waarbij een normaal Hb of CRP de kans op IBD niet verlaagt, een verlaagd Hb of verhoogd CRP de kans op IBD doet toenemen, en waarbij een niet-verhoogd fecaal calprotectine

IBD uitsluit (zie NHG-Standaard *Buikpijn bij kinderen*, NvK-richtlijn *Functionele buikpijn*). Bij een positieve familieanamnese voor coeliakie kan men screening door bepaling van IgA-weefseltransglutaminaseantistoffen (tTGA) overwegen (zie NHG-Standaard *Voedselovergevoeligheid*.) Bij FMF is het CRP verhoogd. Bij verdenking op een PID of zwangerschap wordt gericht aanvullend onderzoek gedaan.

In geval van grote ongerustheid bij de ouders, zoals in de casus, wordt vaak toch laboratoriumonderzoek verricht, 'ter geruststelling'. Er zijn echter geen aanwijzingen dat negatieve bevindingen bij aanvullend onderzoek bijdragen aan het geruststellend effect van goede anamnese en lichamelijk onderzoek.

14.8 Etiologie functionele buikpijn

De oorzaak van functionele buikpijn is multifactorieel. Het ontstaan en de prognose worden verklaard door interacties tussen biologische, psychologische en sociale factoren. Het meest gebruikte verklaringsmodel voor functionele buikpijn is gebaseerd op het bestaan van een zogenoemde brein-darmas, een complex sensomotorisch systeem tussen het maag-darmkanaal en het centraal zenuwstelsel, dat onder andere de darmmotiliteit en de sensitiviteit daarvan reguleert. Verstoringen in dit systeem kunnen hypersensitiviteit van de darmen teweegbrengen.

14.9 Prognose

Bijna 80 % van de kinderen die met chronische buikpijn bij de huisarts komen consulteert de huisarts één keer, 20 % consulteert twee keer of meer. Kinderen hebben na hun eerste consult gemiddeld nog gedurende negen maanden klachten (mediaan 10,5 IQR 7,5–13,5). Eén op de drie kinderen met functionele buikpijn heeft na een follow-up van één jaar nog zodanige buikpijn dat het hun dagelijks functioneren ernstig beïnvloedt. Eén op de drie kinderen maakt gebruik van alternatieve geneeswijzen. Er zijn aanwijzingen dat kinderen met functionele buikpijn als volwassene vaker een prikkelbaredarmsyndroom hebben, andere SOLK hebben en meer psychische problematiek dan kinderen zonder functionele buikpijn. Functionele buikpijn kan een grote impact hebben op het dagelijks functioneren van kinderen en hun gezin.

14.10 Prognostische factoren

Kinderen met meerdere SOLK hebben een grotere kans dat ze langdurig last van hun buikpijn houden. Ouders, broers of zusjes met SOLK, ook niet gastro-intestinaal, 'verslechteren' de prognose mogelijk ook.

Kinderen die hun klachten als bedreigend ervaren, die geloven dat ze minder goed in staat zijn om met de klachten om te gaan en die meer beperkingen in het dagelijks leven rapporteren, hebben een grote kans op persisterende klachten. Of de aanwezigheid van depressieve klachten en angstklachten de prognose verslechtert, is onvoldoende aangetoond.

14.11 Comorbiditeit

Van de kinderen die met functionele buikpijn de huisarts bezoeken heeft ruim een kwart depressieve symptomen. Dit is drie keer zo veel als bij kinderen die om andere redenen hun huisarts consulteren. Bij een op de drie kinderen persisteren deze depressieve symptomen. Een klein deel van de kinderen met functionele buikpijn dat bij presentatie nog geen depressieve symptomen heeft (6 %), ontwikkelt deze in de loop van één jaar. Zestien procent heeft angstklachten, vergelijkbaar met kinderen die om andere redenen de huisarts bezoeken. Twee op de drie kinderen die met functionele buikpijn bij de huisarts komen hebben meerdere somatisch onvoldoende verklaarde lichamelijke klachten, bijna de helft (44 %) van de kinderen heeft die klachten na een jaar nog steeds. Depressieve symptomen, angstklachten en niet-specifieke somatische symptomen worden gemeten met behulp van de Child Behaviour Checklist (CBCL). Wanneer de kinderen boven een voor Nederland gevalideerde norm scoren, wordt dat gedefinieerd als een positieve score.

> **Casus Marc (vervolg)**
>
> Twee weken later zitten Marc en zijn moeder opnieuw bij de huisarts. Hij blijkt in de tussenliggende periode nauwelijks naar school te zijn geweest door de buikpijn. Bij het liggen op de onderzoekstafel trekt hij z'n knieën op en huilt van de pijn. Zijn moeder zegt: 'zo kan dit niet langer, er moet iets aan de hand zijn, als u de oorzaak niet kunt vinden, moet ik dan niet met hem naar het ziekenhuis?'

14.12 Beleid

De huisarts heeft bij de herhaalde consulten somatische aandoeningen naar beste weten uitgesloten en kind en ouders gerustgesteld. Had zij nog meer kunnen doen?

Wanneer op basis van een nauwkeurige somatische anamnese en lichamelijk onderzoek functionele buikpijn waarschijnlijk is, informeert de (huis)arts naar de betekenis van de klacht voor het dagelijks functioneren van het kind en het gezin. Inschatting van de ernst van de buikpijn kan gebaseerd worden op exploratie van vijf klachtdimensies: de somatische, cognitieve, emotionele, gedragsmatige en sociale dimensies (SCEGS). Zowel kind als ouder(s)/verzorgers wordt hiernaar gevraagd (zie kader Vijf klachtendimensies).

> **Vijf klachtendimensies (aangepast op basis van NHG-Standaard *SOLK*)**
> Vraag bij het informeren naar de somatische aspecten ook naar:
> - aard, plaats, duur, ernst en het patroon van de klachten (dagboek overwegen);
> - bestaan van (andere) somatisch onvoldoende verklaarde klachten bij kind en ouders;
> - voedingsanamnese;
> - medicatiegebruik of gebruik van alternatieve geneeskundige interventies.
>
> Vraag bij de cognitieve dimensie naar:
> - de ideeën die bij het kind en diens ouders leven over het ontstaan en voortbestaan van de klacht;
> - de invloed die ouders en kind hier zelf op denken te hebben;
> - waarom kind en ouders denken bepaalde activiteiten niet (meer) te kunnen doen;
> - de verwachtingen omtrent de bijdrage van de huisarts aan het oplossen van de klacht.

14.12 · Beleid

> Vraag naar de emotionele gevolgen van de klacht:
> - Welke gevoelens ervaart het kind door de klachten? En de ouders?
> - Zijn kind en/of ouders erg ongerust over de klachten? Waarover maken zij zich dan precies ongerust?
> - Bestaat er angst of zijn er depressieve symptomen?
>
> Vraag naar de gedragsmatige gevolgen van de klacht:
> - vermijden van belasting of beweging, of ander vermijdingsgedrag;
> - schoolverzuim, opzeggen sportclub;
> - hulpzoekgedrag – bij bijvoorbeeld buikpijn op school –, waarbij gerealiseerd moet worden dat een (jong) kind niet zelf om professionele hulp kan vragen;
>
> Informeer naar sociale gevolgen van de klacht:
> - Welke gevolgen heeft de klacht voor de omgang met vriendjes?
> - Hoe reageren de ouders/verzorgers er op: (over)bezorgd, negeren van de klacht, steunend?
> - Welke invloed hebben de klachten op het functioneren thuis, op school?

Tijdig de positieve diagnose 'functionele buikpijn' stellen – op basis van het beloop in de tijd – en voorlichting hierover geven zijn de belangrijkste voorwaarden voor herstel. Het is van belang om kinderen met functionele buikpijn altijd uitleg te geven over het wisselende beloop van functionele buikpijn en de kansen op het verdwijnen van de klachten. Bij een ongezonde leefstijl (slecht dieet, te weinig bewegen) is het zinvol om hierover te adviseren. Voorlichting kost tijd en proactieve follow-up is gewenst wil het echt effect hebben (zie kader Voorlichting).

> **Voorlichting**
> - Leg uit dat, gezien het beloop van de klachten, de normale bevindingen bij lichamelijk onderzoek, het normale groeipatroon en de (eventueel) normale uitslagen van aanvullend onderzoek, er geen sprake kan zijn van een somatische oorzaak.
> - Benoem de diagnose functionele buikpijn of 'prikkelbare darmen'.
> - Ga in begrijpelijke bewoordingen in op de cognities van ouder en kind en gebruik of weerleg deze in de uitleg over het ontstaan van buikpijn.
> - Als verklaringsmodel wordt veel gebruikgemaakt van de verstoorde brein-darmas, waardoor activiteit van de darmen als pijn wordt ervaren (viscerale hypersensitiviteit).
> - Leg uit hoe biopsychosociale factoren de buikpijn via deze brein-darmas kunnen uitlokken en onderhouden, gebruik aansprekende voorbeelden (bijvoorbeeld: niet ontbijten geeft een rommelende buik, niet weten hoe dit komt maakt je angstig, angst maakt je meer bewust van het gerommel en doet bovendien nog een schepje bovenop het gerommel. Ook angst dat je met die rommelende buik geplaagd wordt heeft hetzelfde effect).
> - Benadruk dat de pijn reëel is.
> - Adviseer ouders het kind te steunen en begrip te tonen, maar niet overmatig veel aandacht te besteden aan de buikpijn.
> - Leg uit dat afleiding de pijn verzacht.
> - Geef uitleg over het wisselende beloop van functionele buikpijn en de kansen op het verdwijnen van de klachten.
> - Benadruk dat de klachten niet altijd binnen een jaar verdwijnen en kunnen recidiveren; één op de drie kinderen heeft na één jaar nog last van buikpijn.

14.13 Medicamenteuze behandeling

Bij ernstige pijnklachten kan paracetamol worden overwogen. Er is echter geen onderzoek gedaan naar het effect van paracetamol. Er is onvoldoende wetenschappelijk bewijs voor de effectiviteit van spasmolytica zoals pepermuntolie, buscopan, mebeverine (Duspatal®). Deze worden afgeraden voor gebruik in de huisartsenpraktijk (zie NHG-Standaard *Buikpijn bij kinderen*). Gezien het vrijwel ontbreken van bijwerkingen en de mogelijke effectiviteit, wordt pepermuntolie in de richtlijn voor kinderartsen gesuggereerd als behandeloptie.

Antidepressiva, probiotica, antirefluxmedicatie zoals protonpompremmers (PPI), H_2-receptorantagonisten, prokinetica, antihistaminica en antibiotica zijn niet effectief in het reduceren van pijnklachten of onvoldoende op hun effectiviteit onderzocht.

14.14 Verwijzing

Het verwijspercentage bij kinderen met functionele buikklachten naar de kinderarts neemt toe met de consultfrequentie: 1 % bij eerste consult, 5–10 % bij het tweede consult. De huisarts blijkt zich in eerste instantie voornamelijk te richten op het uitsluiten van somatische oorzaken. Wanneer die onwaarschijnlijk zijn, worden kind en ouder gerustgesteld: 'er is niks aan de hand'. Bij persisterende klachten strookt dit vaak niet met de perceptie van het kind en zijn ouders. Voorlichting en proactieve follow-up zijn nodig om impact van de klachten in kaart te brengen en coping te bevorderen. Indien ouders (blijven) twijfelen aan de diagnose functionele buikpijn, is het raadzaam (de autoriteit van de) kinderarts vroeg in het traject in te zetten. Vlotte terugverwijzing naar de huisarts is dan gewenst.

Ook bij verdenking op (chronische) somatische darmaandoeningen in aanwezigheid van onverklaarde alarmsymptomen en/of afwijkende uitslagen van aanvullend onderzoek, is verwijzing voor verdere diagnostiek door de kinderarts geïndiceerd. Bij obstetrische of gynaecologische problematiek wordt zo nodig verwezen naar de gynaecoloog. Bij bestaan van persisterende angst, ernstig gestoord gedrag of depressie is behandeling door een psycholoog geïndiceerd. Cognitieve gedragstherapie en hypnotherapie zijn bewezen effectief voor het verminderen van de buikpijnklachten bij naar de kinderarts verwezen kinderen.

Leesadvies

Fowler T, Duthie P, Thapar A, et al. The definition of disabling fatigue in children and adolescents. BMC Fam Pract. 2005;6:33. ▶doi:10.1186/1471-2296-6-33.

Gieteling MJ, Lisman-van Leeuwen Y, Passchier J, et al. The course of mental health problems in children presenting with abdominal pain in general practice. Scand J Prim Health Care. 2012;30(2):114–20. ▶doi:10.3109/02813432.2012.675561.

Kienbacher C, Wöber C, Zesch HE, et al. Clinical features, classification and prognosis of migraine and tension-type headache in children and adolescents: a long-term follow-up study. Cephalalgia. 2006;26:820–30.

Nuri B, Eekhof JAH. Familiaire mediterrane koorts in de huisartsenpraktijk. Huisarts en Wet. 2007;11:564–6.

Perquin CW, Hazebroek-Kampschreur AA, Hunfeld JA, et al. Pain in children and adolescents: a common experience. Pain. 2000;87(1):51–8.

Rutten JM, Vlieger AM, Frankenhuis C, George EK, et al. Gut-directed hypnotherapy in children with irritable bowel syndrome or functional abdominal pain (syndrome): a randomized controlled trial on self exercises at home using CD versus individual therapy by qualified therapists. BMC Pediatr. 2014;14:140. ▶doi:10.1186/1471-2431-14-140.

Wolbeek M ter, Doornen LJ van, Kavelaars A, et al. Severe fatigue in adolescents: a common phenomenon? Pediatrics 2006;117(6):e1078–86.

Leesadvies

Websites
- https://www.nhg.org/standaarden/volledig/nhg-standaard-buikpijn-bij-kinderen.
- https://www.nhg.org/standaarden/volledig/nhg-standaard-somatisch-onvoldoende-verklaarde-lichamelijke-klachten-solk.
- https://www.nhg.org/standaarden/volledig/nhg-standaard-voedselovergevoeligheid.
- http://www.nvk.nl/tabid/1558/articleType/ArticleView/articleId/1290/default.aspx#tab15.
- http://www.knmg.nl/Publicaties/KNMGpublicatie-meldcode/61650/Meldcode-kindermishandeling-en-huiselijk-geweld-2014.htm.

SOLK bij ouderen

P.H. Hilderink

Samenvatting

SOLK komen ook op latere leeftijd voor, maar worden vaak minder goed herkend. In de eerste plaats omdat ouderen nogal eens chronische somatische aandoeningen hebben en er bij hen vaker sprake is van partieel onverklaarde lichamelijke klachten. Daarnaast maakt de dikwijls meer somatische presentatie van psychiatrische stoornissen op oudere leeftijd het onderscheid tussen SOLK en bijvoorbeeld een depressie op latere leeftijd moeilijker. Het verhoogde risico op zowel somatische als psychiatrische aandoeningen binnen deze groep patiënten vereist een multidisciplinaire aanpak. Dit geldt zowel voor de diagnostische fase als voor de behandeling. Het vergt van de huisarts extra aandacht om de regie te houden en te voorkomen dat vele medisch specialisten achter elkaar worden geconsulteerd. Door de behandeling te richten op het optimaliseren van lichamelijk functioneren, eventueel comorbide psychiatrische problemen en op de gevolgen van de klacht, kan een maximaal niveau van functioneren bereikt worden.

15.1   Inleiding – 161

15.2   Klachten – 161
15.2.1   Somatische comorbiditeit – 163
15.2.2   Psychiatrische comorbiditeit – 164
15.2.3   Depressieve stoornis – 164
15.2.4   Angststoornissen – 165
15.2.5   Overige psychiatrische comorbiditeit – 166
15.2.6   Sociale problematiek bij ouderen – 166

15.3   Diagnostiek – 166

15.4   Beleid – 168

© Bohn Stafleu van Loghum, onderdeel van Springer Media B.V. 2017
H.E. van der Horst, N.J. de Wit (Red.), *Somatisch Onvoldoende verklaarde Lichamelijke Klachten*,
Praktische huisartsgeneeskunde, DOI 10.1007/978-90-368-0639-8_15

15.5 Verwijzing – 168

15.6 Complicaties – 169

15.7 Beloop en chroniciteit – 169

Leesadvies – 170

> **Casus 1 Mevrouw Alofs**
>
> In uw spreekkamer zit mw. Alofs, een 75-jarige vrouw, die u zeer regelmatig bezoekt omdat ze diverse lichamelijke klachten heeft. Ze klaagt al maanden over vermoeidheidsklachten en tevens heeft ze u meermalen bezocht vanwege tintelingen, pijn en een doof gevoel aan haar linkerhand. Mw. is anderhalf jaar geleden geopereerd aan een carpaletunnelsyndroom en blijft sindsdien last houden van haar hand. U hebt haar hand en pols al meerdere malen onderzocht en niets bijzonders kunnen ontdekken. Ook de chirurg die haar destijds heeft geopereerd, heeft haar teruggezien en gezegd dat er niets te vinden is en dat ze niet meer hoeft terug te komen. De klachten houden echter aan en breiden zich nu ook uit naar pijn in de schouder, rug, en soms in haar benen. Door de klachten kan ze niet meer autorijden en vermijdt ze een aantal van haar vaste bezigheden zoals haar kaartclubje. U vermoedt dat er een psychische oorzaak is voor de klachten, zeker gezien de zware tijd die mevrouw achter de rug heeft vanwege een progressief dementeringsproces van haar echtgenoot. Op de verdenking depressieve klachten hebt u haar daarom enkele weken geleden mirtazepine 30 mg voorgeschreven.

15.1 Inleiding

SOLK komt bij ouderen net zo goed voor als in andere leeftijdscategorieën. Het is gebruikelijk de term ouderen te laten samenvallen met de leeftijd waarop men in de 'westerse wereld' de pensioengerechtigde leeftijd bereikt. Tot voor kort was dat 65 jaar en in dit hoofdstuk bedoelen we met ouderen dus personen van 65 jaar of ouder. Bij ouderen van niet-Nederlandse afkomst, zoals Turken en Marokkanen, zet de fysiologische veroudering enige jaren eerder in.

Onze kennis over SOLK is nagenoeg helemaal gebaseerd op onderzoek bij jongere volwassenen. Dit wil niet zeggen, dat SOLK niet voorkomen op latere leeftijd. Er is echter maar weinig onderzoek gedaan naar de prevalentie van SOLK bij ouderen. Een recente review geeft een overzicht van de beschikbare gegevens over prevalentie van SOLK en somatoforme stoornissen bij ouderen. De meeste prevalentieonderzoeken in de bevolking laten lagere prevalentiecijfers voor SOLK zien na het 65e jaar. Chronisch persisterende SOLK in de huisartsenpraktijk lijkt juist toe te nemen met het stijgen van de leeftijd. Deze bevindingen roepen de vraag op of SOLK inderdaad minder voorkomen op latere leeftijd of dat lagere prevalentiecijfers het gevolg zijn van diagnostische problemen op latere leeftijd, zoals verderop wordt beschreven. Een andere mogelijkheid is dat SOLK op latere leeftijd vaker een mildere verschijningsvorm hebben, net zoals dit het geval is bij depressies op latere leeftijd.

15.2 Klachten

Er is tot nu toe nauwelijks aandacht voor deze categorie patiënten, zowel in wetenschappelijk onderzoek als in de klinische praktijk. Dit heeft mogelijk te maken met de diagnostische problemen die bij ouderen extra groot zijn. Niet alleen komen chronische somatische aandoeningen vaker voor en hebben ouderen een verhoogde kans op diverse somatische aandoeningen, maar ook moeten de lichamelijke klachten worden 'herkend' tegen een achtergrond van normale lichamelijke veroudering.

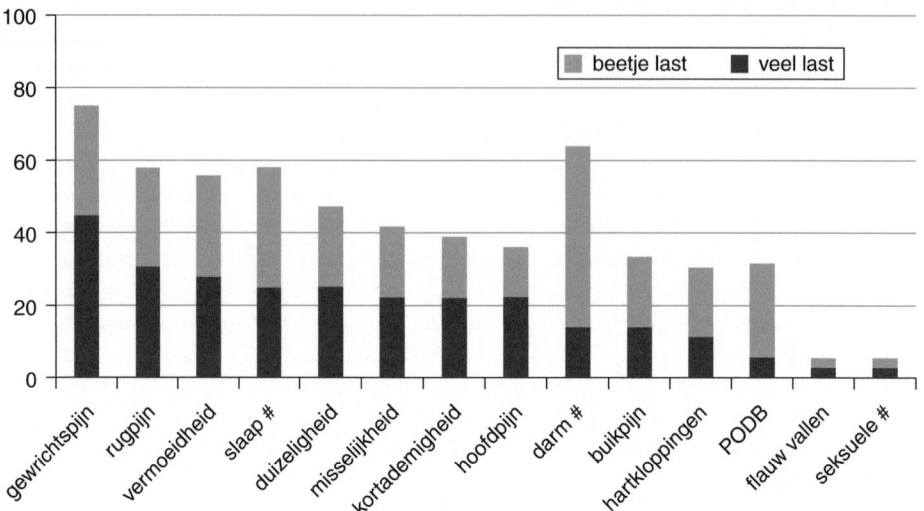

■ Figuur 15.1 Lichamelijke klachten bij oudere SOLK-patiënten gemeten met de Patient Health Questionnaire (PHQ-15). PODB: pijn op de borst; #: slaapproblemen; darmproblemen; seksuele problemen

De meest voorkomende klacht bij oudere SOLK-patiënten is pijn. De pijn kan gelokaliseerd zijn in de ledematen, hoofd of buik, maar kan ook diffuus zijn. Ook pijn op de borst komt veel voor. Bij ouderen komen meer chronische somatische aandoeningen voor zoals aandoeningen van het bewegingsapparaat, hart- en vaataandoeningen, slechthorendheid en verminderde visus. Herkenning van SOLK kan ook moeilijk zijn, omdat klachten worden toegeschreven (door de patiënt zelf of door zijn omgeving) aan een reactie op bepaalde life events die vaak voorkomen bij ouderen, zoals pensionering, verlies van partner of sociale steunfiguren. Een bijzondere categorie vormen ouderen bij wie sprake is van kwetsbaarheid (frailty). Frailty is een veelgebruikte term voor de kwetsbaarheid van ouderen, waarin zowel lichamelijke, psychische als sociale aspecten geïncorporeerd zijn. Frailty zegt iets over de ernst en de snelheid van het verouderingsproces van een individu. Frailty is dus behalve met de leeftijd geassocieerd met verouderingsziekten en functioneel verlies, wat herkenning van SOLK in deze groep nog moeilijker maakt (■fig. 15.1).

Casus Mevrouw Alofs (vervolg)

Bij mw. Alofs was er sprake van een carpaal tunnel syndroom. Er was aanvankelijk een neurologisch letsel dat chirurgisch is behandeld. Een relatie tussen de ingreep en haar huidige klachten kan dus niet volledig worden uitgesloten. Het onderzoek dat chirurg en fysiotherapeut uitvoeren laat echter geen functionele beperkingen zien. Wel is er een lichte atrofie, maar deze kan ook opgetreden zijn als gevolg van verminderd gebruik van de hand. De ernst van de gerapporteerde klacht is niet volledig te verklaren. Als u vanwege de zich uitbreidende pijn aanvullend foto's laat maken van de schouder en de cervicale wervelkolom, blijkt dat er met name in de cervicale wervelkolom enkele artrotische afwijkingen te zien zijn, die echter aspecifiek zijn en passend bij haar leeftijd.

15.2.1 Somatische comorbiditeit

Om te kunnen spreken van een somatisch onvoldoende verklaarde lichamelijke klacht, dient eerst een somatische oorzaak die de klacht volledig verklaart te worden uitgesloten. De vraag is welk onderzoek nodig is om voldoende aannemelijk te maken dat er geen of slechts een gedeeltelijk somatische oorzaak is. De angst een (ernstige) lichamelijke oorzaak voor een klacht te missen is bij artsen vaak op de achtergrond aanwezig. Dat valt in de praktijk erg mee: huisartsen blijken goed te kunnen differentiëren tussen (deels) onverklaarde klachten en somatisch verklaarde klachten. Zo bleek in een pilotonderzoek onder ouderen die door de huisarts waren verwezen met vermoeden van SOLK, dat bij slechts 3 van de 37 patiënten uiteindelijk na uitgebreid klinisch geriatrisch onderzoek alsnog een somatische oorzaak aan het licht kwam. Dit is vergelijkbaar met het percentage (4 %) volwassen patiënten met conversie, bij wie uiteindelijk toch een somatische oorzaak werd gevonden. Bij de helft van de ouderen in het pilotonderzoek konden de somatische klachten slechts *gedeeltelijk* worden verklaard door lichamelijke afwijkingen. Deze zogenoemde *partieel verklaarde klachten* komen bij ouderen veel meer voor dan bij jongere patiënten met SOLK. Voor de acceptatie van een bredere meersporen aanpak van de klachten is het van belang de patiënt te vertellen dat er wel afwijkingen zijn gevonden, maar dat deze de omvang van de klachten en de beperkingen die worden ervaren, onvoldoende kunnen verklaren.

Casus Mevrouw Alofs (vervolg)

Mevrouw Alofs klaagt ook over vermoeidheid, ze zegt 's morgens tegen de dag op te zien en veel te piekeren. De vermoeidheid is geleidelijk aan steeds erger geworden en is nu zo erg dat het haar nog maar net lukt haar man vier keer in de week te bezoeken. Zij heeft haar man zo lang mogelijk thuis verzorgd met ondersteuning van thuiszorg en dagopvang totdat het anderhalf jaar geleden niet meer ging. De twee kinderen wonen buiten de stad en hebben een druk leven. Zij hadden al langer aangegeven dat het zo niet langer ging en aangedrongen op een opname. Anderhalf jaar geleden is haar echtgenoot opgenomen in een verpleeghuis. Nu herkent hij haar nog wel, maar raakt soms snel geagiteerd bij bezoek. Mevrouw Alofs voelt zich 's avonds vaak eenzaam en somber. Ze heeft geen suïcidale gedachten. Ze slaapt moeilijk in en wordt regelmatig wakker. Haar eetlust is niet afgenomen. Ze heeft wel minder interesses. Voorheen schilderde ze, maar ze heeft al enige tijd geen penseel meer aangeraakt. Ze kan zich er niet toe zetten. Ze probeert het nog wel, maar is ontevreden over het resultaat. 'Vroeger kon ik alles, nu lijkt het nergens meer op.' Ze hield vroeger van reizen en wandelen en deed dit vooral samen met haar man. Ze heeft nog wel wat sociale contacten. Ze gaat iedere week een vaste avond naar haar zus, die een jaar geleden haar man verloren heeft. De kinderen zijn van mening dat hun moeder zich meer tegen haar somberheid moet verzetten en geven aan dat zij ook hun vader missen. Ze doet wel haar best zich tegen het gevoel van eenzaamheid en verminderde energie te verzetten, maar het lukt haar steeds minder goed Ze vindt het moeilijk om hulp te vragen en wil het liefst alles zelf doen. Ze is boos en teleurgesteld, en voelt weinig begrip van haar kinderen voor haar situatie.

15.2.2 Psychiatrische comorbiditeit

De psychiatrische comorbiditeit bij ouderen met SOLK is hoog: in het eerdergenoemde pilotonderzoek onder ouderen met SOLK had in totaal 69 % een of meerdere comorbide psychiatrische stoornissen. Ruim de helft van de ouderen uit de pilot (56 %) had een stemmingsstoornis, 31 % een angststoornis en 19 % was afhankelijk van een middel of alcohol; een deel van de ouderen had twee of meer stoornissen. De kans op het missen van een aanwezige psychiatrische stoornis blijkt groter dan de kans op het missen van een somatische aandoening.

15.2.3 Depressieve stoornis

De belangrijkste psychiatrische comorbide stoornis bij ouderen met SOLK is de stemmingsstoornis, met name de depressieve stoornis. De samenhang tussen depressie en pijn is al langer bekend; bij volwassenen is beschreven dat ongeveer 50 % van de mensen met een depressie tevens chronisch pijn ervaart (drie tot vier keer zoveel als in de populatie zonder depressie). Andersom geldt dat bij mensen met chronische pijn, zoals spierpijn, hoofdpijn of buikpijn, er een vijf tot tien keer grotere kans bestaat op de aanwezigheid van depressieve symptomen. Bovendien stijgt de kans op gelijktijdig voorkomen van pijn en depressie met de leeftijd. Mensen met chronische pijn hebben een verhoogd risico op het ontwikkelen van een 'nieuwe' depressie. Ondanks dat het bekend is dat een depressie op latere leeftijd vaak gepaard gaat met lichamelijke klachten en ook als zodanig geuit wordt, blijkt in de huisartsenpraktijk het herkennen van een depressie bij ouderen lastig te zijn. Belangrijk is dat de huisarts zich realiseert dat de mate van ernst van een depressie sterk gerelateerd is met het aantal ervaren lichamelijke klachten. Bij een patiënt die steeds meer klachten presenteert, kan er sprake zijn van een verergering van de depressieve klachten. Als artsen en andere zorgverleners dit niet onderkennen, kan het als aanstellen, of aandacht vragen geduid worden.

Er wordt ook wel gesproken van een somatisch gemaskeerde depressie, waarbij lichamelijke klachten de depressieve klachten als het ware verhullen. Deze somatisch gemaskeerde depressie zou meer voorkomen op latere leeftijd. Uit de literatuur blijkt wel dat ouderen meer lichamelijke symptomen vertonen bij een depressie dan jongere volwassenen, maar deze verhoogde incidentie van lichamelijke klachten is moeilijk geheel los te zien van het feit dat ouderen sowieso al meer lichamelijke kwalen hebben dan jongeren.

Om een onderscheid te kunnen maken tussen een depressie en een SOLK-probleem, kan de huisarts een aantal aanvullende vragen stellen (zie ◘tab. 17.1). Gezien de hoge kans op de aanwezigheid of het ontwikkelen van een depressie, kan het nuttig zijn een meetinstrument voor screening op depressie te gebruiken. Hiervoor kan een lijst die patiënten zelf kunnen invullen worden gebruikt, zoals de Geriatric Depression Scale (GDS). Bij een sterke verdenking op een depressie kan de huisarts ook een diagnostisch interview laten uitvoeren door de POH-GGZ of zelf uitvoeren (na enige oefening) met behulp van de Montgomery Asberg Depression Rating Scale (MADRS) of Hamilton Depression Rating Scale (HDRS). Naast een indicatie voor de aanwezigheid van een depressie kan een dergelijke meting gebruikt worden als een maat voor evaluatie van de effectiviteit van de ingestelde behandeling.

Tabel 17.1 Aanvullende vragen voor onderscheid tussen SOLK en depressie

aanvullende vraag	SOLK	depressie
duur van de klachten	lang, vaak meer dan een jaar	enkele weken tot maanden
andere klachten	vaak vele diffuse of vage klachten	klachten passend bij depressie, zoals verminderde eetlust, stoelgang en slaapproblemen
eerdere medische onderzoeken	vaak historie van medisch specialisten	
psychiatrische voorgeschiedenis	vaak afkeer van psychiatrische bemoeienis	eerdere depressies
ideeën over de klacht van patiënt zelf	vaak vermoeden somatische oorzaak	weinig ideeën aanwezig, of zoeken schuld bij zichzelf, nihilisme
idee over invloeden op de klacht	vaak heel specifieke beschrijvingen met uiteenlopende relaties met bijv eten, activiteiten etc.	geen invloed op klachten

15.2.4 Angststoornissen

Andere veelvoorkomende stoornissen bij onverklaarde lichamelijke klachten zijn angststoornissen. Vaak is herkenning van angst en paniek bij ouderen moeilijk, de patiënten presenteren zich met pijn op de borst, hyperventilatie of hartkloppingen. Niet zelden treedt dit op bij mensen die eerder een somatisch probleem hebben doorgemaakt. Na een heftige aanval van angina pectoris kunnen mensen bijvoorbeeld bang zijn dat de klachten terugkomen en duiden ze elke onschuldige pijnsensatie, door een verhoogde lichamelijke alertheid, als iets alarmerends. Dat kan leiden tot het ontwikkelen van een paniekstoornis, met het vermijden van sommige activiteiten of een bepaalde omgeving (agorafobie). Een ander voorbeeld van angst en vermijding treedt vaak op bij ouderen met verminderde mobiliteit die klagen over pijn aan het bewegingsapparaat. Ze hebben zodoende een excuus om beweging te vermijden uit angst om te vallen. Een dergelijke vermijding kan zo ernstig worden, dat er een isolement ontstaat en een vicieuze cirkel, waardoor de angst om te vallen steeds groter wordt en leidt tot steeds minder lichamelijke activiteit. Herkennen van angststoornissen is moeilijk voor de huisarts, zeker omdat de patiënten dikwijls hun best doen angstopwekkende situaties (vaak ook artsenbezoek) te vermijden. Mensen zoeken vaak hun heil in medicijnen om hun symptomen te doen afnemen. Het gebruik van anxiolytica, benzodiazepines in deze groep ouderen is dan ook hoog (hoger dan het gebruik van antidepressiva).

Angst samenhangend met hypochondrie komt veel voor bij oudere patiënten met SOLK; voortdurende bezorgdheid een ernstige kwaal te hebben kan de onderliggende reden zijn voor veelvuldig huisartsenbezoek. De prevalentie van hypochondrie ligt voor alle leeftijden tussen de 1 en 5 %. Deze angst is vaak moeilijk te doorbreken en de patiënt kan zelfs zo overtuigd zijn dat er sprake is van een somatische aandoening dat we spreken van een somatische waan. Ook komen soms zelfs gevoelshallucinaties voor, waarbij we dan spreken van een psychotische stoornis. Hoe vaak dergelijke psychotische varianten voorkomen is niet bekend, maar ze zijn relatief zeldzaam.

15.2.5 Overige psychiatrische comorbiditeit

Een deel van de patiënten met onverklaarde lichamelijke klachten blijkt verslaafd te zijn geraakt aan diverse middelen, zoals analgetica, benzodiazepines en alcohol. Langdurige klachten zijn dan ook 'nodig' om steeds nieuwe medicatie te kunnen verkrijgen. Tot slot kunnen ook meer aan de persoonlijkheid gebonden copingstijlen op latere leeftijd voor problemen zorgen. Zo kan bij een tot afhankelijkheid geneigde oudere problematiek plotseling actueel worden na het wegvallen van de partner. In een dergelijk geval kunnen lichamelijke klachten de functie hebben om anderen, bijvoorbeeld de kinderen, aan zich te binden en op die manier eenzaamheid te voorkomen. Iemand die graag op zichzelf was vanuit een wat paranoïde persoonlijkheid en die door lichamelijke achteruitgang gedwongen wordt in een verzorgingshuis tussen andere ouderen te gaan wonen, kan plotseling lichamelijke symptomen gaan vertonen. Deelname aan activiteiten hoeft dan niet plaats te vinden en verblijf op de eigen kamer wordt gerechtvaardigd.

15.2.6 Sociale problematiek bij ouderen

Bij jongere volwassenen spelen vaak werkgerelateerde zaken een rol als uitlokkende of onderhoudende factoren, bij ouderen spelen vaak andere sociale factoren een grote rol. Zo kan juist het stoppen met werk als gevolg van pensionering en daardoor het missen van een (zinvolle) dagbesteding soms een klacht uitlokken. Ook kan pensionering leiden tot veranderingen in het evenwicht in de thuissituatie, die zowel van de gepensioneerde als van de partner de nodige aanpassingen vergen. Sowieso speelt het primaire steunsysteem, in veel gevallen de partner of bij afwezigheid daarvan juist de kinderen, een belangrijke rol. Leveren de klachten extra aandacht op van de steunfiguren? Dan kan dat als de zogeheten 'ziekterol' leiden tot bekrachtiging. Of ontstaat er juist irritatie en extra stress in de thuissituatie? Ook het afwezig zijn van een sociaal steunsysteem en sociaal isolement kunnen echter een uitlokkende of onderhoudende factor zijn. Bij het navragen van gedachten over de ziekte bij ouderen met SOLK, blijken naast de thema's die bij jongere volwassenen een rol spelen een aantal leeftijdsspecifieke zaken te spelen. Zo worden zaken als moeite hebben om hulp te vragen, moeite met toenemende afhankelijkheid en verminderde autonomie ten gevolge van lichamelijke achteruitgang, het verlies van dierbaren en het ervaren van de eindigheid van het leven vaker genoemd door ouderen met SOLK. Het is belangrijk dergelijke gedachten over het ziek-zijn op te sporen en ook bij de behandeling oog te hebben voor de sociale gevolgen van de klacht.

15.3 Diagnostiek

In principe gelden bij ouderen met SOLK dezelfde uitgangspunten voor de diagnostiek als bij jongere volwassenen (zie ▶H. 3). Gezien de hoge comorbiditeit bij ouderen van SOLK en psychiatrische stoornissen, dient een goede psychiatrische anamnese ter uitsluiting van een aantal veelvoorkomende psychiatrische aandoeningen deel uit te maken van de diagnostiek

15.3 · Diagnostiek

bij deze categorie patiënten. Dit kan de huisarts (of de POH-GGZ) zelf doen, eventueel met behulp van de eerdergenoemde diagnostische meetinstrumenten. SOLK en psychiatrische stoornissen kunnen echter ook naast elkaar voorkomen. Een eventueel aanwezige psychiatrische aandoening is niet per definitie de oorzaak van de lichamelijke klachten, en de behandeling ervan zal in dat geval ook niet automatisch leiden tot een afname van de klachten. Psychische klachten kunnen ook ontstaan als een gevolg van de aanwezigheid van de (onverklaarde) pijn. Dichotoom denken, klachten zijn óf lichamelijk óf psychisch, is zeker bij SOLK niet gewenst. Wel kan de aanwezigheid van een psychiatrische stoornis de ernst en het beloop van de lichamelijke klacht negatief beïnvloeden en de psychiatrische aandoening dient wel als zodanig te worden behandeld.

Bij ouderen is het wellicht nog meer dan bij jongere volwassenen zaak van meet af aan een meersporenbeleid te volgen, dus aandacht aan somatiek én aan psyche én context te besteden. Voor de huisarts kan het bij ouderen extra lastig zijn om regie te houden over de somatische diagnostiek, aangezien vaak meerdere specialisten bij een patiënt zijn betrokken en er a priori een grotere kans is op toevalsbevindingen.

Hierna worden de belangrijkste diagnostische problemen bij ouderen beschreven en adviezen voor de diagnostiek samengevat.

Diagnostiek SOLK bij ouderen:
- Wanneer een oudere patiënt zich presenteert met een lichamelijke klacht verwacht deze ook aandacht voor deze klacht, *dus wordt de patiënt onderzocht*. Dit kan het best een ritueel gebeuren zijn, omdat er al vaak naar dezelfde klacht gekeken is, of omdat dat volgens professionele richtlijnen niet zinvol is. Toch blijft aandacht voor de klacht en de presentatie geboden. Bovendien kan er een verandering in het klachtenpatroon zijn opgetreden die aanwijzing geeft voor een organische aandoening.
- Ouderen met SOLK hebben vaak een min of meer uitgebreide voorgeschiedenis en hebben diverse specialisten geraadpleegd. Als er tot dan toe niets gevonden is dat de klachten kan verklaren, is het goed zich ervan te vergewissen dat er ook daadwerkelijk adequaat onderzoek is gedaan, waarmee somatische oorzaken naar het oordeel van de huisarts voldoende zijn uitgesloten.
- Wanneer wordt besloten tot aanvullend onderzoek, wordt met de patiënt besproken wat de verwachtingen ervan zijn en komt ook de mogelijkheid van een 'negatieve' uitkomst aan de orde en wat in dat geval de te volgen strategie kan zijn. Soms komt men dan samen met de patiënt tot het besluit het onderzoek niet te doen.
- De huisarts is erop bedacht dat de kans op een psychiatrische stoornis ook relatief groot is en groter wordt naarmate er meer klachten zijn. Er wordt een gedegen psychiatrisch onderzoek gedaan, en een beoordeling van de stemming dient standaard onderdeel van het onderzoek te zijn.
- Juist bij ouderen is het van belang dat het beleid door een zorgverlener wordt gecoördineerd. Bij verwijzing naar specialisten wordt daarom duidelijk aangegeven dat de regie bij de huisarts blijft, en dat als er geen oorzaak gevonden wordt, de patiënt eerst wordt teruggezien vóór een eventuele verwijzing naar een volgende specialist.
- Er moet bij ouderen ook extra aandacht zijn voor de sociale omstandigheden, bijzondere gebeurtenissen, etc. Hierbij komt zeker de aanvullende informatie uit de heteroanamnese via de mantelzorger van pas of worden observaties van bijvoorbeeld thuiszorg gebruikt. Er kan bijvoorbeeld een knik zitten in het beloop, die weer extra alertheid op toch een somatische oorzaak vraagt (opnieuw lichamelijk onderzoek!). Verder kan het verergeren van de klachten ook wijzen op het verergeren van een onderliggende depressieve stoornis.

15.4 Beleid

In wezen is het beleid bij ouderen met SOLK niet anders dan bij jongere volwassenen met SOLK. Er wordt een breed meersporenbeleid gehanteerd dat gericht is op het optimaliseren van het functioneren op alle terreinen en van de kwaliteit van leven van de patiënt. Bij ouderen kan dat betekenen dat de fysiotherapeut wordt ingezet om de mobiliteit te verbeteren en dat de POH-GGZ in een aantal gesprekken met de ouderen het copinggedrag probeert te optimaliseren. Bij ouderen dient er ook aandacht te zijn voor het saneren van de medicatie, met als doel eventuele bijwerkingen en interacties te minimaliseren. Een ander punt van aandacht is hulp bij ADL-taken en een motiverende houding van bijvoorbeeld thuiszorg, zodat mensen deze taken geleidelijk weer zelfstandig kunnen verrichten. Daarnaast is aandacht voor de daginvulling van belang; soms kan bijvoorbeeld deelname aan een dagopvangprogramma een vicieuze cirkel doorbreken van steeds minder activering, meer aandacht voor de klacht en daardoor weer minder activiteiten.

> **Casus Mevrouw Alofs (vervolg)**
>
> Mevr. Alofs zegt dat ze de voorgeschreven mirtazepine niet slikt, omdat ze er overdag suf van wordt. Ze maakt zich veel zorgen over de vermoeidheidsklachten en is ervan overtuigd dat er meer aan de hand is. De laatste weken laat ze ook overige sociale contacten wat meer versloffen, want ze heeft het gevoel dat men vindt dat ze zich aanstelt.
> Ze vindt dat er onvoldoende aandacht aan haar klachten wordt besteed en dat ze niet serieus genomen wordt. U onderzoekt haar nogmaals en vindt, net als de fysiotherapeut, een lichte atrofie aan de linkerhand. U overlegt met de fysiotherapeut en spreekt af dat ze oefeningen krijgt die speciaal gericht zijn op krachttraining van haar linkerarm. U legt uit dat naast haar lichamelijke klachten haar klachten u doen denken aan een depressie en dat er een samenhang bestaat tussen de stemming en het ervaren van pijn. Mensen die depressief zijn ervaren vaak meer pijn. U laat haar een GDS invullen en ze scoort hierop 15, een score die indicatief is voor de aanwezigheid van een depressie. Om die reden wilt u haar medicijnen voorschrijven die haar stemming kunnen verbeteren, een antidepressivum. Verder vraagt u of mevrouw Alofs de volgende keer een van de kinderen wil meenemen, omdat u ook aan hen graag wil uitleggen wat er met haar aan de hand is en van hen wil horen hoe zij tegen de situatie aankijken.

15.5 Verwijzing

Bij ernstige, invaliderende SOLK die niet reageren op door de huisarts of POH ingestelde maatregelen, is cognitieve gedragstherapie (CGT), individueel of in een groep, de enige evidence-based behandeling. Helaas is een dergelijk aanbod meestal niet speciaal gericht op ouderen en bovendien zeer beperkt beschikbaar. CGT kan eruit bestaan dat de gevolgen van de klacht op verschillende vlakken samen met de cliënt in kaart worden gebracht volgens het zogeheten gevolgenmodel. Gevolgen worden geëxploreerd op emotioneel, gedragsmatig, lichamelijk en sociaal vlak. Bij ouderen komen thema's als lichamelijke symptomen van angst en spanning, het leren hulp vragen aan anderen, goed evenwicht tussen rust en activiteit en omgaan met het ouder worden en verlieservaringen aan de orde. Het is goed zich bij verwijzing te realiseren dat ouderen zelf dikwijls geen hooggespannen verwachtingen hebben van psychologische behandeling. Vaak vergt het veel inspanning om ouderen te motiveren voor psychotherapeutische benadering. Dat hangt deels samen met een generatieverschil, veel ouderen zijn gewend hun eigen boontjes te doppen en vinden dat je niet te snel moet aankloppen bij hulpverleners. Ook is erkennen dat ze depressief zijn voor hen vaak moeilijker dan voor de jongere generaties. Momenteel is 17 % van de algehele bevolking boven de 65 jaar depressief. Cijfers van het Nederlands instituut voor onderzoek van de gezondheidszorg (NIVEL) laten echter zien dat bij eerstelijnspsychologen slechts 7 % van de cliënten ouder is dan 60 en slechts 2 % ouder dan 70 jaar.

Bij ouderen zal misschien eerder dan bij jongere volwassenen multidisciplinaire diagnostiek zijn aangewezen, bij voorkeur verricht door een team bestaande uit een geriater, een ouderenpsychiater en een ouderenpsycholoog. Een verwijzing naar een polikliniek geriatrie waaraan tevens een psychiater en psycholoog zijn verbonden, onder vermelding van de vermoede diagnose SOLK, verdient de voorkeur. De complexiteit van de diagnostiek en het bestaan van 'partiële' SOLK en uitgebreide comorbide chronische somatische aandoeningen of comorbide psychiatrische stoornissen kunnen een dergelijke verwijzing nodig maken. Met het verwijzen naar een dergelijk multidisciplinair team kan voorkomen worden dat bij de oudere SOLK-patiënt serieel allerlei diagnostiek wordt ingezet, waarbij eerst een aantal somatisch specialisten wordt geconsulteerd en vervolgens, als er niets somatisch kan worden gevonden, een verwijzing naar een psycholoog of psychiater plaatsvindt. Dit roept vaak grote weerstand op bij de patiënt: 'ik ben toch niet gek'. Als vanuit een dergelijk team feedback aan de huisarts plaatsvindt in de vorm van een consultation letter met daarin adviezen voor behandeling en/of diagnostiek, blijkt dit de kwaliteit van leven van patiënten met SOLK positief te beïnvloeden.

15.6 Complicaties

Bij het volgen van de NHG-Standaard *SOLK* kunnen zich bij ouderen specifieke problemen voordoen.

Allereerst is er de vraag hoe om te gaan met het grotere aprioririsico van toevalsbevindingen bij aanvullend onderzoek. Dit vormt een verhoogd risico op verdere diagnostische trajecten en vergt van de huisarts meer aandacht en duidelijkere bewaking van de regiefunctie bij ouderen.

De vaak gevonden afwijkingen die de klachten slechts ten dele kunnen verklaren, vereisen tevens een aanpassing van de gemeenschappelijke rationale over het ontstaan van de klacht. Dit vraagt om meer psycho-educatieve vaardigheden en tijd om uit te leggen dat de gevonden afwijkingen geen volledige verklaring vormen. Naast het optimaliseren van de lichamelijke functie, is het van belang te accepteren dat de klachten deels zullen blijven bestaan. Daarom dient de behandeling zich ook te richten op het beperken van de gevolgen van de klacht.

15.7 Beloop en chroniciteit

Over het beloop van SOLK en de effecten van behandeling van SOLK bij ouderen zijn nauwelijks gegevens bekend. De schaarse gegevens die er zijn, doen vermoeden dat bij ouderen het beloop vaak chronisch is. Zo neemt het voorkomen van persisterende SOLK toe met de leeftijd en blijkt dat SOLK-klachten bij ouderen op een multidisciplinaire gespecialiseerde SOLK-poli voor ouderen gemiddeld langer dan vijf jaar bestaan.

> **Casus Mevrouw Alofs (vervolg)**
>
> Mevr. Alofs is na vier weken behandeling met een SSRI wel duidelijk minder moe, en wel weer iets actiever, maar haar bezorgdheid over haar hand en de pijn blijft onverminderd aanwezig. U heeft haar weten te motiveren deel te nemen aan een groepsbehandeling voor ouderen met SOLK. Zij heeft de behandeling als zeer plezierig ervaren, omdat zij haar klachten met lotgenoten kon delen. Desondanks heeft zij nog steeds het gevoel dat haar kracht niet volledig is teruggekomen, maar zij heeft op de cursus geleerd beter rekening te houden met haar beperkingen. Ze vraagt nu hulp aan de kinderen, die vaste contacten met moeder hebben ingepland. Ook bezoekt ze haar man nog maar twee keer per week, één keer alleen en één keer samen met een van de kinderen, zodat ze hierin ook minder alleen staat. U heeft met haar afgesproken haar voorlopig nog eens in de twee maanden op uw spreekuur te zien.

Leesadvies

Bremmer M, Eeckhout G, Oude Voshaar R. Somatoforme stoornissen. In: Mast R van der, et al. (Red). Handboek Ouderenpsychiatrie (3e druk). Utrecht: De Tijdstroom; 2010.

Feltz-Cornelis van der CM, Os van TW, Marwijk van HW, Leentjens AF. Effect of psychiatric consultation: systematic review and meta analysis. J Psychosom Res. 2010;68:521–33.

Hilderink PH, Benraad CEM, Driel D van, Buitelaar JK, Speckens AEM, Olde Rikkert MGM, Oude Voshaar RC. Medically unexplained physical symptoms in elderly people: A pilot study of psychiatric geriatric characteristics. Am J Geriatric Psych. 2009;17(12):1085–8.

Hilderink PH, Collard R, Rosmalen JGM, Oude Voshaar RC. Prevalence of somatoform disorders and medically unexplained symptoms in old age populations in comparison with younger age groups: A systematic review. Ageing Res Rev. 2013;12:151–6.

Verhaak PF, Meijer SA, Visser AP, Wolters G. Persistent presentation of medically unexplained symptoms in family practice. Fam pract. 2006;23:414–20.

Wijeratne C, Brodaty H, Hickie I. The neglect of somatoform disorders by old age psychiatry: some explanations and suggestions for future research. Int J Geriatr Psychiatry. 2003;18:812–9.

SOLK en migranten

M. Vintges

Samenvatting

SOLK komen veel voor bij migranten. In principe zijn de behandeling en begeleiding van SOLK bij patiënten met een niet-westerse migrantenachtergrond niet anders dan die van andere SOLK-patiënten. Er zijn wel aspecten die extra aandacht vragen of die zwaarder wegen. De culturele achtergrond is van invloed op hoe patiënten hun klachten beleven en ermee omgaan. Ook de beperkte gezondheidsvaardigheden bij veel oudere migranten spelen een rol. Een goede vertrouwensrelatie is het allerbelangrijkste instrument. Serieus nemen van de klachten door goed lichamelijk onderzoek en aandacht voor de ziektegeschiedenis is van groot belang evenals het maken van vervolgafspraken om te voorkomen dat patiënt zich afgewezen voelt. Gebruik daarbij de woorden die de patiënt zelf ook gebruikt. Het loont om te investeren in gesprekken over psychosociale onderwerpen, los van de feitelijke klachten van de patiënt.

16.1 SOLK bij migranten: een probleem? – 173

16.2 Epidemiologie – 174

16.3 Achtergrond – 174

16.4 Klachtenpresentatie: cultuurgebonden – 174

16.5 Beleid bij migranten met SOLK – 175

16.6 Afstemmen van communicatie – 176

16.7 Investeren in de vertrouwensrelatie – 176

Met 'migranten' worden die inwoners van Nederland bedoeld die geboren zijn in een niet-westers land of opgegroeid zijn in een (deels) niet-westerse cultuur.

© Bohn Stafleu van Loghum, onderdeel van Springer Media B.V. 2017
H.E. van der Horst, N.J. de Wit (Red.), *Somatisch Onvoldoende verklaarde Lichamelijke Klachten*,
Praktische huisartsgeneeskunde, DOI 10.1007/978-90-368-0639-8_16

16.8	Het belang van goed onderzoek doen – 177
16.9	Exploreren van psychosociale factoren – 177
16.10	SOLK uitleggen en overeenstemming bereiken – 179
16.11	Begeleiden en verwijzen – 179
	Leesadvies – 180

> **Casus Mevrouw Ahmed**
>
> Mevr. Ahmed is een Marokkaans-Nederlandse vrouw van 52 jaar. Zij komt heel regelmatig (een- à tweemaal per maand) bij de huisarts, vooral vanwege pijn in haar nek en rug. Daarnaast heeft zij vaak last van hartkloppingen en vermoeidheid. Mevr. Ahmed heeft drie dochters van 10, 12 en 14 jaar oud, die ze alleen opvoedt sinds haar echtgenoot vijf jaar geleden overleed bij een verkeersongeluk. Ze wordt geholpen door haar zus die in dezelfde buurt woont. Mevr. Ahmed woont nu elf jaar in Nederland, spreekt een beetje Nederlands en heeft een paar jaar gewerkt als schoonmaakster. Sinds vier jaar is zij arbeidsongeschikt. Na het overlijden van haar man zijn de spreekuurbezoeken toegenomen, maar de klachten bestaan al veel langer. Ze gebruikt veel pijnstillers en gaat zelden meer naar buiten. De huisarts onderzoekt mevr. Ahmed telkens goed en vindt geen lichamelijke afwijkingen. Omdat zij en haar familie zo aandringen, heeft de huisarts ook al diverse aanvullende onderzoeken laten doen, zoals bloedonderzoek en röntgenfoto's van wervelkolom en nek. Ook heeft zij haar een keer naar de cardioloog verwezen. Telkens zijn er geen somatische afwijkingen gevonden die de klachten kunnen verklaren. De huisarts probeert keer op keer haar patiënte gerust te stellen, maar deze blijft bezorgd. Ook als mevr. Ahmed met haar dochter komt, die kan tolken, lukt het niet om een relatie te leggen tussen de mogelijk moeilijke levensomstandigheden van patiënte en haar klachten.

16.1 SOLK bij migranten: een probleem?

Een patiënte als mevr. Ahmed is voor veel huisartsen herkenbaar. Het feit dat zij van Marokkaanse afkomst is verandert niets aan de diagnose SOLK. Waarom dan toch een apart hoofdstuk over migranten met SOLK?

Huisartsen ervaren de begeleiding van SOLK-patiënten met een migrantenachtergrond als een extra uitdaging vergeleken met SOLK-patiënten met een Nederlandse achtergrond, zo blijkt uit onderzoek. Zij voelen zich onzeker over de mogelijk cultuurgebonden beleving van de klachten. Vaak ook is er een taal- of opleidingsbarrière, die de communicatie over psychosociale factoren of over verklaringsmechanismen bemoeilijkt. *'Ik wil graag dat mijn patiënt begrijpt dat de spanningen in zijn leven de verklaring zijn voor die pijn, maar hij wil het gewoon niet begrijpen...'* en *'Hoe kan ik op respectvolle wijze beginnen over de stress in het leven van mijn patiënte?'* zijn veelgehoorde opmerkingen. Veel huisartsen zijn niet tevreden over de manier waarop de begeleiding in de praktijk verloopt en willen die graag verbeteren.

Ook migranten met SOLK zijn niet tevreden. Ze geven aan dat hun huisarts niet genoeg naar hen luistert (*'hij vraagt niet hoe het mij gaat, maar begint meteen een medicijn voor te schrijven'*). Men heeft het gevoel dat de klachten niet serieus genomen worden en dat de arts te snel klaarstaat met een oordeel over de oorzaak. Uit onderzoek blijkt inderdaad dat met patiënten met een migrantenachtergrond minder exploratieve gesprekken plaatsvinden en dat consulten met hen gemiddeld korter duren dan met andere patiënten. Zowel huisartsen als migranten geven dus aan niet tevreden te zijn met de aanpak van SOLK in de huisartsenpraktijk.

16.2 Epidemiologie

Het aantal Nederlanders met een niet-westerse achtergrond is bijna 12 %, in de grote steden benadert het de 40 %.[1] Of SOLK bij migranten vaker voorkomt dan bij mensen met een Nederlandse achtergrond, is nog steeds een vraag, daarover zijn geen eenduidige gegevens. Prevalentiecijfers zijn moeilijk te verkrijgen, vanwege de verschillende manieren van registreren van de diagnose. Uit gegevens van de Tweede Nationale Studie bleek dat patiënten met een niet-westerse achtergrond oververtegenwoordigd waren onder de groep patiënten die relatief vaak de huisarts bezocht met dezelfde onverklaarde somatische klachten. Uit een review over vluchtelingen met onverklaarde lichamelijke klachten blijkt dat vluchtelingen uit niet-westerse samenlevingen deze klachten meer presenteren dan mensen uit de algemene westerse populatie.

Dat SOLK bij niet-westerse migranten vaker voorkomen lijkt ook logisch, het gaat immers om een kwetsbare groep mensen bij wie de kans op het hebben van een van de bekende risicofactoren voor het ontstaan en voortduren van SOLK groter is dan bij andere Nederlanders. Het gaat dan vooral om stress als gevolg van traumatische gebeurtenissen en 'life events', sociale isolatie en onthechting.

16.3 Achtergrond

Patiënten met een niet-westerse achtergrond hebben vaak veel meegemaakt. 'Verlies' speelt bij nagenoeg alle migranten een rol. Verlies van het moederland, van status, van familie. Ook de confrontatie met marginalisatie en discriminatie in het nieuwe land kan traumatiserend zijn. Vooral eerstegeneratie Turkse en Marokkaanse vrouwen blijken soms een grote mate van sociale isolatie te ervaren. Velen zijn ongeschoold, laaggeletterd, spreken nauwelijks Nederlands en mogen het huis niet verlaten zonder een chaperonne. Een voortdurend gevoel van gebrek aan eigen identiteit en ontwikkeling trekt op den duur een wissel op de gezondheid. Ook het gezinsleven in een westerse samenleving kan veel stress opleveren. Kinderen groeien op in een vrijere cultuur en dat vraagt van iedereen een grote mate van flexibiliteit. Een flexibiliteit die niet door iedereen gemakkelijk is op te brengen.

16.4 Klachtenpresentatie: cultuurgebonden

> **Casus De moeder van Amal**
>
> Amal is een Turks-Nederlandse teenager van 15 jaar oud. Zij is het derde kind in het gezin met twee oudere broers en twee jongere zusjes. Zij zit op het vwo, waar zij een goede leerling is. Amal heeft veel vriendinnen en gaat graag uit, waarbij zij zich volgens de laatste mode kleedt. Zij heeft ook een Nederlands vriendje. Een aantal maanden geleden is zij door haar oudere broer in een discotheek gezien. Sindsdien spreken de mannen uit de hele familie schande over het 'vrije gedrag' van Amal. Zij voelen zich verplicht haar tot de orde te roepen.

---

1 CBS, januari 2014: niet-westerse achtergrond wil zeggen: ten minste één ouder geboren in een niet-westers land.

> De moeder van Amal vreest voor escalatie en probeert te bemiddelen tussen haar dochter en de mannelijke gezinsleden. Dit roept veel angst en spanning bij haar op. Zij kan met niemand praten over de huiselijke problemen, omdat dit veel schaamte en roddels teweeg zou brengen.
> Bij de huisarts komt ze regelmatig op het spreekuur, telkens met onduidelijke lichamelijke klachten.

De manier van uitdrukking geven aan gevoelens van lijden, ongelukkig of ziek-zijn is sterk cultuurgebonden. In veel culturen hebben sociale harmonie en een niet-confronterende omgang met elkaar voorrang boven het uiten van emoties. Het gebruik van metaforen en lichamelijke klachten als 'language of distress' behoedt patiënt en naasten voor gevoelens van schaamte. Het uiten van spanning en stress door middel van lichamelijke klachten is in veel culturen heel normaal en geaccepteerd. Voor de moeder van Amal uit de casus zijn de lichamelijke klachten de enige geaccepteerde manier om aan te geven dat er iets mis is: 'het lichaam zegt wat met woorden niet gezegd kan worden'.

In de beleving van klachten kan bij mensen afkomstig uit niet-westerse culturen soms ook de bovennatuurlijke wereld een rol spelen (het spirituele, de geesten van de voorouders). Het is een dimensie van het leven die van generatie op generatie wordt doorgegeven en die kennis en opleidingsniveau overstijgt. Bij lichamelijke klachten waarvoor de huisarts geen oorzaak kan vinden gaan mensen nadenken over mogelijk bovennatuurlijke oorzaken, zoals geesten die de patiënt laten boeten voor een gemaakte fout.

Soms kunnen klachten in de ogen van de huisarts op 'theatrale' wijze gepresenteerd worden (de 'alles-doet-pijn patiënt'). Een overdreven wijze van presenteren kan echter betekenen dat de patiënt bang is dat de huisarts iets over het hoofd ziet, vooral als men onzeker is over de eigen taalvaardigheden. Het kan ook wijzen op laaggeletterdheid en gebrek aan kennis over het menselijk lichaam, waardoor klachten niet goed in chronologische volgorde en op een aspecifieke manier gepresenteerd kunnen worden.

Natuurlijk hebben niet alle vluchtelingen last van een traumatisch verleden en leiden niet alle Marokkaanse vrouwen in Nederland een geïsoleerd bestaan. Ook bij de begeleiding van patiënten met een migrantenachtergrond geldt dat een individuele persoonsgerichte benadering altijd vooropstaat.

Toch is het voor de huisarts zinvol om rekening te houden met de hiervoor geschetste culturele aspecten. Juist bij SOLK zijn goede communicatie, begrip en management van verwachtingen tussen patiënt en huisarts van het grootste belang.

16.5 Beleid bij migranten met SOLK

Om huisartsen te ondersteunen is door Pharos samen met het NHG een toolboek ontwikkeld. Dit toolboek geeft bij elk onderdeel van de NHG-Standaard *SOLK* praktische adviezen voor de behandeling van migrantenpatiënten met SOLK. Veel van die adviezen gaan ook op voor andere patiënten met SOLK, maar wegen bij migrantenpatiënten extra zwaar.

16.6 Afstemmen van communicatie

Veel oudere migranten hebben weinig of geen schoolopleiding gehad en spreken slecht Nederlands. De kennis van het menselijk lichaam is beperkt. Laaggeletterde mensen hebben moeite hun klachten in een chronologisch verhaal onder woorden te brengen. Als de patiënt moeite heeft om de huisarts te volgen dan heeft dat meestal niet alleen met anderstaligheid te maken, maar ook met een laag opleidingsniveau. Het is raadzaam om de communicatie daarop af te stemmen: spreek in korte en eenvoudige zinnen en wees expressief bij het praten, bijvoorbeeld met gebaren. De Landelijke Huisartsen Vereniging (LHV) heeft een toolkit ontwikkeld met aanbevelingen voor herkennen van en communiceren met laaggeletterden. Voor migranten die recent in Nederland zijn aangekomen, is het Nederlandse gezondheidszorgsysteem vaak nog onbekend. Men is bijvoorbeeld alleen gewend aan specialistische medische zorg, en kent de functie van een huisarts niet. Anders dan in Nederland behoren beeldvormend onderzoek en bloedonderzoek in veel landen tot routineonderzoek. Het is belangrijk om dit na te gaan, zodat u met uw uitleg hierop kunt aansluiten.

Ook in het contact met patiënten van de tweedegeneratie migranten, mensen die in Nederland geboren en getogen zijn, kunnen misverstanden ontstaan in de communicatie. Juist omdat ze goed Nederlands spreken, is er een risico dat cultuurgebonden factoren over het hoofd gezien worden.

Als er een taalbarrière is, is een tolk onontbeerlijk bij ingewikkelde problematiek zoals SOLK. Daarbij is het raadzaam een formele tolk in te schakelen, omdat informele tolken, zoals familieleden, een eigen interpretatie kunnen geven, of gevoelige onderwerpen onvertaald kunnen laten. Het Tolk en Vertaalcentrum Nederland (TVCN) adviseert over de te volgen procedure. Om goed te kunnen inschatten wanneer een professionele tolk echt nodig is, heeft een aantal zorgpartijen en patiënten- en cliëntenorganisaties een 'kwaliteitsnorm tolkgebruik' opgesteld.

16.7 Investeren in de vertrouwensrelatie

Het opbouwen van een goede vertrouwensrelatie is bij alle patiënten met SOLK essentieel. Dit kan soms jaren duren, maar het loont om hierin tijd en moeite te investeren. Bij migrantenpatiënten is hier ook de familie van groot belang. Als de huisarts ooit voor een patiënt of diens omgeving/familie iets 'goeds' gedaan heeft, is al meteen veel vertrouwen gewonnen. Het is belangrijk een goede gastvrouw/-heer te zijn, warmte en belangstelling uit te stralen en oprechte interesse te tonen voor uw patiënt en diens geschiedenis. Open vragen zijn belangrijk, waarbij de 'Nederlandse directheid' niet door iedereen wordt gewaardeerd. Het consult beginnen met de vraag 'hoe gaat het met u, en met uw familie', in plaats van 'wat kan ik voor u doen' is een voorbeeld.

Patiënten zijn soms angstig, zelfs al lijkt het tegendeel het geval te zijn. Een patiënt die de taal niet beheerst, die het jargon niet begrijpt, die bang is voor ziekten, en die in een land leeft waar hij de weg nog niet kent, kan zich heel klein voelen in de spreekkamer.

16.8 Het belang van goed onderzoek doen

> **Casus Mevrouw Ahmed (vervolg)**
>
> Mevr. Ahmed heeft van een kennis gehoord dat hun huisarts te snel een oordeel klaar had, zelfs zonder onderzoek te doen, en dat daardoor een ernstige ziekte te laat is ontdekt. Zij is bang dat ze haar lichamelijke klachten niet goed kan overbrengen, omdat ze de juiste woorden niet kent. Wie weet vergeet ze iets belangrijks te vertellen, waardoor de huisarts op het verkeerde spoor terechtkomt.
> Zij vind het daarom fijn dat haar huisarts telkens weer een goed lichamelijk onderzoek doet en haar ook nog doorstuurt voor bloedonderzoek en verwijst naar een specialist. Dit geeft haar het gevoel dat haar klachten serieus worden onderzocht. Mevr. Ahmed blijft daarom haar huisarts bezoeken, een voorwaarde om een relatie te kunnen opbouwen.

Het is voor de meeste migrantenpatiënten erg belangrijk dat de huisarts veel aandacht besteedt aan de somatische aspecten van klachten. Dit draagt bij aan een goede vertrouwensrelatie. Onderdeel hiervan is ook het serieus bekijken van de resultaten van elders (bijvoorbeeld in het land van herkomst) verricht medisch onderzoek.

Het doen van lichamelijk onderzoek is zo belangrijk dat het verstandig is om het ook te doen in die gevallen dat NHG-richtlijnen aangeven dat het waarschijnlijk niets zal toevoegen. Het verdient dan de voorkeur om aan het begin van het onderzoek aandacht te besteden aan de plaats waar mensen de meeste pijn ervaren. Het komt nogal eens voor dat er bij migrantenpatiënten een seksespecifieke barrière bestaat voor het doen van lichamelijk onderzoek. In die gevallen is het te overwegen patiënt eenmalig naar een collega-huisarts te verwijzen van hetzelfde geslacht als de patiënt.

Ook aanvullend onderzoek (laboratorium/radiologie) en specialistische verwijzingen betekenen in de perceptie van de patiënt aandacht voor de somatische kant van de klachten. De huisarts kan overwegen dit te doen, ook als er geen strikt medische indicatie voor bestaat. Dit kan onderdeel zijn van een effectief geruststellingsbeleid, en vooral bij migranten zal het bijdragen aan versterking van de vertrouwensrelatie.

16.9 Exploreren van psychosociale factoren

In de NHG-Standaard *SOLK* wordt aanbevolen gebruik te maken van de 'SCEGS-methode', waarbij SCEGS een acroniem is voor de somatische, cognitieve, emotionele, gedragsmatige, en sociale aspecten van de klachten. Ook bij het exploreren van psychosociale factoren is het verstandig om de communicatie aan te passen. Veel migranten hebben moeite om openhartig te praten over gevoelige onderwerpen. De SCEGS-analyse kan daarom bij migranten beter anders worden opgebouwd: beginnen met de gedragsmatige en sociale dimensie, gevolgd door cognitieve en emotionele aspecten. Bij vragen naar de eigen mening over de klachten kan het helpen in de derde persoon te spreken, bijvoorbeeld: 'wat denken andere mensen/ familieleden/ echtgenote dat er met u aan de hand is' in plaats van 'wat denkt u zelf dat er aan de hand is'. Het antwoord zal dan vaak toch de mening van de patiënt weerspiegelen.

Het is van belang psychiatrische (co)morbiditeit uit te sluiten. Depressie en PTSS bij vluchtelingen kunnen zich vele jaren later nog uiten via lichamelijke klachten. De Vierdimensionale Klachtenlijst (4DKL) is dan een instrument om onderscheid te maken tussen somatisatie, distress, depressie en angst, of om de ernst daarvan vast te stellen. Deze is nu ook in het Turks vertaald en gevalideerd.

> **Casus Mevrouw Ahmed (vervolg)**
>
> De huisarts van mevr. Ahmed heeft meedere keren tevergeefs geprobeerd om de relatie te bespreken tussen de moeilijke levensomstandigheden van patiënte en haar klachten. Mevr. Ahmed blijft echter aangeven dat het plotselinge overlijden van haar man, waardoor ze nu haar drie puberdochters alleen moet opvoeden, weliswaar stressvol is, maar echt niet de oorzaak kan zijn van haar aanhoudende pijn.
> De huisarts wil nu iets anders proberen. Haar patiënte gaat ermee akkoord dat zij drie gesprekken zullen hebben van elk ongeveer vijftien minuten. 'We gaan het dan niet hebben over uw lichamelijke klachten en uw ziekte, maar over heel andere dingen in uw leven. Op die manier wil ik u graag goed leren kennen, zodat ik u daarna beter kan helpen.'

De *Handreiking bij verborgen psychosociale problemen*' en het *Cultureel Interview* zijn instrumenten om psychosociale factoren bij migranten op gestructureerde wijze te inventariseren, los van de klachten. Aangegeven wordt welke vragen van belang zijn, hoe ze te formuleren, opdat ze niet te direct overkomen, en hoe de antwoorden te interpreteren zijn. Ook wordt onderscheid gemaakt tussen vragen voor de eerstegeneratie migranten en die voor de tweede en derde generatie. Wanneer er sprake is van een taalbarrière, is het beter om bij deze gesprekken een professionele tolk in te schakelen, zodat ook met een patiënt die niet goed Nederlands spreekt een privégesprek kan plaatsvinden.

Het is van belang goed uit te leggen wat het beroepsgeheim in Nederland inhoudt en dat het beroepsgeheim geldt voor zowel de arts als de tolk. In veel niet-westerse landen bestaat daar nog weinig ervaring mee, en het gevolg kan zijn dat patiënten zich geremd voelen om over hun problemen te praten, uit angst voor maatschappelijke gevolgen, bijvoorbeeld verlies van uitkering of uithuisplaatsing van de kinderen.

> **Casus Mevrouw Ahmed (vervolg)**
>
> Aan de hand van de vragen die de huisarts haar stelt, vertelt mevr. Ahmed wat meer over haar leven. Zij vindt het fijn te merken dat de huisarts weet welke dingen belangrijk zijn in haar leven als migrant in Nederland. Het troost haar dat de huisarts geïnteresseerd is in haar manier om met die dingen om te gaan en ze is blij met een huisarts die ze kan vertrouwen zonder bang te hoeven zijn dat de rest van de familie erachter komt dat zij familiezaken met haar huisarts bespreekt.

Bij de inventarisatie van de psychosociale achtergrond van migranten kan een aantal cultuurspecifieke problemen aan het licht komen: conflicten rond inwonende familieleden, financiële problemen als gevolg van het onderhouden van familie in het herkomstland, te kleine behuizing, zorg voor zieke ouders. Bij de tweede generatie kunnen problemen bestaan als gevolg van autoriteitsconflicten, uithuwelijking, huiselijk geweld, roken en alcohol- of drugsgebruik. Discriminatie op het werk of op school, roddels binnen de gemeenschap, en overlijden van familieleden zijn specifieke stressveroorzakende factoren. Ook wil er wel eens sprake zijn van angst voor bovennatuurlijke krachten, zoals het 'boze oog' of 'geesten'. Patiënten zullen dat meestal niet spontaan vertellen aan een westerse dokter, maar het kan leiden tot problemen als er bijvoorbeeld veel geld betaald moet worden aan inheemse gebedsgenezers.

16.10 SOLK uitleggen en overeenstemming bereiken

Bij alle patiënten, ook bij migranten, is het van groot belang tot overeenstemming te komen over de aanpak van de klachten. Daarbij hoeft niet per se overeenstemming te bestaan over de oorzaak van de klachten.

De relatie tussen zorgen en piekeren enerzijds ('thinking too much') en lichamelijke klachten anderzijds ('total body pain': 'Uyaqaqamba' in Zulu) is in alle landen bekend. Migranten in Nederland kennen dus ook heel goed het begrip 'stress' als ziekmakende factor. Als de belangrijkste taak van de 'medische dokter' wordt toch gezien, dat hij of zij met alle ter beschikking staande methoden nagaat of er geen ziekte aanwezig is. In het land van herkomst kunnen die methoden ontbreken of is niet zomaar een betrouwbare dokter aanwezig, maar van het rijke Westen wordt vaak veel verwacht. Pas als alle eventuele ziekten afdoende zijn uitgesloten, kan een andere duiding van de klachten geprobeerd worden. Maar het is zinloos deze aan een patiënt op te dringen als hij daar nog niet aan toe is.

Een duidelijke uitleg over wat er wel en niet aan de hand is, is de eerste stap. Iedere huisarts heeft daarvoor zijn of haar eigen manier en er zijn geen methoden die bij migranten beter zouden werken dan bij alle patiënten. Het is belangrijk aan te sluiten bij de woorden en de uitdrukkingen die de patiënt zelf gebruikt en bevindingen zoveel mogelijk op een positieve manier te benoemen: 'uw hart is goed' in plaats van 'uw hart is niet ziek'. Vooral bij patiënten met geringe gezondheidsvaardigheden is het nuttig om gebruik te maken van eenvoudige voorbeelden of metaforen, of van tekeningen.[2] Een voorbeeld dat veel migranten begrijpen is het langdurig en hard aanspannen van gebalde vuisten als uitleg dat 'spanning' daadwerkelijk leidt tot pijn. In het toolboek worden meer voorbeelden en metaforen genoemd. In de NHG-Standaard *SOLK* wordt een aantal (neuro)fysiologische verklaringsmodellen beproken die gebruikt kunnen worden in de uitleg aan SOLK-patiënten. Het kan voor patiënten een opluchting zijn dat er ook een fysiologische verklaring is voor hun klachten, bijvoorbeeld het gegeven dat aanhoudende stress kan leiden tot hormonale veranderingen met allerlei lichamelijke klachten als gevolg.

16.11 Begeleiden en verwijzen

> **Casus Mevrouw Ahmed (vervolg)**
>
> De somatische klachten van mevr. Ahmed verdwenen niet, maar in de navolgende periode konden ze vaker 'op een ander spoor geparkeerd worden', waarbij ruimte vrij kwam om te praten over psychosociale problemen. Uiteindelijk was mevr. Ahmed ook gemotiveerd om een behandelcontact aan te gaan met de praktijkondersteuner-GGZ met wie zij haar problemen verder kon bespreken. Intussen bleef de huisarts aandacht schenken aan de somatische klachten, zonder een strijd aan te gaan over causaliteit. Na verloop van tijd en geleidelijk aan zijn bij mevr. Ahmed de lichamelijke klachten een kleinere rol gaan spelen.

---

2   De map 'Begrijp je lichaam' bevat eenvoudige platen afgestemd op laaggeletterden

Bij alle SOLK patiënten zijn regelmatige vervolgafspraken van belang. Zo blijft de regie in handen van de huisarts met betrekking tot eventueel al te frequente consultaties, en daarnaast is het een manier om de patiënt iets te 'bieden'. In veel niet-westerse samenlevingen is het onbeleefd om niet iets te 'geven', en dat kan leiden tot misverstanden. Een patiënt kan zich bijvoorbeeld afgewezen voelen als de arts geen vervolgafspraken maakt of iets anders (verwijzing, recept) biedt.

Binnen de eerste lijn kan samengewerkt worden met de POH-GGZ of met een psychosomatisch werkende fysiotherapeut of cesartherapeut. Bij migranten verdient een groepsgerichte benadering de voorkeur, waarbij bewegen en empowerment vooropstaan. In nogal wat (achterstands)wijken zijn er dergelijke groepen specifiek voor migrantenvrouwen. Een groep die wekelijks gezamenlijk in het park wandelt, kan voor een patiënte niet alleen betekenis hebben op fysiek gebied, maar kan haar ook steunen door het bieden van structuur, gezelligheid en contact met andere vrouwen.

Mocht de behandeling in de eerste lijn onvoldoende zijn of de klachten verergeren dan is er behoefte aan intensievere of meer specialistische hulpverlening. Het verdient de voorkeur te verwijzen naar instellingen voor geestelijke gezondheidszorg en het is een taak van de eerste lijn om de patiënt daarvoor te motiveren. Ook dient een goede overdracht plaats te vinden, zodat de verschillende hulpverleners 'dezelfde taal' spreken. Er is een aantal instellingen die zich speciaal toeleggen op hulp aan migranten met psychosociale problematiek. Deze zijn te vinden op de website ▶www.huisarts-migrant.nl (tab: cultuur-sensitieve zorg).

Samenvattend is het beleid bij SOLK bij migranten niet wezenlijk anders dan beschreven in de NHG-richtlijnen, maar liggen de accenten vaak wel anders. Dit betreft vooral de communicatie. Kennis van de cultuur van patiënten is handig, maar niet noodzakelijk. Het is juist belangrijk om vragen te stellen over achtergrond, cultuur en denkwereld en hierbij een geduldige en respectvolle open houding te laten zien. Ook bij migrantenpatiënten staat een individuele en persoonsgerichte benadering voorop.

Leesadvies

Borra R. Interculturele aspecten van somatisatie. In: Feltz-Cornelis C van der, Horst H van der (red). Handboek somatisatie: lichamelijk onverklaarde klachten in de eerste en tweede lijn. Utrecht: De Tijdstroom; 2003:49–64.

Fransen MP, Harris VC, Essink-Bot ML. Beperkte gezondheidsvaardigheden bij patiënten van allochtone herkomst: alleen een tolk inzetten is niet genoeg. Ned Tijdschr Geneeskd. 2013;157:A5581,1–6.

Harmsen H, Bruijnzeels M. Etnisch cultureel verschillende mensen op het spreekuur: maakt het wat uit? Huisarts Wet. 2005;48:166–70.

Kwaliteitsnorm tolkgebruik bij anderstaligen in de zorg, KNMG, LHV, NHG, KNOV, NIP, NPCF, NvVP, initiatief: Pharos; maart. 2014. ▶http://www.pharos.nl/documents/doc/kwaliteitsnorm_tolkgebruik-.pdf.

Lutjenhuis AG, Limburg-Okken MJTh. Handreiking voor een anamnestisch gesprek bij verborgen psychosociale problemen. 3e druk. Pharos 2015. ▶www.huisarts-migrant.nl (zoekterm: solk en migranten).

Makkes NC, Biesebeke T te, Hoff JI, Verspui ME, Gijn J van. Samenwerken rond onverklaarde klachten, van machteloosheid naar regie. Ned Tijdschr Geneeskd. 2013;157:A5393.

Multidisciplinaire richtlijnen Somatisch Onvoldoende verklaarde Lichamelijke Klachten (SOLK) en Somatoforme Stoornissen. Utrecht: Trimbos-instituut; 2010.

Pharos. 'Cultureel interview', verkorte versie in de testfase voor gebruik door POH-GGZ. ▶http://www.pharos.nl/documents/doc/ci-wat%20is%20uw%20verhaal-lr.pdf.

Ravensberg F van, Barendse Th. Een gezondere leefstijl voor vrouwelijke migranten met chronische pijnklachten. Huisarts Wet. 2008;51(1):45–50.

Rijpkema M. Onzichtbare pijn bij migranten: hoe kan de huisarts helpen. Master thesis. Universiteit Twente, October 2013.

Rohloff HG, Knipscheer J, Kleber R. Somatization in refugees: a review. Soc Psychiatry Psychiatr epidemiol. 2014;49:1793–804. doi:10.1007/s0027-014-0877-1.
Terluin B. 4DKL: Vierdimensionale Klachtenlijst (ook Turkse versie) ►www.huisarts-migrant.nl (zoekterm: solk en migranten).
Toolboek 'Onzichtbare pijn: adviezen voor huisartsen bij de behandeling van migranten patiënten met SOLK'. Pharos 2015. ►www.huisarts-migrant.nl (zoekterm: solk en migranten).
Verhaak PF, Meijer SA, Visser AP, Wolters G. Persistent presentation of medically unexplained symptoms in general practice. Fam Pract. 2006;23(4):414–20.

Websites

LHV. Toolkit Laaggeletterden. ►http://www.huisarts-migrant.nl/solk-links/.
Begrijp je lichaam. ►http://www.huisarts-migrant.nl/solk-links/.
SOLK bij migranten: voorlichtingsmateriaal; SOLK-tool 'Onzichtbare pijn'; literatuur en links.
   ►www.huisarts-migrant.nl.

Bijlagen

Register – 184

© Bohn Stafleu van Loghum, onderdeel van Springer Media B.V. 2017
H.E. van der Horst, N.J. de Wit (Red.), *Somatisch Onvoldoende verklaarde Lichamelijke Klachten*,
Praktische huisartsgeneeskunde, DOI 10.1007/978-90-368-0639-8

Register

A

aandacht- en interpretatiemodel 15
aangeleerd gedrag 14
acuut coronair syndroom (ACS) 123
ADHD 57
alcohol 57, 164
allostasetheorie 17
anamnese 20, 40
anemie 114
angina pectoris 124
– microvasculaire 127
angststoornis 7, 23, 32, 56, 58, 77, 114, 126, 138, 164, 165
anticonceptiepil 91
antidepressivum 58
arbeidsongeschiktheid 64
arts-patiëntrelatie 7, 39
aspecifieke lage rugklachten 64
atherosclerose 124
autisme 57
autonoom zenuwstelsel 16

B

bekkenbodem, overactieve 137, 142
bekkeninstabiliteit 63
bekkenpijnsyndroom, chronische 133
benigne paroxismale positieduizeligheid (BPPD) 77
beroepsgeheim 178
biologische in stand houdende factoren 13
biologische predisponerende factoren 11
biologische uitlokkende factoren 12
biopsychosociaal model 11, 17, 41
– klachtdimensies 21
bioritme 92
bipolaire stoornis 57
blaassyndroom, pijnlijk 133, 136
bloedbraken 102
brein-darmas 153, 155
Bristol stool scale 105
Budapest criteria 71
buikpijn
– bij kinderen 148
burn-out 17

C

calprotectine 102
catastroferende gedachten 13, 21, 32, 48, 105
centraal zenuwstelsel 6
cervicogene hoofdpijn 88, 90
Child Behaviour Checklist (CBCL) 154
chronisch reciverende buikpijn
– bij kinderen 148
chronisch regionaal pijnsyndroom zie CRPS
chronische bekkenpijn 133
– alarmsymptomen 134
– anamnese 134
– bewegingsapparaat 137
– diagnostiek 134
– diagnostisch stroomdiagram 142
– gastro-intestinaal 137
– gynaecologisch 135
– lichamelijk onderzoek 139
– multidisciplinaire behandeling 142
– risicofactoren bij vrouwen 136
– urologisch 136
– verwijzing 140
chronische buikpijn
– alarmsymptomen 148, 152
– diagnostiek bij kinderen 151
– lichamelijk onderzoek 151
– onverklaarde 152
– prognose bij kinderen 153
chronische stress 17, 23
chronischevermoeidheidssyndroom (CVS) 6, 113
– criteria 116
– laboratoriumdiagnostiek 115
Classification of Chronic Pain 71
clusterhoofdpijn 87
coeliakie 103, 151, 153
cognitieve gedragstherapie 58, 106, 117, 130, 142, 156, 168
colitis ulcerosa 100
colorectaal carcinoom 100
communicatietraining 39
comorbiditeit 31, 55, 89, 154, 163
– psychiatrische 23, 178
conversiestoornis 5, 8, 163
coping 21, 41, 44, 114, 166
coronair angiogram 126
coronair sclerose 124
cortisol 17
Crohn, ziekte van 100
CRPS-I 71
– behandeling 72
– diagnose 72
– medicamenteuze therapie 73
– verwijzing 73
Cultureel Interview 178

D

darmkanker 101
depressie 7, 23, 32, 58, 114, 138, 154
– en SOLK 164
– somatisch gemaskeerd 164
depressieve stoornis 56, 164
diagnostische problemen bij ouderen 167
disequilibrium 76
diverticulitis 100
Dizziness Handicap Inventory (DHI) 80
doctor-shopping 21
draagkracht/draaglastmodel 16
draaiduizeligheid 76
drugs 57
dubbeldiagnoses 53, 56, 58
duizeligheid 76
– anamnese 76
– beleid 79
– chronisch 82
– diagnostiek 78
– herstelbelemmerende factoren 79
– lichamelijk onderzoek 78
– medicamenteuze therapie 80
– uitlokkende factoren 77
– verwijzing 81
dysmenorroe 133
dyspareunie 133, 134
dyspepsie 100
– functionele 149

E

eenzaamheid 166
eetstoornis 57
emoties 15, 32, 41
empathie 39, 47
endometriosis 135
epstein-barrvirus 115
erectiele disfunctie 137
eventrecorder 127
Eye Movement Desensitization and Reprocessing (EMDR) 142

Register

F

familiaire mediterrane koorts (FMF) 151
fasen van gedragsverandering (model) 46
fibromyalgie 6, 63, 116
final test 48
frailty 162
functional abdominal pain (FAP) 100, 149
functioneel neurologisch symptoom 54
functionele buikklachten
– therapeutisch beleid 103
functionele buikpijn 149, 152
– bij kinderen 148
– differentiële diagnose 150
– etiologie 153
– medicamenteuze behandeling bij kinderen 156
– prognose bij kinderen 153
– Rome-III-criteria 149
– syndroom 149
– verwijzing bij kinderen 156
– voorlichting 155
functionele dyspepsie 100
functionele klachten 3, 99
fysiotherapeut 68

G

galsteen 101
gegeneraliseerde angststoornis 56
Geriatric Depression Scale (GDS) 164
geriatrisch onderzoek 163
geruststelling 31, 41
gevolgenmodel 168
globusgevoel 101
glutenallergie 103
graded activity 68, 118

H

Hamilton Depression Rating Scale (HDRS) 164
Handreiking bij verborgen psychosociale problemen 178
hartfalen 124
hartinfarct 123, 127
heartsink patients 46
Helicobacter pylori 101, 102, 125
hemorroïden 137
hersentumor 91
herstelbelemmerende factoren 31
Holter 127

hoofdpijn
– aanvalsmedicatie 92, 95
– alarmsymptomen 90
– als bijwerking van geneesmiddelen 90
– beleid 93
– chronisch 88
– diagnostiek 88
– epidemiologie 87
– medicamenteuze therapie 94
– stop-plan medicatieovergebruik 94
– verwijzing 95
hoofdpijncentrum 87
hoofdpijndagboek 89
HPA-as 6, 16
huisarts-patiëntkringloop 4
hyperventilatiesyndroom 126
hypnotherapie 106, 156
hypochondrie 165
hypothalamus-hypofyse-bijnieras (HPA-as) 6, 17
hypoxemie 124

I

illness anxiety syndrome 54
immuunsysteem 17
infertiliteit 138
inflammatory bowel disease (IBD) 100, 151
intercostaal neuralgie 125
International Classification for Primary Care (ICPC) 7
intervisie 46
ischemie van het hart 126, 127

K

kindermishandeling 152
klachtdimensies
– relatie tot klacht 22
– SCEGS 21, 30, 67, 77, 91, 93, 104, 117, 128, 141, 154, 177
klachtenclusters 22
klachtendagboek 48, 105, 154
klachtexploratie 21, 30
klachtmodel
– circulair 20, 22
kwetsbaarheid van ouderen 162

L

laaggeletterden 176
lage rugklachten
– alarmsymptomen 64
– anamnese 64

– aspecifieke 64
– behandeling 65
– chronisch 67
– diagnostiek 65, 67
– herstelbelemmerende factoren 66
– lichamelijk onderzoek 67
– multidisciplinaire behandeling 70
– verwijzing 70
lichamelijk onderzoek 20, 41
lichamelijke gewaarwordingen 40
longembolie 123
lumbosacraal radiculair syndroom 64

M

maag-darmklachten 99, 101
– alarmsymptomen 101
– anamnese 100
– diagnostiek 102
– epidemiologie 100
– lichamelijk onderzoek 102
– medicamenteuze therapie 105
– multidisciplinaire behandeling 106
– Rome-V-criteria 101
– therapeutisch beleid 103
– verwijzing 106
maagzuur 101
maligniteit 64, 137
medicamenteuze therapie 33
medicatieovergebruikshoofdpijn 87, 90
– aandachtspunten 92
medisch specialist 43, 79, 106
Ménière, ziekte van 77
mictiedagboek 141
migraine 87, 90
– abdominale 149
migranten 173
– beleving van lichamelijke klachten 175
– cultuurgebonden klachten 174
– cultuurspecifieke problemen 178
– depressie 178
– inventarisatie psychosociale achtergrond 178
– lichamelijk onderzoek 177
– tweede generatie 176
– verwijzing 180
miskraam 148
moeheid 41
– alarmsignalen 114
– anamnese 113
– bloedonderzoek 114
– diagnostiek 116
– epidemiologie 113
– herstelbelemmerende factoren 119
– lichamelijk onderzoek 114

- multidisciplinaire behandeling 118
- therapeutisch beleid 117
- verwijzing 118
- voorlichting 117

Montgomery Asberg Depression Rating Scale (MADRS) 164
motiverende gespreksvoering 24, 45
myalgische encefalopathie (ME) 113
myocardinfarct 123

N

nagebootste stoornis 55
nerveus-functionele klachten 4
Netwerk Onvoldoende Verklaarde Lichamelijke Klachten 35, 118
neuritis vestibularis 77
NHG-Standaard 20
- Angst 32, 58
- Aspecifieke rugklachten 67
- Buikpijn bij kinderen 150, 153
- Cardiovasculair Risicomanagement 25
- Depressie 32, 58
- Diverticulitis 102
- Duizeligheid 78
- Hoofdpijn 90
- Maagklachten 102
- PDS 102
- Pijn 33
- SOLK 2, 22, 79, 87, 114
- Voedselovergevoeligheid 153

niet-cardiale pijn op de borst 6
non-verbale communicatie 41

O

obsessieve-compulsieve stoornis 57
obstipatie 100, 152
- Rome-III-criteria 152

ongerustheid 31, 41
orthostatische hypotensie 77
osteoporotische wervelfractuur 65

P

pain exposure in physical therapy (PEPT) 71, 73
paniekaanval 56
paniekstoornis 165
partnergeweld 138
Patient Health Questionnaire 78
patiënten met een niet-westerse achtergrond zie migranten
patiënteninformatie 31
pensionering 166

pericarditis 124
persoonlijkheidsstoornis 24, 57
peuterbuikpijn 100
PID 136, 138, 148, 153
pijn op de borst 124
- recidiverend 124

pijnmedicatie 33
pluis of niet-pluis 20
POH-GGZ 29, 68, 81, 106, 141, 164, 180
post-whiplashsyndroom 6, 63
posttraumatische dystrofie 71
posttraumatische stressstoornis 57, 142, 178
premenstrueel syndroom 6
presyncope 76
prikkelbaredarmsyndroom (PDS) 6, 100, 116, 133, 137, 149, 153
- kenmerken 101

Problem Solving Treatment (PST) 34
proctalgia fugax 137
prostaatsyndroom, pijnlijk 133, 137
psycho-educatie 169
psychologische in stand houdende factoren 13
psychologische predisponerende factoren 11
psychologische uitlokkende factoren 12
psychosomatiek 4
psychotische stoornis 166

R

rebound 94
recall bias 44
rectaal bloedverlies 137
rectaal toucher 139
refluxziekte 100, 125
ritmestoornis 77, 124
RSI 63
rugpijn 64
rust-ECG 127

S

SCEGS 21, 30, 67, 77, 91, 93, 104, 128, 141, 154, 177
schouder-handsyndroom 63
seksueel misbruik 138, 142, 152
sensitisatie 16
sickness behavior 17
sinusitis 91
soa 148
soa-test 141
sociaal isolement 166
sociale in stand houdende factoren 14

sociale predisponerende factoren 12
sociale steun 14, 21, 32, 166
sociale uitlokkende factoren 12
SOLK 12, 13
- adviezen voor behandeling van migranten 175
- afstemmen van communicatie 176
- behandeldoelen 28
- belang van vertrouwensrelatie 176
- beleid voor ouderen 168
- beloop 7
- bewegingsapparaat 63
- bij kinderen 147
- bij migranten 173
- bij ouderen 161
- chroniciteit bij ouderen 169
- comorbiditeit 23, 55
- controles 34
- culturele aspecten 175
- cultuurspecifieke aspecten 69
- definitie 2
- diagnostiek 21
- diagnostiek bij ouderen 166
- duur klachten 23
- en chronische bekkenpijn 133
- en CRPS-I 71
- en depressie 164
- en duizeligheid 76
- en maag-darmklachten 99
- en moeheid 113
- en psychiatrische stoornis 53, 56
- en somatisatie 5
- en thoracale pijn 123
- ernst van functiebelemmering 23
- ernstig 2, 22, 34, 69
- evaluatiefase 28
- final test 24
- hoofdpijn 85
- in de huisartsenpraktijk 8
- in stand houdende factoren 13
- incidentie 7
- inschatting ernst 22
- klachten bij ouderen 162
- klachtenclusters 22
- klachtexploratie 21, 30
- lichamelijk of psychisch 53
- lichamelijk onderzoek 41
- matig-ernstig 2, 22, 33, 68
- mild 2, 22, 30, 68
- multidisciplinaire behandeling 22, 30, 34
- multidisciplinaire behandeling ouderen 169
- perceptie van klachten 41
- positieve communicatie 44
- predisponerende factoren 12
- prevalentie 7

Register

- prevalentie bij ouderen 161
- probleemdefinitie 30
- psychiatrische comorbiditeit bij ouderen 164
- psychosociale factoren 17, 22
- stappenplan 29
- structuur consult 47
- terugrapportage 43
- thoracale 128
- uitlokkende factoren 13
- verklaringsmodellen 15, 31, 44
- vervolgconsult 33, 42, 180
- verwijzing 33, 43
- verwijzing van ouderen 168
- voorlichting 30, 44
- werkhypothese 20

Somatic Symptom Disorder (SSD) 3
somatisatie 104
- definitie 5
somatisch gemaskeerde depressie 164
somatisch onvoldoende verklaarde lichamelijke klachten *zie* SOLK
somatisch-symptoomstoornis 3, 5
- diagnostiek 57
- DSM-5 3, 54
- indeling 54
somatische fixatie 4
somatische waan 165
somatoforme klachten 4, 54, 161
somatosensorische amplificatie 13, 15
spanningshoofdpijn 87
- diagnostiek 90
- klachten 88
specialistische richtlijn 20
spondylitis ankylopoetica 65
spondylolisthesis 65
SSKK-model 16
stemmingsstoornis 23, 77, 104, 164
stepped care 22, 117
- stap 1 30
- stap 2 33
- stap 3 34
- uitgangspunten 28
stress 17, 23, 57, 91, 114, 124, 179
stressreductie 23
sudeckdystrofie 71
suïcidaliteit 57
sympathische reflexdystrofie 71

T

TENS 73
thoracale pijn
- anamnese 125
- aspecifieke 126
- begripsbepaling 123
- epidemiologie 124
- lichamelijk onderzoek 126
- medicamenteuze therapie 129
- risico-inschatting 125
- therapeutisch beleid 128
- verwijzing 130
Tietze, syndroom van 125
tolkgebruik 176
transcutane elektrische zenuwstimulatie *zie* TENS
trigeminusneuralgie 87

U

ulcus 100

V

vage klachten 3
vaginaal toucher 139
VAS-schaal 104
verklaringsmodellen 31
- aandacht- en interpretatiemodel 15
- draagkracht/draaglastmodel 16
- verstoorde allostase 17, 23
verslaving 166
vertigo 76
vertrouwen 42
vestibulaire rehabilitatie 80
vicieuze cirkel 13, 15, 21, 63, 165
Vierdimensionale Klachtenlijst (4DKL) 23, 78, 89, 104, 129, 178
vluchtelingen 175
vrouwenbesnijdenis 138
vulvodynie 136

W

werkhypothese SOLK 20
werkverzuim 32
wervelfractuur 65
wij-cultuur 69

Z

zelfzorg 33
ziekteangst 32, 48, 55
- syndroom 54
ziektemodel, monocausaal 20
ziekteverzuim 64
zwangerschap 133, 153
- extra-uteriene 148